LA

STÉRILITÉ

HUMAINE

ET L'HERMAPHRODISME

DU MÊME AUTEUR :

LE MARIAGE dans ses devoirs, ses rapports et ses effets conjugaux au point de vue légal, hygiénique, physiologique et moral ; un volume in-12 de 641 pages avec 35 planches ; *Troisième édition*, revue et augmentée. 3 50

LA GÉNÉRATION UNIVERSELLE ; Lois, secrets et mystères chez l'homme et chez la femme ; un volume in-12 de 503 pages avec planches. *Deuxième tirage*. 3 50

IMPUISSANCE PHYSIQUE ET MORALE chez l'homme et la femme ; un vol. in-12 de 536 pages avec planches. . . . 3 50

POUR PARAITRE PROCHAINEMENT

L'ONANISME

SEUL ET A DEUX

ET SES CONSÉQUENCES

6616. — Imp. A. Lahure, rue de Fleurus, 9, à Paris.

HYGIÈNE DE LA GÉNÉRATION

LA

STÉRILITÉ HUMAINE ET L'HERMAPHRODISME

PAR

LE Dr P. GARNIER

AVEC PLANCHES

PARIS
GARNIER FRÈRES, LIBRAIRES-ÉDITEURS
6, RUE DES SAINTS-PÈRES, 6

1883

AVANT-PROPOS

Il n'y a pas d'introduction obligée à faire ici sur l'objet de ce livre. Elle se trouve dans le traité de l'*Impuissance physique et morale*, chez l'homme et la femme, qui l'a précédé[1]. Celui-ci s'y relie si étroitement qu'il serait superflu de reproduire les mêmes considérations pour le justifier. Le succès obtenu par le premier est la meilleure garantie de l'utilité et l'actualité du second.

La stérilité se joint en effet si intimement à l'impuissance chez les deux sexes que, tout en étant localisées dans un appareil spécial, distinct, et se manifestant tout différemment, l'une entraîne souvent l'autre pour se confondre et coexister simultanément. La première est aussi extérieure, visible, apparente que la seconde est cachée, intime, se-

1. Un vol. in-12 de 556 pages, avec planches, à la même librairie; à Paris 1881.

crète et, malgré ces caractères essentiels et opposés, elles peuvent coïncider ensemble. L'homme impuissant reste ainsi fatalement stérile en ne pouvant transmettre, sinon artificiellement, les principes fécondants, les germes de vie qu'il possède. La femme est dans le même cas; mais il est remarquable que dès qu'elle possède l'attribut essentiel de la fécondité : la menstruation, il est bien rare, quelle que soit la voie anormale par laquelle celle-ci se manifeste et les difformités apparentes qui l'accompagnent, qu'il y ait impossibilité absolue à sa fécondation. L'art et l'habileté, joints à l'amour réciproque, parviennent d'ordinaire à vaincre et franchir les obstacles les plus insurmontables en apparence, comme de nombreux et divers exemples en témoignent à l'*Impuissance féminine*.

Preuve éclatante que cette infirmité est beaucoup moins radicale et absolue chez la femme que chez l'homme, en raison même de son rôle passif. C'est pourquoi l'impuissance masculine a été décrite la première, car elle suffit à elle seule à entraîner l'infécondité de toutes les unions fidèles. C'est le stigmate de la déchéance physique de l'homme. Mais, par contre, la stérilité essentielle est surtout l'attribut de la femme par les nombreuses causes inhérentes à son rôle prédominant dans la génération. Elle conçoit en elle et l'homme hors de lui et elle met ainsi en évidence et démontre la première l'existence de cette infirmité. De là, la fréquence et la gravité de la stérilité féminine; ce qui justifie la place d'honneur que nous lui accordons ici.

Telle est la loi qui rend les deux sexes différemment tributaires de ces deux fatales infirmités connexes. La stérilité est un mot aussi terrible et effrayant pour la femme que l'impuissance pour l'homme, en la frappant également d'une double déchéance qui l'annule dans son rôle et sa dignité. Mais avec cette différence toute en sa faveur, qu'elle n'en demande ordinairement la disparition que pour remplir son rôle, aussi noble et élevé que laborieux de la maternité, tandis que la guérison de l'impuissance n'est le plus souvent réclamée que pour les jouissances dont elle prive. Est-ce parce que celles-ci sont compatibles avec la stérilité la plus absolue chez les deux sexes?... Toujours est-il que cette raison rend ce sujet plus important et intéressant que l'autre, malgré leur intime connexité.

La stérilité se confond souvent, en effet, avec l'impuissance, et ces deux infirmités se compliquent même réciproquement. Celle de l'homme entraîne parfois son impuissance par faiblesse ou anaphrodisie, et l'impuissance de la femme est d'autres fois l'unique cause de sa stérilité par le délaissement, sinon la frigidité auxquels elle est exposée. Des rapports fréquents, nombreux et variés existent ainsi entre ces deux graves infirmités ; d'où la nécessité de les décrire ensemble ou à la suite pour en éclairer les causes souvent connexes et le traitement. Ces deux volumes ont donc leur destination naturelle et leur place marquée à côté l'un de l'autre, dans la même bibliothèque : le premier pour l'homme, le second pour la femme ; chacun ayant à étudier séparément l'infirmité spéciale dont il est menacé ou atteint de préférence. La stérilité dévoilant ce qui manque dans l'impuissance, les époux pourront s'éclairer réciproquement.

Il serait à craindre, autrement, qu'en ce temps de positivisme exagéré où tout se matérialise par doit et avoir, se compte et se raisonne jusqu'aux enfants et où chaque famille prétend limiter sa progéniture à volonté en se stérilisant, il serait à craindre, dis-je, que ce volume, en dévoilant cette plaie sociale pour la combattre, n'eût pas le même succès que le premier. On est frappé de terreur en voyant les naissances suivre leur déclin partout en France, et la population de la capitale ne s'accroître que par l'immixtion de celle de la province et de l'étranger, comme le dernier recensement l'a montré. Des inconnues sont heureusement toujours à élucider sur ce problème de la génération humaine pour que l'intérêt public ne lui fasse pas défaut.

Cet ouvrage est divisé en cinq parties principales :

STÉRILITÉ HUMAINE OU AGÉNÉSIE.

STÉRILISATION VOLONTAIRE.

STÉRILITÉ RELATIVE.

STÉRILITÉ ORGANIQUE OU ESSENTIELLE.

Chez la femme — chez l'homme.

L'HERMAPHRODISME, qui termine ce volume, est le complément obligé de l'impuissance et de la stérilité, en réunissant sur le même individu les attributs imparfaits, incomplets ou rudimentaires des deux sexes à la fois. C'est pourquoi l'hermaphrodite n'en possède aucun en s'annihilant réciproquement. Il est fatalement neutre et tour à tour impuissant et stérile par l'imperfection, la difformité ou l'absence des organes copulateurs et séminifères. Dès qu'un sexe distinct se manifeste, il ne s'agit pas d'hermaphrodisme, mais d'une monstruosité par vice de conformation d'une fille ou d'un garçon dont il est toujours possible d'établir le sexe distinct avec ses principaux attributs. C'est la loi de la tératologie.

En traiter ici est donc simplement ajouter de

nouvelles preuves pour élucider et éclairer les causes, naturelles et congénitales, de l'impuissance et de la stérilité chez les deux sexes.

P. Garnier.

61, rue de Clichy.

LA

STÉRILITÉ HUMAINE

OU

AGÉNÉSIE

Tout ce qui ne produit rien est stérile et par l'extension de cette épithète flétrissante à tout ce qui reste sans fruit, végétal ou animal, la stérilité n'a pas besoin d'être définie plus explicitement. Chacun en comprend la signification, car on l'applique même aux terres et aux eaux inféconides. Dire avec le docteur Roubaud, de la stérilité humaine en particulier, que c'est l'inaptitude à la procréation, l'incapacité de féconder ou d'être fécondée, est moins compréhensible que le mot tout court. Il ne sert à rien de vouloir expliquer ce que tout le monde comprend, et il suffit de dire que c'est l'opposé de fécondité.

Étymologiquement, l'agénésie, ou impossibilité d'engendrer, l'exprime bien mieux pour les deux sexes. Il faudrait même s'en tenir à cette définition radicale pour être exact, si, dans l'espèce humaine, la stérilité n'existait que par l'absence, chez l'homme ou la femme, des germes indispensables à la génération. C'en est une cause absolue, sans doute, comme chez tous les êtres vivants de la création. Seule elle suffit à la déterminer fatalement; mais bien d'autres causes peuvent y contribuer sans elle et même à son exclusion, tandis que dans les espèces inférieures, où ce germe de reproduction constitue presque la vie tout entière, elles restent stériles dès qu'il manque ou fait défaut, comme dans la graine ou l'œuf non fécondé.

Il en est tout autrement dans l'espèce humaine, dont les deux germes, mâle et femelle, sont également indispensables à la fécondation. L'un n'est rien sans l'autre et l'union intime des deux sexes est ainsi commandée, prescrite, forcée, pour la réaliser. Chacun doit apporter sa part d'action et de substance dans cette œuvre de la procréation. Un seul n'y saurait suffire et c'est pourquoi l'hermaphrodisme humain est fatalement neutre. Les plantes seules et les espèces animales inférieures, qui s'en rapprochent le plus, jouissent exclusivement de ce privilège avec des organes distincts, comme pour en indiquer le mécanisme simplifié. (Voy. *Génération universelle.*) Tous les êtres placés au-dessus s'en distinguent par une sexualité séparée et, dans leur union, l'agénésie de l'un suffit à stériliser l'autre en l'annihilant.

Parties intégrantes de l'organisation, dont ils forment comme la quintescence, les germes générateurs commencent avec la vie dans les organes qui les sécrètent et ne disparaissent qu'avec elle à l'état normal, chez les deux sexes. Mais ils sont soumis à une période latente d'évolution, d'accroissement, nécessaire à l'importance de leur rôle et la durée de leur fonction. De là leurs manifestations tardives et la période presque imperceptible de déclin qu'ils subissent après l'âge mûr.

Privés de leurs principaux éléments de force et de vitalité, à ces deux périodes extrêmes de la vie, ils restent somnolents. D'où résulte une stérilité passagère, naturelle et physiologique, dont l'enfance ni la vieillesse n'ont à se préoccuper. Sa durée est variable suivant le tempérament, la constitution et le genre de vie des individus. Le climat surtout et l'éducation ont une influence marquée à cet égard, mais plus elle cesse de bonne heure, plus tôt elle recommence, comme si le cycle de la virilité était fixé d'avance dans les limites restreintes qu'elle doit parcourir. Plus on l'avance, plus elle retarde, surtout si l'on en fait abus. La menstruation, qui en est le signe patent chez la femme, dure ainsi presque invariablement trente ans, soit en commençant de bonne heure, soit en finissant tard.

Preuve évidente du danger de faire cesser de trop bonne heure cette stérilité hygiénique et salutaire de l'enfance par des moyens artificiels et à prétendre la reculer indéfiniment de même. Sans tenir compte de ces prodiges historiques d'enfants pubères de 3 à 4 ans, pères et mères authentiques de 9 à 10, ni des vieillards phénomènes de 90 à 100, il n'est pas rare de rencontrer surtout dans les pays chauds, et particulièrement en Orient à cause de la polygamie régnante, des hommes de 30 à 35 ans plus vieux et décrépits, sous ce rapport, que des vieillards de 65 à 70 ans dans le Nord.

Règle générale, cette stérilité de l'âge a pour critérium l'état de la santé qui en est le plus sûr thermomètre. Ne rien forcer ni exagérer contre elle est le meilleur moyen d'en diminuer la durée. Le plus sage est d'attendre le terme fixé par la nature et de s'y conformer; la conservation et la prolongation de la vie en sont la récompense, selon la maxime de La Rochefoucauld.

La stérilité native, originelle, par vices de conformation ou arrêts de développement, est aussi rare chez les deux sexes. Seule, la stérilité acquise, accidentelle est infiniment plus fréquente chez la femme, comme la conséquence inévitable de ses fonctions élevées de la gestation et de la maternité. Elle est donc respectable, tandis qu'elle n'est le plus souvent chez l'homme que la suite et la punition de ses excès et de ses abus. C'en est la différence essentielle et caractéristique.

*
* *

Dès que les signes de la nubilité sont manifestes chez les deux sexes, la génération peut résulter de leur union intime. Il n'est pas rare néanmoins que celle-ci reste plus ou moins longtemps stérile. Les jeunes et nouveaux mariés restent souvent des mois et des années sans progéniture ni fécondation.

apparente. Entre les diverses causes qui en sont données, il ne faut voir souvent que la jeunesse et l'imperfection des éléments générateurs qu'ils fournissent réciproquement, en raison de leur âge, de leur santé et le plus souvent de leur ardeur commune et surtout la répétition trop fréquente du coït. Les animalcules spermatiques n'ont pas le temps d'évoluer ni de se perfectionner et leur véhicule, mal élaboré, diffluent et aqueux, n'a ni la consistance ni l'opacité voulues pour la fécondation. C'est là une des principales causes de cette stérilité nuptiale qui cesse ordinairement avec l'apaisement et le calme de cette fougue de la lune de miel.

Il n'en est plus de même dès que cette stérilité se déclare ou persiste en dehors de ces conditions. Dans les cas où une jeune femme ne devient pas enceinte assez promptement, il ne faut pas compter sur le temps et s'endormir dans une sécurité perfide. Au lieu de fatiguer les organes par un exercice démesuré et dangereux, il faut de bonne heure faire constater par un médecin les causes de la stérilité.

Un trouble quelconque ou une lésion, un obstacle, une déviation, sinon une maladie, sont à rechercher de part et d'autre. Dans cette coopération distincte de deux individus agissant avec des organes séparés et différents, l'intégrité n'est acquise à aucun. Leur concours entraîne des altérations anatomiques réciproques, pouvant également nuire à l'accomplissement de leur fonction, et l'homme comme la femme sont soumis, dans les limites de leurs attributions respectives, à divers états morbides entraînant la stérilité.

L'agénésie ou absence de germes peut se rencontrer également chez les deux conjoints. Il suffit même que l'un en soit frappé, dans les unions monogames, pour stériliser l'autre en l'annihilant, sans que l'on puisse en reconnaître le caractère par aucun signe extérieur. Rien ne la décèle que la stérilité même. Tout se passe entre eux à l'état normal, au moins en apparence. Et comme c'est à la femme de faire la preuve de la fécondité de son mari, en portant tout le poids de la génération, on l'accuse toujours de cette stérilité à deux. C'était, au beau temps du divorce, l'un des arguments favoris de l'époux désireux de convoler en de nouvelles noces. Le plus souvent, c'est bien à tort, car un examen minutieux du médecin peut seul juger le différend.

La femme peut cependant faire valoir tout d'abord en sa faveur une menstruation normale et régulière. Dès qu'elle s'opère sans obstacles ni douleurs, elle est un signe précieux de fécondité qui la met à l'abri de tout soupçon de stérilité. C'est bien plutôt au mari à en rechercher la cause en lui-même, car elle se trouve souvent dans une altération spéciale du sperme ou un virus spécifique du sang.

*
* *

Avant la découverte des causes les plus positives de la stérilité de l'homme, elle était toujours exclusivement imputée à la femme. On en fit son attribut spécial sous les formes, les emblêmes les plus flétrissants, comme l'absence de seins, des sillons remplis d'épines, le saule sans fruit et la mule inféconde. C'était pour elle un opprobre et comme une malédiction. L'Écriture sainte en parle comme du châtiment le plus ignominieux et terrible que puisse infliger la colère de l'Éternel. « Donne-moi des enfants ou je meurs » s'écriait l'inconsolable Rachel à Jacob, en voyant la fécondité de sa sœur Léa, et son vœu fut en effet exaucé tardivement.

Chez les Hébreux, le mari d'une femme stérile était autorisé à rechercher une autre alliance ou bien la coutume permettait, en cas de stérilité, de céder sa femme à son plus proche parent. La seule condition, dit le docteur Siredey, était pour ce dernier de ne s'introduire dans la couche nuptiale que pendant la nuit, avec le plus grand mystère, et en prenant les plus grandes précautions pour mettre le moins possible ses membres en contact avec ceux de la femme. C'était évidemment le meilleur moyen de rendre l'union féconde.

Le grand législateur des Spartiates, Lycurgue, autorisait également un mari impuissant à livrer sa femme à un coadjuteur plus vigoureux. Et cette coutume fut si bien tolérée à Rome, que le vertueux Caton lui-même donna sa femme à Hortensius dont elle désirait un enfant. Ces mœurs, qui nous semblent barbares, ont donc régné chez les peuples les plus civilisés de l'antiquité.

Au temps de la sorcellerie, la stérilité lui fut attribuée et elle devint ensuite pour la femme une cause de divorce comme l'impuissance pour l'homme. Napoléon n'eut pas d'autre motif, en répudiant Joséphine, que la stérilité absolue de son âge, comme Louis XII l'avait fait auparavant avec Jeanne d'Orléans et Henri IV avec Marguerite de Valois. Aujourd'hui même, la séparation est encore réclamée souvent pour cause de stérilité. Sur 27 827 demandes formées en France pendant vingt ans, de 1840 à 1860, 10 727 émanaient de ménages sans enfants: c'est plus du tiers; sur 858 formées à Madrid en dix ans, de 1854 à 1864, 605 étaient dans le même cas. Que ce soit contre l'homme ou la femme, cette infirmité bien constatée est en effet assez grave, au point de vue de la famille et de la société, et un motif bien légitime de séparation ou de divorce.

Une union stérile est la plus grande calamité conjugale qui puisse atteindre les époux. Triste et décolorée, dès que la première jeunesse avec son insouciance et ses plaisirs est passée et que tout espoir d'avoir des enfants est perdu, la vie n'offre plus qu'un seul but: l'égoïsme à deux. Au lieu de la joie, le bruit, la gaîté, le plaisir que répandent les enfants dans le ménage et le stimulant, l'émulation au travail, aux affaires que donne aux parents le besoin pour les élever, les instruire, les établir, c'est la tristesse, les chagrins, le silence et le découragement qui y règnent. Chacun est aigri, morose et inquiet de l'avenir, jaloux souvent des parents et amis particuliers de son conjoint. Des reproches et des disputes sans fin, avec toutes les querelles et les larmes qu'ils suscitent, sont presque toujours l'aliment de cette existence à deux, quand l'intérêt ou l'avarice ne s'y mêlent pas. L'infidélité avec le déshonneur et les remords qu'elle entraîne en sont souvent la conséquence, et la séparation en est ainsi le dernier terme, suivie du scandale qui l'accompagne toujours.

*
* *

Dans l'ignorance où l'on était autrefois des causes réelles de la stérilité, on en voyait des signes extérieurs dans la rareté des poils, l'aspect froid et craintif, la voix lente et faible chez les deux sexes, les seins peu développés et les mamelons décolorés chez la femme. Ce ne sont pas là évidemment les caractères d'une virilité accentuée; mais c'est à tort que l'on en présagerait une agénésie absolue et complète. Ces signes incertains et variables peuvent dépendre simplement d'une constitution faible, d'une vie molle, d'un tempérament lymphatique, sans que les organes séminifères soient privés de leurs germes naturels.

L'absence de désirs vénériens n'est pas davantage un signe absolu de stérilité, bien que leur incitation soit attribuée à la présence même des germes générateurs. L'embonpoint et la polysarcie, à un âge peu avancé, en sont des caractères extérieurs plus probants. La femme comme l'homme, en devenant très obèses avant l'âge de retour, perdent ordinairement leur fécondité. L'engraissement des femelles est aussi pour les vétérinaires et les éleveurs un indice de stérilité. Comme les fleurs deviennent stériles quand les étamines se transforment en pétales par un excès de nutrition, les forces vitales abandonnent l'appareil génésique, surtout chez la femme, pour se concentrer dans le tissu graisseux.

Aucune constitution ni tempérament particulier ne produisent spécialement la stérilité, mais la débilité extrême de certains organismes, l'appauvrissement ou la déglobulisation du sang, comme l'obésité et la polysarcie, sont des conditions très défavorables à la production, au développement des germes séminifères respectifs et surtout à leur germination chez les deux sexes.

En outre de ces simples probabilités, il existe deux signes positifs d'une stérilité absolue et incurable : c'est l'absence des deux testicules chez l'homme, par atrophie, fonte ou castration, et celle des ovaires chez la femme, décelée par l'absence des règles. Cette infirmité existe sans doute avec les attributs essentiels de la fécondité, dans une infinité de cas ; mais leur absence entraîne aussi fatalement la stérilité que l'impuissance est radicale par la perte des organes copulateurs.

En montrant le siège distinctif, la source même de cette infirmité chez les deux sexes, les planches ci-contre, reproduites pour l'intelligence du sujet, permettent de saisir cette différence et toutes les causes de stérilité qui peuvent naître dans le cours, en sens contraire, des germes générateurs, par obstacle ou autrement. Elles expliqueront ainsi la stérilité lorsqu'elle se manifeste malgré la spermatose chez

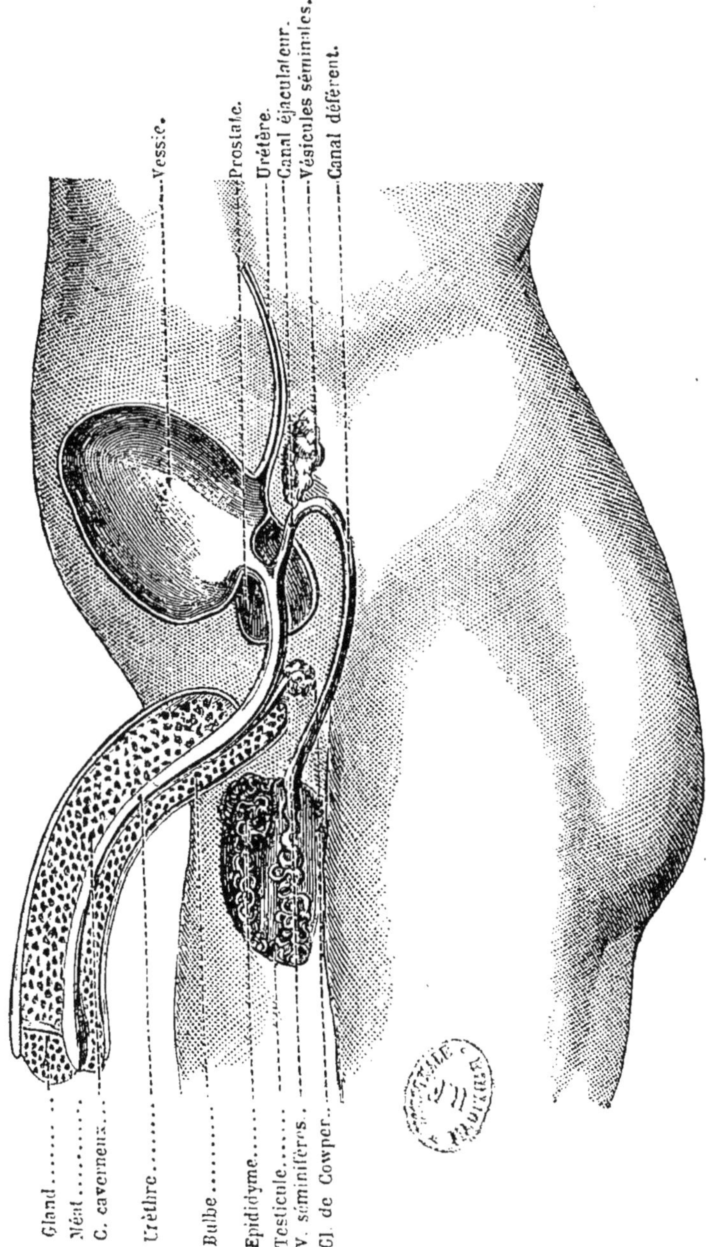
Vessie.
Prostate.
Urétère.
Canal éjaculateur.
Vésicules séminales.
Canal déférent.
Gland
Méat
C. caverneux
Urèthre
Bulbe
Epididyme
Testicule
V. séminifères
Gl. de Cowper

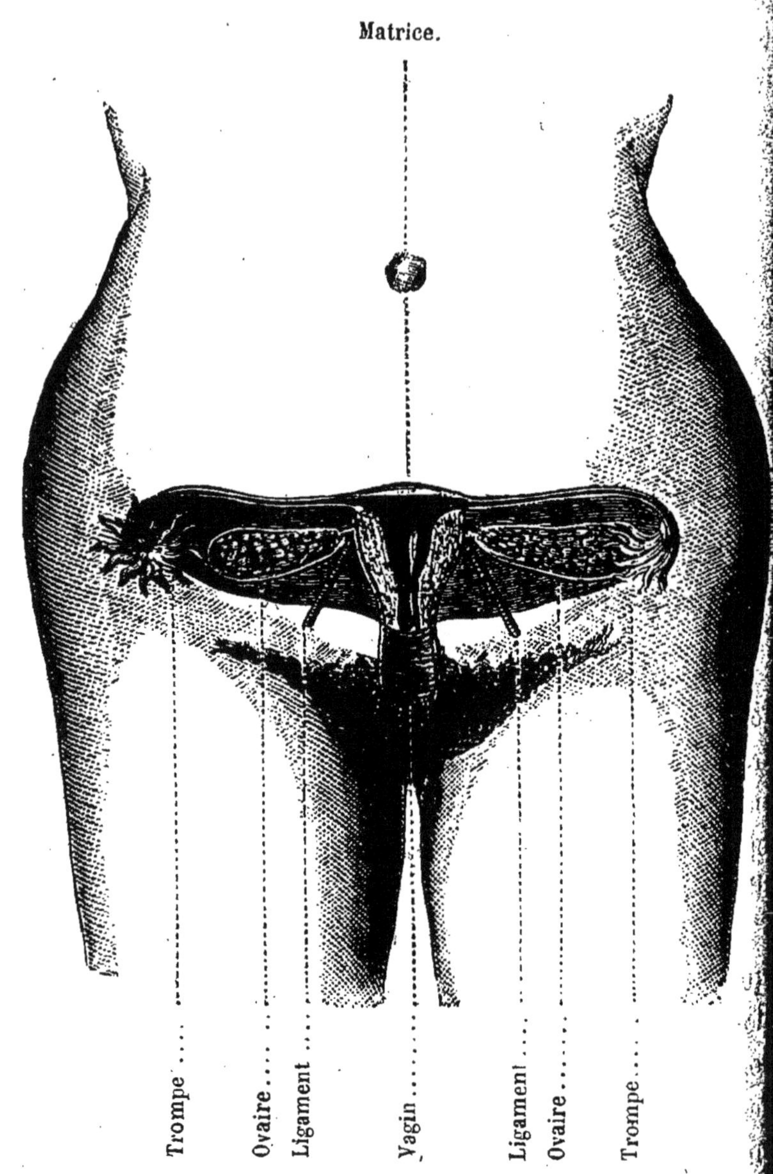
Matrice.
Trompe....
Ovaire....
Ligament
Vagin.....
Ligament...
Ovaire.....
Trompe....

l'homme et la menstruation chez la femme. D'où la nécessité de résumer brièvement, pour servir de légende, les lois qui président à ces deux fonctions importantes, exposées in extenso dans la *Génération universelle*[1].

*
* *

Le siège principal de la stérilité est dans les deux organes doubles, symétriques, analogues de forme et d'aspect, qui se rencontrent chez les deux sexes : ce sont les testicules apparents chez l'homme et les ovaires cachés chez la femme, placés également ici sur les côtés de la matrice comme là sur ceux du pénis dont ils forment les appendices. D'où le nom commun de *testes* qui leur était donné dans l'antiquité.

Leur identité absolue résulte des recherches histologiques récentes faites par M. E. Tourneux. Il a trouvé chez les embryons de mammifères les cellules interstitielles des testicules absolument semblables à celles de l'ovaire, comme en témoigne la figure d'autre part.

Le professeur Rouget l'a confirmée en constatant que l'ovaire est à l'origine de la vie composé de cordons qui, dans la partie médullaire, offrent une analogie frappante avec les vaisseaux séminifères du testicule. (*Acad. des sciences*, janvier 1879.) De même que le sperme est formé, sécrété dans les

1. Un vol. in-12 de 503 pages, avec planches ; Paris, 1880, à la même librairie.

canaux ténus et déliés qui constituent les testicules, ainsi que les animalcules qui en sont le principe de vie, il se forme aussi dans les ovaires de petits

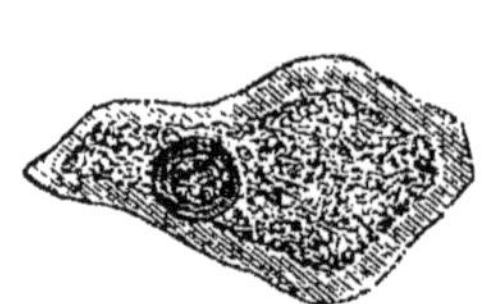
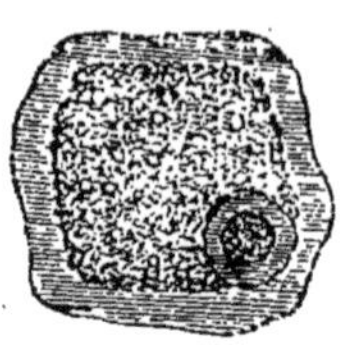
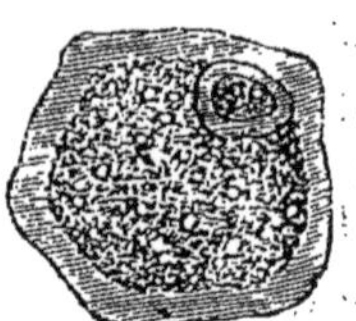

Cellules du testicule du cheval.

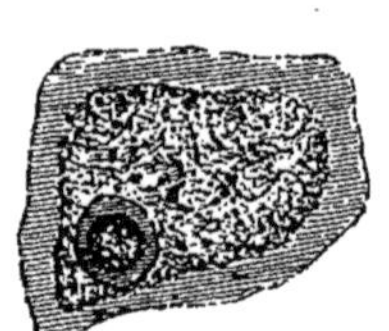
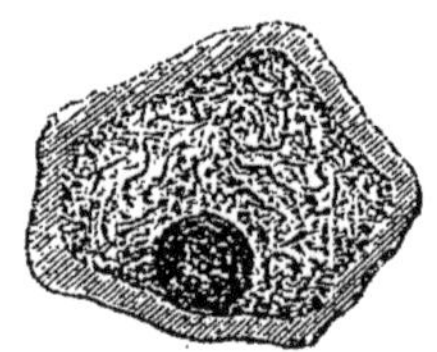

Cellules de l'ovaire de la jument.

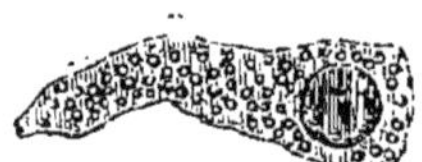
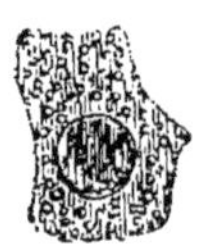
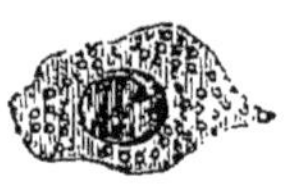

Cellules du testicule de l'homme.

œufs dont le volume varie entre le grain de millet et celui de chènevis, renfermés dans de petites vessies qui les enveloppent et les protègent, comme la coque de l'œuf ordinaire. La chute de ces ovules, à la surface des ovaires, constitue l'ovulation. Leur détachement spontané s'opère à mesure qu'ils arrivent à maturité, absolument comme le fruit de l'arbre, et c'est eux qui, en tombant chaque mois dans le pavillon des trompes, déterminent l'écoulement sanguin de la matrice, connu sous le nom de règles. C'est la plaie d'amour de Michelet.

De là l'importance de la menstruation comme signe de fécondité chez la femme. L'ovule mûr et sain étant aussi positivement l'origine de la vie humaine que l'œuf l'est de l'oiseau, une femme ne peut concevoir sans ce germe préexistant, pas plus que le sperme sans animalcules ne peut le féconder. Ce sont les deux facteurs inéluctables de la génération humaine. Sans eux, l'homme et la femme restent stériles, ensemble et séparément, comme le fruit sans amande, dont les testicules et les ovaires ont jusqu'à la forme pour mieux en marquer l'analogie.

Il est même permis d'avancer que la fécondité de la femme peut être mesurée à la régularité de cette fonction. Une menstruation médiocre, irrégulière, douloureuse, est toujours l'indice d'une faible vitalité ou d'un état morbide de l'organe qui y donne lieu, sinon d'un état général d'anémie ou de chlorose et de pauvreté du sang. C'est souvent un signe de stérilité chez la femme mariée.

L'intégrité de ces deux organes séminifères étant la condition absolue de la fécondité respective des deux sexes, on comprend que leur absence en soit la négation même et entraîne une stérilité incurable. Elle est aussi rare heureusement que les enfants sans tête, en vertu des soins prévoyants de la nature organisatrice pour la génération. C'en est bien trop, pour lui faire échec, des nombreuses lésions, maladies et altérations cancéreuses, tuberculeuses, syphilitiques et kystiques auxquelles ces glandes sont surtout exposées. C'est le secret de leur symétrie, afin que si l'une manque, l'autre puisse la remplacer.

Ovaires et testicules, pour être les organes fondamentaux de la génération, n'en sont pas les seuls. De nombreux appendices y sont adjoints pour conduire le produit de leur sécrétion à sa destination. Le sperme formé doit ainsi s'élever insensiblement, contre les lois mêmes de la pesanteur, par le canal déférent jusque dans les vésicules séminales qui lui servent de réservoir pour compléter son élaboration. De là il passe, au moment propice, dans les deux canaux éjaculateurs qui traversent l'isthme étroit de la prostate. C'est pourquoi ils appellent et réunissent, à leur aide, toutes les forces musculaires environnantes pour le lancer, par une contraction énergique et saccadée, dans le canal de l'urèthre ; d'où il doit être éjaculé, en jet fort et continu, dans les organes de la femme, pour être fécondant.

Toute la raison et l'économie du mécanisme de la copulation — et c'est aussi ce qui en fait le charme et l'attrait — sont dans cette condition du sperme de parcourir instantanément un si long trajet pour être fécondant. Par un rapprochement intime, elle abrège et diminue considérablement les distances, et c'est en étant immédiatement reçu et aspiré pour ainsi dire par le spasme du col de la matrice qu'il conserve toute sa chaleur, sa vigueur et ses éléments vivifiants.

Ici se rencontrent les plus fréquentes causes de stérilité entre les deux sexes, par le défaut de rapport direct et immédiat des extrémités de leurs organes réciproques. Le gland et le col de la matrice, chargés d'opérer cette réunion des éléments générateurs, ont une telle analogie de forme et de volume que la moindre déformation de l'un ou de l'autre, le plus léger changement de leurs ouvertures correspondantes, suffisent à créer un obstacle insurmontable. Leur disproportion est le secret principal de la stérilité, comme de nombreux exemples le démontreront dans le cours de cet ouvrage.

Ce n'est pourtant pas tout encore, car il est démontré, par les grossesses extra-utérines, que la fécondation de l'ovule n'a pas toujours lieu sur place dans la matrice. Il faut que les animalcules, introduits avec le sperme dans cette cavité, cheminent jusqu'en haut pour trouver l'une des deux ouvertures latérales des trompes et s'y insinuer à la rencontre de l'ovule descendant. A défaut de cette rencontre directe, ils ont à joindre l'ovule sur les ailes mêmes de la trompe ou son pavillonétalé, comme on l'appelle, qui le reçoit ou le saisit au moment de l'ovulation.

Tel est, en résumé, le mécanisme compliqué de la fécondation du germe femelle par le germe mâle. Un moment suffit à leur fusion et leur absorption réciproques, comme dans la combinaison de l'acide avec sa base donnant naissance à un nouveau sel. C'est là le phénomène merveilleux, inconnu, le mystère, car il n'est pas visible, apparent, comme le premier. Aussi les positivistes, à défaut de le connaître, l'ont tout simplement assimilé à celui-là.

Toujours est-il que l'on ne constate la présence du nouvel embryon dans l'intérieur de la matrice, où commence la grossesse, que plusieurs jours après. C'est le temps de la conception, d'où résulte le sexe, suivant que tel ou tel élément a prédominé dans sa formation, comme on le trouve exposé et démontré dans le traité de la *Génération universelle.*

*
* *

La stérilité ne doit pas s'entendre ici de l'absence seule des germes générateurs. Si leur présence est indispensable à la génération, ils peuvent coexister simultanément à l'état normal, chez les deux sexes, sans qu'elle se réalise, malgré une copulation très intime et complète. Aussi est-ce seulement avec une apparence de vérité que Roubaud a posé les deux règles suivantes en axiome :

Tout homme dont le sperme contient des animalcules doués de vie est apte à la procréation;

Toute femme menstruée régulièrement est apte à la fécondation.

Oui, ces deux éléments sont essentiels, mais bien d'autres conditions adéquates ne sont pas moins indispensables pour les mettre en rapport et en fusion. Formulées aussi laconiquement, ces deux propositions énoncent seulement la partie essentielle du problème, sans tenir compte : ni des obstacles à l'éjaculation chez l'homme, ni de ceux plus nombreux existant chez la femme bien réglée pour la réception du sperme, la progression, la vie même des animalcules indispensables à cette fécondation. La stérilité peut donc coïncider, et existe même souvent, avec ces deux conditions essentielles, comme nous le démontrerons. C'est le correctif nécessaire à ces deux propositions trop absolues.

En effet, l'émission normale de ces germes de part et d'autre est insuffisante pour les faire germer et se vivifier réciproquement. Il faut qu'ils se rencontrent, s'unissent en contact immédiat, se confondent, se fusionnent et s'absorbent par endosmose, en s'anéantissant réciproquement, pour que le nouvel être en résulte. L'union des deux sexes, pour réaliser ce mystère des mystères, n'offre qu'une image grossière et imparfaite de ce qui se passe si merveilleusement entre ces deux infiniment petits.

Que le moindre obstacle, chez l'un des conjoints par exemple, s'oppose à la rencontre, la jonction de ces deux germes distincts et séparés dans les canaux longs et déliés qu'ils ont à parcourir avec des défilés étroits et sinueux; que l'un soit en avance ou l'autre en retard; qu'ils s'arrêtent en chemin ou s'égarent, et, malgré leur attraction naturelle, leur affinité réciproque, le but sera dès lors manqué. Que celui-ci ait moins de vitalité que celui-là, par la différence d'âge ou de nutrition, à la suite de maladie, d'excès ou autrement, et une seule de ces diverses conditions suffira à déterminer la stérilité.

D'autres causes peuvent encore s'y ajouter. Toutes les lésions, les altérations, les maladies des organes où ces germes se forment, circulent et séjournent peuvent en troubler la formation, la conservation et l'émission. Il y a même lieu de se demander si l'antipathie ou la similitude de constitution, de tempérament, de caractère, d'humeur des deux conjoints ne rend pas leurs germes réfractaires l'un à l'autre en les neutralisant et les annihilant. Et quand on sait, à n'en pas douter, que le sang vicié, altéré, empoisonné par l'un de ces virus spécifiques, a une influence toxique sur ces germes, et que toutes les maladies longues et graves en arrêtent ou suspendent la formation, on s'arrête épouvanté de ces causes multiples de stérilité.

Certaines maladies cachées ou dispositions latentes de l'organisme appelées diathèses — à cause de leur action générale sur les liquides et les solides — déterminent souvent la stérilité d'un sexe sur l'autre, malgré toutes les apparences de la santé et de la fécondité. La syphilis, la scrofule, la tuberculose, le cancer sont dans ce cas et peut-être d'autres encore, comme le diabète, la phosphaturie, l'anémie, etc. Autrefois, on croyait simplement à l'altération du sang dans ces cas. Des expériences récentes plus précises tendent à montrer que les animalcules spermatiques ou les ovules peuvent seuls manquer de la vitalité nécessaire à la fécondation, bien qu'aucune trace apparente ne décèle cette agénésie, même au microscope. Le sperme de syphilitiques, injecté à des femmes par M. de Sinéty, est resté stérile, et il est à prévoir que les ovules des femmes syphilitiques, scrofuleuses ou cancéreuses sont frappés des mêmes altérations. Que l'homme ou la femme soient atteints de l'une de ces diathèses à l'état latent, et l'union restera fatalement stérile, bien que l'un des conjoints ne le soit pas.

De là tant et tant de copulations frustres pour une qui est féconde. Le hasard seul semble y présider quand, en réalité, elle s'opère probablement par suite de conditions favorables, fixes et déterminées, dont l'obscurité seule fait tout le mystère. L'exemple en est dans ces milliers de grains de pollen, emportés par le vent et voltigeant dans l'air pour se déposer sur le pistil des fleurs femelles qu'ils fécondent, comme le poisson dans l'eau passant sur le frai pour y répandre sa laitance.

*
* *

La génération n'étant, d'après les positivistes modernes, qu'un acte purement physique, organique et vital, dont le sentiment, l'imagination et l'amour ne sont, comme la volonté, que des accessoires indifférents, l'interprétation de la stérilité en a subi le contre-coup. Elle n'est plus pour eux qu'un effet exclusivement mécanique, dû à des causes organiques locales s'opposant à la fécondation, c'est-à-dire à l'union, la fusion des deux germes mâle et femelle. Ils vont jusqu'à invoquer, pour l'expliquer, les modifications inconnues, supposées des tissus, et la faiblesse, les altérations ou les maladies de ces germes microscopiques.

« L'obscur mystère de la génération sexuée se trouve ainsi éclairci de la façon la plus simple, s'écrie Hæckel enthousiasmé, et le merveilleux problème de l'amour, cette âme du monde, est enfin résolu sous la forme la plus correcte. » Il ne s'agit pour lui en effet ni d'organes, ni d'appareils sexuels acquis et perfectionnés lentement et progressivement par le transformisme ; il n'y a à considérer à l'origine que des cellules ovulaires femelles et des cellules spermatiques mâles, qui, loin d'être séparées, sont réunies, confondues, mélangées avec d'autres. Et, prenant pour modèle l'éponge, qui est une simple masse de cellules, « tout le mystère, dit-il, pour ces cellules de deux sortes, détachées de leur souche, est de se rencontrer dans l'eau et, par leur affinité chimique, de se fusionner l'une dans l'autre. » (*Psychologie cellulaire.*)

Tout le contingent des causes morales, admises exclusivement pendant de longs siècles d'ignorance pour expliquer la génération, est ainsi relégué parmi les rêves, les suppositions et les préjugés. L'affection et la haine, comme la répulsion, l'antipathie, l'insensibilité et l'impassibilité, la froideur sont considérées comme de simples coïncidences fortuites, accidentelles, sans influence directe sur elle. De toutes ces vagues et mystérieuses conceptions, comme l'harmonie d'amour, rééditée par tous les écrivains sur ce sujet depuis Aristote, on ne veut plus entendre parler, parce que la réalité de toutes ces causes purement subjectives et immatérielles ne peut être vérifiée ni controlée par le microscope, les réactifs ou l'expérimentation qui sont les oracles, les dieux du jour. Ne pouvant être saisies et analysées que par l'esprit, on en fait autant de théories ou d'hypothèses sans fondement.

Tel est le système en vogue. La découverte des causes tangibles et positives de la fécondation, celle des germes séminifères par exemple, ayant démontré l'erreur de l'influence attribuée exclusivement à des causes morales, on ne veut plus en voir d'autres; mais s'ensuit-il que celles-ci restent absolument sans action? Le prétendre serait remplacer une erreur par une autre, car ce fait n'est nullement démontré. Il est infiniment probable, au contraire, qu'elles sont l'accompagnement obligé des causes physiques. L'esprit est inséparable de la matière pour l'animer et constituer la vie. La moindre cellule vivante ne peut s'échapper de l'organisme de l'homme ni de la femme sans avoir une part, si minime soit-elle, de cette étincelle de l'esprit.

N'est-ce pas précisément au défaut, à l'absence de cette émanation de l'âme, du cœur et de l'esprit, se manifestant par des caresses délicates, des transports empressés, des paroles célestes, des sentiments de feu et surtout le spasme général qui, dans le coït normal en est, de part ou d'autre, l'expression la plus vive et la plus immatérielle, qu'est due la stérilité?

Les objections à cette interprétation ne manquent pas. C'est d'abord l'observation commune et générale. « Il suffit de regarder autour de soi, dit Roubaud; dans ce tourbillon immense qui constitue le monde, on voit l'espèce se perpétuer au milieu des conditions les plus diverses, et chaque procréation, pour ainsi dire, donner un démenti aux rêves harmoniques des philosophes et des poètes. » (*Stérilité relative*, p. 577.) Ceci est de la simple déclamation sans preuve. Qui peut savoir ce qui se passe en dehors des conjoints, lorsque ceux-ci l'ignorent et le méconnaissent souvent en s'oubliant ?

Viennent ensuite les fécondations subtiles ou dérobées, dans l'évanouissement, le sommeil ou l'insensibilité, l'anesthésie de la femme, par le magnétisme, le chloroforme, l'ébriété ou la fureur érotique, sinon par le viol et les brutalités commises par des rôdeurs ou l'odieuse licence des soldats. « Si le plaisir vénérien ou les affections de l'âme étaient nécessaires, dit Roubaud, jamais une fille violée, une femme prise de force, ne deviendraient enceintes dans ces congrès étranges, où il y a plus que de l'indifférence et de la froideur, mais de la haine, le mépris et l'horreur pour l'homme qui l'accomplit. » (*Idem*, page 590.)

Si l'authenticité de ces faits est incontestable, il faut aussi en reconnaître l'extrême rareté. Ce sont des exceptions extraordinaires qui ne contr'indiquent nullement les conditions morales sus-indiquées chez les criminels qui s'en rendent coupables. Ils sont assurément sous l'empire de la plus violente passion pour accomplir d'aussi horribles attentats, et leurs sentiments sont diamétralement opposés à ceux de leur victime. Par le saisissement et l'épouvante qu'elle éprouve d'une attaque aussi brutale et féroce, la femme, en état favorable de fécondation, peut en être d'autant plus facilement imprégnée qu'elle est plus vivement impressionnée et surexcitée. L'excès même du contraste peut être une condition favorable à ce résultat.

L'objection semble avoir plus de portée pour les fécondations sans coït, auquel s'oppose la barrière d'un hymen perforé à peine. Des femmes ont même prétendu avoir été fécondées sans contact immédiat, comme un exemple en a été relaté récemment par le professeur Pajot. Mais on sait aussi à quel degré d'acuité violente l'amour, la passion, le prurit, sont portés ordinairement en pareil cas pour se satisfaire. Tout a lieu, moins ce qui peut dévoiler l'amour caché, la passion défendue, coupable et souvent adultère. Ainsi s'exprimait un jeune et bel officier atteint d'une impuissance si profonde, après deux à trois mois de ce commerce, par la perturbation du système nerveux local, qu'elle persistait encore deux ans après! Ce résultat est d'autant plus fatal, comme les fécondations imprévues, que ces relations, ces rapports, ont lieu subrepticement, à l'écart ou à la dérobée, debout ou en voiture, et toujours dans des positions extrêmement gênées et dans des transports qui ne permettent ni à l'un ni à l'autre de juger ce qu'ils font ni de sentir ce qui se passe entre eux. Tel est le secret et le mystère de ces fécondations soi-disant miraculeuses.

Tous ces faits se retournent d'ailleurs avec bien plus de force et de raison contre les positivistes qui invoquent ces objections. Si la stérilité dépendait exclusivement du défaut de rapports normaux, physiques et mécaniques entre les conjoints, comment ne serait-elle pas assurée et constante dans ces entrevues secrètes, à l'improviste et toujours anormales, où tout est gêné, dérangé, moins l'amour, l'imagination ou la passion qui y président? Elle peut donc être déterminée aussi par l'absence même ou le défaut de ces dernières conditions. Ne sont-ce pas ces sentiments qui, surexcitant l'âme, le cœur et l'esprit, déterminent au degré propice l'accélération du sang, l'éréthisme du système nerveux et cet ébranlement général qui, en congestionnant et en innervant les parties génitales, facilite peut-être bien mieux que tous les calculs imaginables la réunion et le contact des deux germes? Un obstacle matériel, immobile, invariable, comme une déviation ou un rétrécissement organiques immuables, l'empêcheront sans doute quand même. Mais, en dehors de ces conditions ordinairement perceptibles et appréciables, il est illogique d'admettre que la stérilité ne puisse dépendre aussi des sentiments inséparables d'un coït normal, au moins chez l'un des conjoints; ils doivent en faire l'efficacité comme ils en sont le charme.

On triomphe pourtant sur un point, un seul : la fécondation artificielle de la femme, dont quelques rares exemples ont été relatés. L'intervention du moral, de l'imagination, du sentiment et du plaisir surtout, peut être à coup sûr révoquée en doute dans cette opération toute manuelle et distincte pour chaque époux. L'injection directe du sperme dans la matrice justifie bien qu'elle peut s'opérer mécaniquement sans autre condition; mais combien de fois s'est-elle réalisée? Juste assez pour prouver que le fait est possible, dans l'espèce humaine, en cas de stérilité du mari par vice de conformation. Et encore faut-il prendre en considération l'extrême amour de la progéniture des époux, au point de se soumettre à une telle opération pour l'obtenir, comme aussi des caresses et des baisers que le mari prodigue à la femme pour l'encourager pendant l'injection.

On invoque bien à l'appui les fécondations expérimentales des animaux. Mais la comparaison est inadmissible. Les animaux n'ont pas à mettre le moral, dont ils sont dépourvus, dans cet acte; ils n'ont pas davantage à le transmettre, et c'est abaisser l'homme à leur niveau de vouloir que son action fécondante s'opère absolument comme chez eux. L'homme grossier, brutal, passionné, peut sans doute n'y pas mettre d'autres sentiments, mais la femme est heureusement toujours là pour le rectifier ou le compléter. Et c'est pourquoi les enfants valent souvent mieux que le père par cet appoint indispensable de la mère dans la génération.

* * *

Malgré l'extrême difficulté d'établir la fréquence exacte de la stérilité, quelques données permettent de l'évaluer approximativement. Sur 1252 mariages, J. Simpson en a rencontré 146 n'ayant donné lieu à aucune descendance. M. Spencer Wells a trouvé aussi une femme stérile sur 8 femmes mariées. Ce serait donc une proportion de 11 à 12 cas sur 100 mariages. Aucune autre base plus certaine n'existe à ce sujet et il est évident, par cet examen superficiel, que beaucoup de femmes paraissant stériles par défaut d'enfant, ne l'étaient pas en réalité. On leur en attribue aussi légèrement les neuf dixièmes, comme nous le montrerons à la *Stérilité de la femme*.

Il semble néanmoins que la stérilité devrait être plus rare chez les deux sexes que l'impuissance, si l'on en compare le mode spécial de production. Celle-ci dépendant exclusivement des organes copulateurs, qui sont simples et uniques chez l'homme comme chez la femme, elle est complète, absolue, dès qu'ils manquent ou sont lésés, altérés profondément de manière à ne plus servir. Tout autre est la stérilité dépendant des organes séminifères, symétriques et doubles de part et d'autre. Ils peuvent donc se remplacer, se suppléer réciproquement, comme l'œil et l'oreille. Que l'un ou l'autre soit malade ou altéré, et son congénère peut toujours le remplacer, s'il est sain, et agir à sa place en doublant même d'activité. La monorchidie ou la présence d'un seul testicule par rétention, maladie ou castration du second, n'entraîne pas plus la stérilité masculine que l'excision d'un ovaire chez la femme. Et malgré la sympathie et la solidarité physiologique de ces organes, il est rare qu'ils soient frappés ensemble d'incapacité fonctionnelle.

Deux organes seulement font exception à cette règle. C'est la matrice chez la femme, faisant suite au vagin pour la réception du sperme, et la glande prostate chez l'homme, donnant passage aux deux canaux éjaculateurs. Ces deux organes sont uniques, simples, et il suffit qu'ils soient obstrués, altérés ou malades pour que le passage des germes générateurs en soit ralenti, suspendu, arrêté, diminué, et que la stérilité en résulte fatalement entre les deux sexes, sans que ces germes aient subi aucune altération.

Il en est de même des lésions si fréquentes du canal de l'urèthre chez l'homme et des rétrécissements en particulier. Que son calibre soit diminué, obstrué dans un endroit quelconque de son long trajet, ou que son orifice externe, le méat urinaire, soit rétréci ou disposé vicieusement, au-dessus ou au-dessous du gland, et c'en sera assez pour que l'émission du sperme le plus prolifique, ne s'opérant pas dans les conditions normales, perde ses qualités fécondantes et reste stérile.

Bien plus que l'homme, la femme est exposée spécialement, en raison même du rôle supérieur qui lui incombe, à ces lésions, altérations et maladies des parties accessoires de la génération. Sa fonction mensuelle l'y prédispose surtout par les troubles et les dérangements dont elle est l'objet. Elle ne s'établit souvent qu'au prix de souffrances qui flétrissent la jeunesse et la beauté en retentissant sur tout l'organisme. Le sang et le système nerveux en sont troublés de préférence, comme l'indiquent l'anémie, la chlorose, les pâles couleurs et toutes ces affections nerveuses hystériformes qui font le désespoir des familles. Que de jeunes filles sont mariées dans ces conditions, toujours graves au point de vue de la fécondité !

On dit : « Le mariage arrangera cela. »
La panacée est bonne, — on connaît celle-là ;
La future est trop maigre, un mariage engraisse ;
Trop grasse, il la maigrit ; bossue, il la redresse !
(*Les Faux Ménages.*)

Au contraire, il est illogique d'exposer une jeune fille débilitée, épuisée, à mille causes nouvelles de dépression, sous prétexte de la guérir. Il serait bien plus sage de diriger le déploiement de toutes les forces de l'organisme vers l'évolution calme et régulière de la fonction ovarienne, de régler la vie de ces malades selon les lois naturelles, en faisant à chaque appareil organique sa part voulue d'activité et de repos.

La grossesse et surtout l'accouchement sont redoutables, quand la conception a lieu dans ces mauvaises conditions. Les suites de couches venant les compliquer, c'en est assez pour que beaucoup de ces femmes restent stériles pour avoir mis simplement à contribution anticipée des organes mal préparés à une œuvre aussi laborieuse que délicate.

A ces causes naturelles s'en joignent souvent d'autres artificielles qui ne contribuent pas moins à cette infirmité chez les deux sexes. Toutes les fraudes et les artifices, les abus et les excès dans l'acte de la génération en sont les plus redoutables, en exagérant ou en troublant, en pervertissant le fonctionnement des organes qui y concourent. Le système nerveux de l'appareil séminifère en est particulièrement surexcité, ébranlé, comme étant la source de la volupté artificielle recherchée et provoquée par toutes ces pratiques. Sur ce clavier sensible et délicat, les ressorts s'altèrent et se brisent vite dès que l'on fausse la note ou que l'on en exagère le ton, et le jeu normal, si doux et harmonieux, en est ainsi détruit et perdu pour toujours.

L'onanisme, entre autres, seul ou à deux, en est le plus détestable et pernicieux. L'indifférence pour les plaisirs légitimes, déterminée par cette infamie, est surtout fréquente chez les femmes, a dit Tissot. Elle les poursuit parfois jusque dans le lit conjugal et il en est de même pour l'homme, comme il en donne des exemples. (*L'Onanisme*, troisième édition, Lausanne, 1764, page 61.) Il est aussi pernicieux chez les masturbateurs et les pédérastes, en amenant rapidement des pollutions involontaires ou la spermatorrhée. Quel que soit le sexe qui la pratique, la masturbation finit par entraîner tôt ou tard l'aversion pour l'autre sexe, en pervertissant la sensibilité vénérienne. Elle produit infailliblement l'anaphrodisie ou la frigidité, tout en augmentant l'ardeur pour ce plaisir. C'est la plus funeste cause de la stérilité.

L'impuissance physique, résultant de difformités ou de malformations, suppose toujours la stérilité coïncidente et l'emporte souvent, non seulement par l'absence ou le défaut de rapports sexuels normaux, mais parce que des altérations organiques de l'appareil séminal coïncident avec celles de l'appareil copulateur. A moins d'être très localisées dans celui-ci, il est rare que ces déformations n'atteignent pas les deux appareils à la fois, comme par une sage prévision de la nature organique, qui ne crée rien inutilement. Des testicules sécrétant du sperme n'ont pas de raison d'être sans réservoir ni conduit pour l'émettre, pas plus que des ovaires sans trompes ni vagin. Le plus ordinairement, ces altérations sont uniformes et correspondantes.

* * *

Décrire toutes ces causes, en les distinguant, et les classer avec ordre, suivant leur mode d'action sur les organes qu'elles atteignent, n'est pas un sujet facile. Il est d'autant plus malaisé de l'aborder publiquement que la nature s'est plu à le protéger contre la curiosité humaine en l'entourant d'ombre et de mystère. Souvent occultes et tout individuelles, ces causes sont même parfois insaisissables. Il est des individus, par exemple, homme ou femme, qui ne parviennent pas à reproduire leur semblable, malgré toutes les conditions les plus favorables en apparence à la procréation. Le sperme est normal et abondant chez l'homme, la menstruation régulière chez la femme, et tout se passe naturellement dans leurs rapports conjugaux. Et parfois ces époux, en dehors du ménage ou par un second mariage, arrivent à être féconds; il est même des femmes comme Rachel, Catherine de Médicis et Anne d'Autriche, qui ne conçoivent que tardivement.

De là trois espèces distinctes de stérilité : c'est la stérilité essentielle et séparée de l'homme et de la femme, dépendant de causes organiques ou morbides plus ou moins durables, passagères, sinon absolues ou définitives, et la stérilité relative qui a lieu entre eux. Appréciable seulement par sa négation même, sans aucune cause matérielle ni d'un côté ni de l'autre, celle-ci doit être placée en première ligne comme pouvant éclairer, par sa description, la stérilité essentielle, organique et séparée des deux sexes, subdivisée naturellement en variétés distinctes, suivant ses causes, sa durée et sa curabilité.

Mais ce cadre serait incomplet si l'on n'y ajoutait une autre espèce, de beaucoup la plus fréquente sur toutes les autres. C'est la *stérilité volontaire*, décrite originalement et pour la première fois dans le MARIAGE[1]. Elle est devenue si palpable et évidente qu'elle éclate à tous les yeux. C'est un art devenu actuellement à la mode en France de ne plus avoir d'enfants qu'à volonté et loin d'en faire un secret, un mystère, chacun s'en vante cyniquement, sans honte ni mépris, en vertu de l'assentiment général. Les parents l'enseignent même aux enfants par leur exemple. Ne pas avoir une trop nombreuse progéniture est la condition tacite de la plupart des mariages pour être heureux. Si elle n'entre pas encore dans les conventions matrimoniales de ceux qui en font, elle est sous-entendue et se ratifie explicitement dès la venue du premier-né. Delà le peu de soin que l'on prend de ceux qui viennent ensuite;

1. *Le Mariage, dans ses devoirs, ses rapports et ses effets conjugaux*, au point de vue légal, hygiénique, physiologique et moral; un vol. de 637 pages avec 35 planches, 3e édition, revue et augmentée, à la même librairie, Paris, 1881.

on les envoie en nourrice pour s'en débarrasser plus sûrement. Avoir une nombreuse famille est devenu plus rare, mal vu et blâmable que la stérilité même.

N'existant pas virtuellement, il serait sans objet de parler ici de cette stérilité voulue, si les lésions et les maladies, résultant des manœuvres et des fraudes employées pour la provoquer, n'entraînaient souvent la stérilité absolue, incurable. Elle doit donc être signalée au moins pour mettre en garde contre ses périls et ses dangers ceux qui s'en rendent volontairement coupables. Nous la désignerons sous le nom de stérilisation volontaire, et, en la plaçant en première ligne, elle servira tout à la fois d'introduction et de prophylaxie à la stérilité réelle et accidentelle.

STÉRILISATION
VOLONTAIRE

Née comme une triste nécessité des exigences actuelles de la vie, dans la lutte universelle pour l'existence, la stérilisation volontaire doit être plutôt combattue qu'encouragée, en France surtout, où les effets désastreux en sont constatés chaque année par une diminution croissante du mouvement progressif de la population. Ni à la ville, ni à la campagne, il n'y a plus, comme après les grandes guerres de Napoléon Ier, ces familles de cinq à six enfants et même davantage, comme elles se voient encore dans les pays environnants. Les premiers fauteurs de cet état sont sans doute ceux qui se stérilisent par le célibat religieux, sous la protection des lois, aussi bien que dans le célibat civil; mais il est à remarquer que dans le mariage même, dès qu'un ou deux enfants sont arrivés, les époux et souvent les parents eux-mêmes prétendent mettre un terme à leur progéniture. Sous prétexte que la femme est fatiguée ou que la position ne permet pas d'élever un plus grand nombre d'enfants, on ne veut pas se créer de nouvelles charges et l'on cherche dès lors à stériliser son union par tous les moyens, contrainte, fraudes ou artifices en son pouvoir. Toutes les connaissances positives, acquises actuellement sur le mystère de la génération, sont mises à profit, et en vertu du matérialisme dominant dans les croyances et dans les actes, pour en obtenir le plus de jouissances possibles, on calcule et l'on trafique dans celui-ci comme dans tous les autres. C'est la règle du jour.

Tous les excès et les abus du coït sont des causes indirectes de stérilité, comme en mangeant trop ou trop souvent, l'estomac se fatigue par des indigestions, des troubles digestifs et organiques, et l'on s'expose ainsi à ne plus pouvoir digérer. La stérilité des prostituées en est une preuve évidente et incontestable. Les troubles apportés à la sécrétion et à l'émission normale du sperme chez l'homme, comme à l'ovulation chez la femme, en sont des causes directes. C'est en provoquant, en surexcitant l'exercice de cette fonction, comme en en réfrénant les ordres, le commandement organique, que tant de gens des deux sexes en sont victimes. Sans être aussi immédiate et impérieuse que les fonctions de nutrition, elle a des exigences aussi absolues à l'état physiologique, suivant l'âge, le tempérament, le climat, la nourriture, l'état social, auxquelles il faut sacrifier sous peine d'être malade ou indisposé. Rien n'a été créé sans but. Un organe sans emploi, une fonction sans utilité répugnent à l'esprit et à l'économie naturelle. L'accomplissement régulier de toutes les fonctions organiques est la condition de la santé, et les deux sexes sont soumis aux mêmes lois à cet égard.

Si le contact des deux sexes et l'état de mariage en particulier sont les excitants spéciaux des fonctions génitales, c'est une grave erreur de croire que le célibat en soit un préservatif sûr et absolu. Les célibataires civils en éprouvent surtout les aiguillons; l'homme est obligé d'y sacrifier souvent plus que dans l'état de mariage, celui-ci étant parfois une cause d'anaphrodisie ou de satiété. La pudeur en empêche ou prévient plus souvent les manifestations chez la femme, et grâce à son exonération mensuelle, ses travaux sédentaires, sa vie sobre et retirée, la plupart peuvent avoir moins à en souffrir. Et cependant, combien succombent tôt ou tard à ce besoin, pour n'avoir pas voulu sacrifier de bonne heure au doux penchant de l'hyménée ou de la maternité! Les autres, et le nombre en est plus grand qu'on ne le croit, sont entraînées à des habitudes solitaires ou des pratiques abjectes entre elles, sinon vouées à des maladies, des infirmités au retour de l'âge qui les condamnent prématurément à la tombe, victimes de leur résistance au sexe fort comme celles qui en ont abusé.

* * *

Le célibat religieux, dans le cloître, la communauté ou l'école, a sans doute moins de périls. La régularité et la frugalité de la vie qu'on y mène en est une sûre garantie, sinon contre l'inviolabilité absolue des vœux de chasteté, du moins contre les désordres et les dérèglements apparents. Mais il résulte bien d'autres troubles plus cachés et secrets dans les fonctions spéciales. Ces filles sont ainsi la proie fréquente de la chlorose et de l'anémie, des maladies de poitrine, des dégénérescences cancéreuses des seins et de la matrice par leur défaut de fonctionnement normal.

D'après l'opinion du professeur Courty (de Montpellier), émise l'une des dernières, le célibat religieux, sauf les irrégularités menstruelles et les troubles généraux dépendant de l'insuffisance de la fonction, ne disposerait pas aux maladies de la matrice. Il ne les empêche pas non plus, ajoute-t-il aussitôt : « j'ai vu de vieilles filles vierges mourir d'un cancer à la matrice ». A défaut de statistique, cet aveu suffit à montrer le danger de cette maladie chez les religieuses qui y sont prédisposées; car les troubles menstruels ont bien plus d'influence sur son développement que le fonctionnement régulier de cet organe. Son absence complète équivaut à cet égard aux abus et aux excès de toutes sortes : les extrêmes se touchent.

En vertu de cette même loi, la stérilité consécutive en est aussi fréquemment la conséquence, absolument comme chez les prostituées et les femmes galantes qui, en se mariant et en voulant devenir mères à la suite de leur carrière de vices et de débauches, restent stériles comme on le verra. La plupart de celles qui se marient après un certain temps de séjour au couvent, restent sans enfants, comme en voici quelques exemples.

Alors que des missionnaires parcouraient les campagnes, à la fin de la Restauration, pour réchauffer le zèle catholique, il était fréquent de voir des jeunes filles enthousiastes, surexcitées par des prédications fanatiques, fuir la maison paternelle pour entrer au couvent le plus proche. Enfant, nous avons été témoin de quatre ou cinq de ces fuites et lorsque la Révolution de Juillet 1830 eut rendu la liberté à ces filles, par l'abolition des vœux perpétuels, deux rentrèrent dans leur famille et se marièrent ensuite, âgées de 25 à 30 ans, sans qu'aucune ait jamais eu d'enfant. Le célibat religieux peut donc être une cause de stérilité consécutive.

On sait d'ailleurs que sous l'influence de cette réclusion volontaire, le défaut d'excitations sexuelles et souvent d'exercice, la menstruation ne tarde pas à s'altérer dans la quantité ou la qualité du sang et la régularité des époques. L'ovulation spontanée est le plus souvent incomplète et irrégulière par la torpeur où sont plongés les ovaires et tout l'appareil génital. C'est l'écueil le plus dangereux des couvents, comme pour rappeler à ces filles qu'elles n'ont pas satisfait au vœu de la nature. Elle exerce en effet presque toujours des représailles envers quiconque méconnaît ses lois. Rarement elle souffre que l'on se joue d'elle avec impunité.

Aussi les principaux efforts des casuistes ont-ils été dirigés sur cette fonction naturelle de la femme pour soutenir l'innocuité du célibat religieux, institué par l'Église catholique.

« La menstruation, dit faussement le docteur Duffieux, est un moyen institué par la Providence pour maintenir l'équilibre de l'économie, en éliminant les matériaux de la génération, lorsqu'ils ne sont point employés par la nature, et prévenir les maladies qui pourraient en résulter. » Il invoque ce phénomène en faveur de la virginité et comme une autorisation tacite du célibat.

Et sans souci ni pudeur de fausser les lois les mieux établies de la physiologie, ce défenseur outrecuidant du célibat religieux assimile même, à cette fonction naturelle de la menstruation, les pertes séminales nocturnes qui s'observent chez les religieux continents. « C'est une excrétion providentiellement ordonnée pour faciliter la continence, ajoute-t-il, parce que Dieu n'a pas voulu que la maladie ou la mort fussent la punition de celui qui enfreint le précepte de l'accomplissement des fonctions organiques en gardant la continence absolue. » (*Nature et Virginité*, considérations philosophiques sur le célibat religieux, Lyon 1854.)

Aussi, a-t-il été contredit et désavoué hautement par les partisans les plus décidés de ce célibat. « Quoi ! s'écrie le docteur Mayer, la nature, dans le retour si régulier du phénomène, n'aurait eu pour but, Pénélope nouvelle, que de détruire en un jour ce qu'elle a mis un mois à accomplir ? » Et le médecin distingué de la Trappe, le R. P. Debreyne, conseille avec bien plus de science et de raison à ses religieux de combattre ces mauvaises pensées, cette excrétion matérielle et immonde par un travail intellectuel absorbant, la tempérance, la sobriété, le travail manuel, l'exercice corporel, une occupation matérielle ou mécanique incessante, la fatigue et même la chasse. « Diane est l'ennemie née de Vénus, dit-il, et un exercice violent étouffe les sentiments érotiques en faisant naître des sensations plus impérieuses encore, comme une faim excessive avec une propension irrésistible au repos. » (*Mœchialogie.*)

Les plus intéressés à cacher ces inconvénients et ces dangers secrets du célibat religieux sont donc obligés de les reconnaître et les avouer publiquement. Ces pertes séminales intermittentes et involontaires, ces pollutions nocturnes, s'opérant au milieu de rêves ou de songes lascifs, d'idées lubriques ou d'images amoureuses, dont tout homme a honte et dégoût, sont l'ennemi secret et le fléau des célibataires religieux..... chastes et continents.

Pour s'exonérer du stimulant qui le tourmente, l'organisme, sinon la main ou l'imagination, opère artificiellement cette excrétion impure, réservée à de tout autres desseins. Il faut que le vœu de la nature soit satisfait pour que le calme renaisse, et, malgré les tourments, les orages et les dangers auxquels on s'expose pour l'obtenir, l'Église préfère le conseiller de cette manière artificielle plutôt que suivant la loi naturelle des pures et légitimes jouissances de l'amour.

Toute la morale du célibat religieux est là. Au lieu de la tranquillité d'esprit et de corps, de cette douce paix de l'âme et du cœur, attribuées à sa vertu spéciale comme une condition nécessaire de l'accomplissement des fonctions et des devoirs ecclésiastiques, on peut juger quels troubles le sens génital, ainsi perturbé et révolté, doit soulever entre le cœur et la conscience des religieux. Il est à prévoir même que des lésions organiques en résultent dans cet appareil, comme les coliques spermatiques produites par la rétention du sperme ou sa concrétion dans ses réservoirs et les canaux éjaculateurs. De là la fréquence des maladies de la prostate et de la vessie qui les atteignent si souvent, outre la stérilité qui en est la conséquence.

Bien plus difficile à observer est encore le célibat des prêtres. Vivant dans le monde, au milieu de la société, ils sont exposés, comme tous les autres hommes, à en ressentir toutes les excitations et les besoins charnels. L'intimité de la confession auriculaire leur crée surtout un danger redoutable à cet égard. Il est impossible, dans ces conditions spéciales, qu'ils n'éprouvent pas l'affectionnivité intersexuelle, les aiguillons de l'érotisme, incompatibles avec la chasteté et la continence. De là tant de violations flagrantes de ces vœux dont le secret et le silence sont les complices. Les excès publics où se laissent aller ceux que leurs désirs emportent en sont la preuve. Une lettre de Nouméa annonçait que parmi les condamnés arrivés par le *Tage* à la Nouvelle-Calédonie avec Abadie et Gilles, les deux jeunes assassins, se trouvait Guillot, le curé de Dijon, condamné à vingt ans de travaux forcés pour attentat à la pudeur. Il était entouré d'un lot de frères des écoles chrétiennes, condamnés pour la même peine (27 *août* 1881). Exemple entre mille des mauvais résultats de ce célibat.

Les plus vertueux sont souvent victimes de ce régime forcé par diverses affections nerveuses, que les médecins ont tant d'occasions de constater. La mort en emporte prématurément un grand nombre, en raison même des conditions antiphysiologiques de leur existence, comme on peut le voir par tous les développements donnés à cette question du célibat dans le traité du MARIAGE.

*
* *

Outre ces diverses causes de la stérilité par excès et abstinence des relations sexuelles ou des rapports conjugaux, il y a les fraudes qui sont faites à leur exercice normal ou les précautions prises pour les stériliser. Ce sont ces pratiques immorales, ces artifices volontaires, connus sous le nom de contrainte, de prudence, de tricherie, qui ont pour but de frustrer la fécondation en rendant le coït incomplet. On les a justement qualifiées d'onanisme ou masturbation à deux.... quand ce n'est pas pire.

Le coït n'est rien, en effet, sinon la volupté résultant de l'union intime, s'il n'est pas suivi de l'éjaculation ou émission du sperme qui en est le but et la fin normale, l'accomplissement régulier ; sans ce complément nécessaire, obligé, il reste anormal, incomplet, frustre. Le frottement des muqueuses par un baiser en produirait autant. Après l'éréthisme, l'ébranlement imprimé à tout le système nerveux, local et général, des deux conjoints par les attouchements, le contact immédiat, la turgescence de leurs organes génitaux et l'exaltation cérébrale résultant d'une copulation plus ou moins prolongée, la détente produite par cette émission est aussi indispensable à l'homme qu'à la femme, par l'impression bienfaisante qu'elle éprouve de sa réception. C'est un sédatif, un calmant absolument nécessaire à la régularité de cet acte. De là, le bien-être, le repos, la satisfaction de tout le corps qui s'ensuit de part et d'autre et le sommeil profond et réparateur en résultant d'ordinaire.

L'aspermatisme ou l'absence, le défaut de sécrétion du sperme rend ainsi les enfants et les vieillards inaptes à la copulation, par l'impossibilité d'une éjaculation normale. La fatigue les atteint sans pouvoir satisfaire leurs désirs. De même de l'homme adulte dans la convalescence des longues et graves maladies ayant profondément amaigri le corps, affaibli le système nerveux, diminué ou altéré le sang. Les diabétiques en particulier sont dans ce cas. Tout en étant aptes à la copulation, les hommes privés de testicules, comme les castrés, sont incapables d'en faire goûter toutes les jouissances, par l'absence de l'éjaculation. Ils sont stériles, comme les filles non réglées, et ne se livrent au coït frustre, les uns et les autres, que par libertinage.

C'est à l'imitation de ces neutres, malades ou infirmes, que tant de jeunes gens des deux sexes, mariés ou non, forts, vigoureux et féconds, s'astreignent volontairement à rendre leurs rapports stériles en réprimant les plus doux sentiments, en violentant les sensations les plus délectables, exclusivement afin de ne pas avoir d'enfants. Devant les exigences actuelles de la vie, par la cherté des vivres et des habitations, les habitudes de bien-être, d'indépendance, de confort et même de luxe, chacun hésite à se donner une famille pour ne pas augmenter ses charges. Le positivisme exagéré des croyances et des actes aidant, filles et garçons refusent le mariage, si l'avenir n'est pas assuré par un travail rémunérateur, une position sûre ou des ressources bien établies. Ils ne le cherchent même pas sans ces conditions. De là le retard croissant des mariages pour ceux qui possèdent ou ne possèdent pas. Sauf quelques exceptions de plus en plus rares, l'âge de l'affectionnivité, des inclinations intersexuelles, de la nubilité, est soumis à cette règle inéluctable. Et comme les sens, les passions ne transigent pas avec ces calculs, il en résulte des unions illicites, des ménages clandestins et une augmentation considérable de la prostitution publique et clandestine, surtout dans les grandes villes.

La stérilisation volontaire de ces unions illicites en est le résultat le plus fréquent. A quelque condition que ce soit, il ne faut pas que le mystère se découvre et, pour mieux le cacher sans se compromettre ni s'embarrasser, on l'empêche de se manifester par tous les moyens possibles. Au nom même de l'amour qui les unit ou les réunit, les conjoints veulent jouir de tous les plaisirs qu'il procure sans en courir les conséquences. A cet effet, tous les stratagèmes et les turpitudes imaginables sont mis en usage pour empêcher la rencontre et le contact des deux germes ; en même temps, les plus grossières et abominables manœuvres sont employées pour la satisfaction ou plutôt la satiété des sens, beaucoup plus propres à la produire que les rapports normaux. Le coït est ainsi rendu frustre et incomplet par l'éjaculation spontanée, manuelle ou buccale, et son renouvellement répété sous toutes les formes possibles et les postures imaginables : debout, assises, latérales, renversées, postérieures et autres monstruosités ayant pour unique but de déterminer la stérilité entre eux.

Pour l'obtenir plus sûrement, quelques-uns remplacent même la copulation par des manœuvres directes ou simulées avec des organes étrangers, comme la main, la bouche, la langue, les seins, c'est-à-dire l'onanisme à deux ou des rapports contre nature. Ces aberrations immondes n'ont plus rien d'humain ; c'est de la bestialité. Elles résultent précisément de l'aiguillonnement artificiel du sens génésique par les titillations et l'irritation de ces organes, auxquelles se livrent, sans jamais les satisfaire, ceux qui ne recherchent que des sensations et des jouissances physiques, sans rien de moral.

La stérilité voulue et fatale de ces orgies, ces bacchanales de l'amour, est ordinairement accompagnée ou suivie de lésions locales, ecchymoses, rougeurs, excoriations de ces parties, résultant des frottements, de la succion ou des baisers exercés sur elles. Des troubles gastriques avec maux de tête, congestions du cerveau, idées noires, mélancoliques ou maniaques, l'hystérie, l'épilepsie, l'hypocondrie, la paralysie générale, quand ce n'est pas la démence ou la folie, sont les effets habituels de ces dépravations, comme des exemples en sont relatés dans notre traité de la *Génération universelle*, page 450 et suivantes.

*
* *

Beaucoup de mariés, sans recourir aux mêmes moyens, en emploient d'analogues. La liberté et la fréquence de leurs rapports, en amortissant leurs désirs, contribuent à en atténuer la dépravation. Prévoyants à l'excès, dès qu'il ont un ou deux enfants, ils s'inquiètent de l'avenir, comme s'ils le connaissaient d'avance, pour ne pas augmenter leur progéniture, leurs charges comme ils disent, plutôt que de s'abandonner avec confiance et espérance à leur bonheur dans l'insouciance qui convient si bien à la jeunesse et à l'amour. Sans convictions religieuses et ne puisant aucune force morale dans ces paroles éternelles : Croissez et multipliez ; n'admettant ni Dieu, ni sa Providence et animés au contraire du positivisme actuel qui dirige tous leurs actes, maris et femmes s'accordent à tout prévoir et assurer eux-mêmes l'avenir en limitant leur progéniture. L'une allègue l'âge et les charges du mari, l'autre les fatigues de la femme ou sa santé et, d'un commun accord, ils prétendent en régler le nombre à leur gré, sans compter avec les éventualités.

Dans l'impossibilité de se priver du plus doux et délectable plaisir de la vie, comme les religieux et les célibataires... chastes, les époux ont recours à la contrainte morale. C'est le *moral restreint* enseigné par Malthus, le célèbre économiste anglais, afin de ne pas augmenter démesurément la population, en rapport avec les vivres. Les plus savants se restreignent ainsi au coït normal, complet, durant les périodes où la femme est le moins apte à la fécondation, comme l'intervalle des règles, du quatorzième au vingt-cinquième jour environ de chaque mois, et durant la grossesse et l'allaitement. C'est le devoir allié à la morale et à la science avec la préméditation coupable d'obtenir la stérilité. Comme le jeûne ou la privation de certains aliments est la contrainte morale de la faim, on se prive de tout rapprochement dans les époques favorables pour ne pas encourir l'abstinence complète qui serait l'inanition, c'est-à-dire le suicide.

Telle est la casuistique du docteur A. Mayer, prétendant allier la morale à l'observation des devoirs conjugaux en faisant prédominer la raison sur l'instinct érotique pour empêcher la génération. C'est vouloir l'impossible, car cet instinct ne peut être réfréné sans péril par la volonté dans l'état physiologique. L'émasculation même, comme chez Abeilard et plusieurs religieux, n'a pas suffi à le faire taire. Dès que l'accomplissement du coït n'est pas spontané, qu'il faut choisir le jour ou l'époque favorables pour le rendre stérile, et que tout est prévu, calculé, prémédité, sans élan ni émotion du cœur, ce n'est plus l'amour, ni l'affection, ni l'amitié, mais un infâme calcul. Tout ce qui en fait le charme, les délices, et peut-être la fécondité, disparaît et s'évanouit avec ces restrictions en le réduisant aux plus grossiers besoins de l'organisme.

Le coït normal, complet, pratiqué exclusivement durant les époques soi-disant préservatrices ou stériles, étant souvent devenu fécondant, même pendant l'allaitement, comme chacun peut en avoir l'exemple, les plus rigoureux l'accomplissent autrement pour s'assurer absolument toutes les chances de la stérilité. Ils le rendent incomplet par la précaution, la prudence suivant eux — c'est plutôt la force ou la froideur qu'il faudrait dire — de se faire violence. Au lieu de se rapprocher plus intimement, comme toutes leurs sensations réciproques les y portent impérieusement, ils se font violence en se séparant brusquement au moment suprême de l'éjaculation. La stérilité en est donc absolue, si l'émission du sperme a lieu au dehors. Mais celle-ci est si rapide, inopinée et indépendante de la volonté qu'elle peut s'opérer, dans ces conditions anormales surtout, sans en donner une perception bien nette. D'où la difficulté de savoir au juste ce qui s'est passé ni à quoi s'en tenir, et l'impossibilité d'accomplir cette émission avec sécurité.

Des grossesses fréquentes surviennent ainsi malgré ces précautions. Mais un danger bien plus grave menace la femme. C'est la perturbation de son système nerveux résultant de cette séparation imprévue, subite, inopinée. L'homme n'a pas à redouter le même accident dès qu'il s'exonère. Il le détermine fatalement au contraire chez sa compagne, en la laissant en proie aux angoisses spasmodiques de ses nerfs et ses organes surexcités. C'est l'état d'un famélique ou d'un affamé auquel on présenterait des aliments que ses yeux et son palais convoitent, que ses lèvres ont saisis et que l'on retirerait brusquement de sa bouche après avoir alléché son appétit, sa faim. Avec son extrême impressionnabilité, la femme doit suspendre, arrêter, réfréner immédiatement toutes ses sensations, ses impressions, ses sentiments amoureux ou ne pas s'y livrer et rester comme le marbre, un corps inerte servant à la satisfaction d'autrui.

Une dame, habitant la Lorraine, grande et forte, âgée de 37 ans, me consultait dernièrement pour des accidents de ce genre. Elle avait éprouvé une telle révolution nerveuse après un échec insignifiant de sa fille unique, âgée de 16 ans, que ses règles s'étaient subitement supprimées à cette nouvelle et qu'elle en avait perdu la raison. Des douleurs, des pesanteurs dans le bas-ventre, avec un écoulement blanc, continu et abondant, en étaient la cause, disait-elle. « Et comment n'avez-vous eu jamais que cette unique enfant dont l'avenir vous a si gravement perturbée? — Parce que mon mari n'en a jamais voulu d'autre, répondit-elle. Il refusait même de m'en donner, c'est moi qui en ai exigé; mais il n'en voulut pas d'autre, afin de ne pas recommencer la misère qu'il avait vue de trop près. » Fils aîné d'une très nombreuse famille, dont le père était mort encore jeune, il avait connu la misère et toutes les charges du plus lourd travail, ayant longtemps pesé sur ses épaules, pour soutenir et élever frères et sœurs. Il s'était ainsi marié tard, à 36 ans, et avait constamment fraudé depuis lors pour ne pas avoir, comme son père, *des enfants à la douzaine.*

Atteinte d'un catarrhe utérin abondant qui la délabrait, dit-elle, cette dame s'était flétrie, décolorée, énervée, affaiblie dans des rapprochements très fréquents, sans que ses désirs aient jamais été satisfaits. « Je suis si énervée et palpitante quand il me laisse seule, ajouta-t-elle, que la moindre émotion détermine des attaques de nerfs, des convulsions. — C'est la cause de vos souffrances sans guérison possible, lui dis-je, tant que ce manège durera. »

D'une manière ou de l'autre, la femme s'énerve en effet par l'impression profonde, le retentissement de ces fraudes sur le cerveau, la moelle et les plexus ganglionnaires des parties génitales. Des affections nerveuses y succèdent. Une femme était tellement impressionnée par ces approches conjugales incomplètes que tout son corps tombait dans une espèce de langueur, de prostration le lendemain, et que les jambes lui manquaient pour son travail. Chez une autre, elles déterminaient de violentes attaques de nerfs avec un état de syncope et de léthargie consécutif qui effrayait le mari. (Bergeret, *Des fraudes dans l'accomplissement des fonctions génératrices.*)

Peu de femmes échappent par là aux névroses, aux névralgies consécutives. Une foule de névropathies multiformes ne reconnaissent pas d'autre cause. Tels sont les symptômes hystériques si fréquents chez les femmes mariées par suite des habitudes vicieuses de leurs maris. La nymphomanie ou fureur utérine en est même résultée chez quelques filles.

Tous ces impédiments à la stérilité recherchée font renoncer rapidement à ce dangereux manège ceux qui y sont pris ; ils préfèrent recourir à un moyen plus sûr en apparence : c'est un obstacle matériel placé entre les deux orifices des conjoints. L'homme se garnit préalablement du *condom*, espèce de bourse imperméable dans laquelle le pénis est introduit pour retenir le sperme, ou bien la femme obture, bouche l'ouverture de la matrice en introduisant une petite éponge fine ou un tampon au fond du vagin. Mais ces obstacles gênants, incommodes, en rendant le contact des organes incomplet, diminue la volupté recherchée, sans assurer absolument la stérilité du coït. Que l'éponge se dérange ou que l'enveloppe se déchire, ce qui arrive souvent, et la fécondation peut avoir lieu comme à l'ordinaire.

Elle est d'autant plus probable et fréquente dans ces rapports frauduleux, dérobés, que le coït est plus long et répété. En se croyant à l'abri de tout accident, on le prolonge et on le renouvelle à satiété et excès, le cœur n'en étant pas plus satisfait que les sens rassasiés. On se livre avec une sorte de frénésie à ces plaisirs frustres, sans résultats, jusqu'à ce que la douleur, la cuisson s'ensuive. La sensibilité des organes ainsi affaiblie, obtuse, émoussée de part et d'autre, rend l'éjaculation moins complète et moins vive qu'à l'état normal. Elle s'opère même souvent à l'insu des conjoints ou bien ils n'en ont qu'une perception obscure et tardive. De là tant de conceptions inattendues dans ces conditions.

Aucune sécurité absolue n'existe donc avec ces diverses précautions ou tricheries de ménage, et c'est souvent après avoir été pris à ce jeu, par l'augmentation imprévue de leur famille, que les maris comme les amants passent au seul moyen absolu d'y mettre un terme : l'onanisme à deux, manuel ou buccal. C'est le comble de l'immoralité, car dans toutes ces pratiques stérilisantes, de quelque manière que l'on s'y prenne, il faut que les deux époux y consentent et s'y prêtent mutuellement. Il n'y a donc ni à argutier ni à épiloguer : c'est bien l'onanisme à deux avec ses plus fâcheuses conséquences.

Toutes ces pratiques abominables, employées actuellement contre la procréation, altèrent, relâchent, dissolvent même les unions les mieux assorties en entraînant la démoralisation de la femme, la jalousie de l'amant et les soupçons du mari. La moindre froideur, un refus suffisent à justifier ces accusations réciproques et dès qu'une grossesse survient de ces rapports irréguliers, la femme est taxée d'infidélité. Nous avons plus d'une fois entendu formuler ces doutes, ces reproches, au moment de l'accouchement. Heureux quand ils ne sont pas fondés sur des intrigues coupables, car, à ce point, on ne se respecte plus ni l'un ni l'autre. De là le désaccord, des ruptures et même la séparation. C'est en se montrant trop faible ou trop exigeante avec l'homme que la femme perd son estime et son affection, seules bases solides d'une union durable.

*
* *

Outre les troubles et les accidents locaux déjà signalés, des maladies graves sont d'ailleurs les suites inévitables de ces attentats à la génération, surtout chez les femmes. La menstruation se trouble et se dérange infailliblement. Ce sont des hémorrhagies ou pertes profuses chez les femmes sanguines; des écoulements blancs, des leucorrhées, chez les lymphatiques; des douleurs chez toutes par la congestion, l'inflammation succédant à ces manœuvres, ces abus ou ces excès lubriques. Stimulé, excité, irrité même par les titillations de ces coïts frustres, secs, le col de la matrice s'hyperesthésie, se congestionne et s'enflamme, et son engorgement, son ulcération s'ensuivent à la longue.

L'homme peut juger facilement de ce qui se passe chez la femme, en pareil cas, par ce qu'il éprouve lui-même quand, après une vive excitation érotique, l'éjaculation n'est pas le dénouement d'une érection prolongée. Tous les sens en sont troublés, dérangés. Comme chez lui, le spasme cynique n'est complet et physiologique chez la femme que par la réception, l'influence locale et sédative du sperme.

Il est nécessaire pour calmer l'excitation de tout l'appareil génital et apporter, semblable à une rosée bienfaisante, la fraîcheur à des ardeurs trop dévorantes. Dès que son influence antispasmodique ne vient pas calmer la matrice au moment de sa plus grande exaltation, obligée de s'éteindre, s'épuiser dans les propres tressaillements de l'organe, il en résulte des congestions dans son tissu, celui du col en particulier, et une surexcitabilité morbide de tout l'appareil génital.

Tel est le secret de la fréquence actuelle des maladies de la matrice. Détourné de son rôle naturel de la génération, alors que sa fonction et sa faculté procréatrice sont surexcitées, cet organe et ses annexes produisent des pseudomorphoses, des tumeurs comme les polypes, les kystes et les squirrhes. Le cancer de la matrice résulte même directement des fraudes conjugales, d'après le professeur Villars, parce que le col, tenu en érection pour recevoir et aspirer le fluide séminal dans sa bouche béante, n'est pas arrosé de ce liquide dont la chaleur et l'influence spéciales sont de le calmer. L'organisme s'altère aussi facilement qu'en troublant la digestion d'une manière continue et persistante.

Et la stérilité, si péniblement et artificiellement cherchée, est-elle au moins obtenue? Jamais d'une manière absolue. Une fois ou l'autre, on s'oublie ou l'on se trompe, les obstacles se déplacent et il suffit d'un transport non réprimé, d'un mouvement inusité pour que le bénéfice de tant de privations et de gêne, de restrictions, soit aussitôt perdu. D'autres fois, la stérilité qui s'obtient, soi-disant artificiellement, est souvent acquise depuis longtemps d'une manière absolue par ces pratiques même et à l'insu des intéressés, comme le témoignage des victimes en fait foi.

Le plus sûr et fréquent résultat, à la suite de toutes ces fraudes, c'est la stérilité anticipée, imprévue, définitive et incurable. En troublant graduellement le système nerveux et la circulation de cet appareil spécial, l'ovulation ne tarde pas à s'altérer, comme en témoignent les dérangements des règles sous forme d'hémorrhagies ou de pertes. La surexcitabilité de la matrice devient une cause de stérilité, comme la névralgie même, chez les femmes livrées à la masturbation. La contractilité des orifices en est altérée et, après avoir eu le bonheur d'être mères, les infortunées, qui par crainte d'une trop nombreuse progéniture se refusent au coït normal complet, ne peuvent plus jouir ensuite de cette félicité.

« On voit souvent des amants ou des époux à la fleur de l'âge, dit le docteur Bergeret, d'Arbois, commencer leurs relations par des fraudes, plusieurs années de suite, pour ne pas se donner charge d'enfant, et jouir, en égoïstes, du beau temps de leur jeunesse, se promettant bien d'avoir plus tard de la progéniture. Mais ils comptent sans les maladies qui viennent à la longue de ces fraudes et parfois très sourdement, modifier ou altérer si profondément les organes de la femme que la conception n'est plus possible. »

Cette stérilité se produit ordinairement de deux

manières : par la perte successive de tous les ovules, tombant de l'ovaire les uns après les autres, à la suite des excitations réitérées de cet organe, et se perdant faute de fluide fécondant, ou bien par la destruction des ovaires mêmes qui s'enflamment, suppurent ou se changent en tumeurs, en kystes ou autres dégénérescences, car il est rare de trouver ces organes sains chez les femmes qui ont abusé des fraudes génésiques.

Voici, entre les nombreuses observations citées à l'appui, les plus concluantes.

Observation LII. Femme très lascive.

Dès l'âge de seize ans, rapports frauduleux avec un amant dont elle fait son mari à vingt-trois ans.

Stérilité, quoique le col utérin soit normal pour la forme, le volume et la position.

Trois ans avant son mariage, après une nuit de débauche où avaient eu lieu plusieurs coïts frauduleux, catarrhe utérin très intense avec fièvre, douleurs vives dans le bas-ventre. Cette inflammation de la cavité de la matrice, en s'étendant aux trompes de Fallope, en a probablement déterminé l'occlusion et la stérilité consécutive.

Observation LIII. Belle brune de vingt-quatre ans dont la mère a été très féconde.

Au début du mariage, coïts très fréquents avec fraudes. Premières approches très douloureuses par l'ardeur du mari ; métrite subaiguë avec hématocèle.

Après avoir gardé le lit longtemps, cette femme est restée stérile, quoique le mari désirât alors vivement un enfant.

Observation LV. Mme X..., mariée fort jeune, a dès la première année un garçon qui est reçu avec des transports de joie. Le mari jure dès lors qu'il s'en tiendra là et reste fidèle à son serment, en se moquant publiquement des bons bourgeois aux mœurs patriarcales qui ne reculent pas devant la perspective d'une lignée indéfinie. Ce fraudeur trop prévoyant a été cruellement châtié de ses ridicules brocards et de ses vaniteux calculs. Une fièvre typhoïde lui a enlevé son fils à seize ans!

Aussitôt il se remet à l'œuvre pour le remplacer. Vains efforts. Sa femme, souillée par ses fraudes continuelles pendant sa longue viduité, se plaignait depuis longtemps de douleurs vers l'utérus. On cherche en vain une fécondation nouvelle. L'aptitude à la conception a disparu, il ne reste que la stérilité et le désespoir. (*Des fraudes dans l'accomplissement des fonctions génératrices.*)

Que d'amants s'étant mariés encore jeunes pour avoir des enfants, après avoir longtemps fraudé, ont subi le même sort et combien de parents, ayant perdu leurs premiers-nés, ont été impuissants à en procréer d'autres! L'homme en effet s'expose aussi à une impuissance prématurée par ces érections violentes et prolongées sans issue naturelle. La perturbation du système nerveux et l'énervement local en résultant, plongent les organes dans une irrémédiable atonie. Après avoir empoisonné leurs plus belles années et la plus précieuse faculté par la crainte et la contrainte, les tourments et les privations, sinon les souffrances, ils n'ont plus que les maladies et les infirmités en partage, la dégénérescence des enfants ou l'extinction de la famille.

Un consultant vient à point m'en offrir un exemple frappant par son impuissance et sa stérilité prématurées. Grand et bel homme de 60 ans environ, très bien constitué, fort et vigoureux, privé d'érections depuis plusieurs années, sans aucun excès de jeunesse, ni maladie vénérienne. Père de deux enfants à 36 ans, il résolut avec sa femme de n'en plus avoir d'autre et s'astreignit à coucher seul, dans une chambre séparée, pendant douze à quinze ans consécutifs, sans la moindre infraction, tout en vivant ensemble sous le regard de leurs enfants. Résultat d'un piétisme exagéré.

Tourmenté de violentes érections qui troublaient son sommeil, il se borna à les combattre par des purgatifs, des bains et quelques remèdes homœopathiques ou des promenades nocturnes pour les faire cesser, sans s'inquiéter de Madame, ni leur donner jamais issue par aucun rapport sexuel, masturbation ou pollution. Il n'en eut que deux accidentellement: une fois par le massage... sur les reins et une autre fois par les attouchements indiscrets d'une femme. C'était à n'y pas croire, malgré ses affirmations.

L'âge de Madame l'ayant mis à l'abri d'avoir des enfants, il sentit renaître ses désirs et reprit le lit conjugal, il y a plusieurs années. Vains efforts! l'impuissance était complète; il n'éprouva jamais que des pollutions. Des bains excitants, des douches locales, l'hydrothérapie, l'électricité furent sans résultat. A l'examen, il me suffit d'explorer les testicules et le périnée pour déterminer, en quelques secondes, un tremblement convulsif avec une demi-érection et l'éjaculation immédiate d'un flot de sperme brunâtre, très liquide, visqueux et sans gruneaux ni odeur pénétrante. Ce fut le mot de l'énigme. Il s'agit là évidemment d'une altération nerveuse locale produite par la continence prolongée.

Arrivés à l'âge mûr, alors qu'il n'est plus temps de revenir sur le passé pour en réparer les fautes, beaucoup de ces ménages, trop préoccupés de l'heure présente dans leur jeunesse et dans la crainte de manquer plus tard, n'ont pas de bras pour les soutenir, de cœurs reconnaissants pour les consoler. Parvenus à la vieillesse, après une longue carrière de travail fructueux et comblés de richesses, ils ne sa-nt qu'en faire, ni à qui les laisser et meurent sans famille ni postérité. C'est là trop souvent aujourd'hui les résultats du malthusianisme ou l'excès de prévoyance dans la procréation!

*
* *

La prostitution autorisée et clandestine vient encore s'ajouter à cet infernal système de stérilisation volontaire, dont elle est une cause aussi active et fatale que le célibat religieux. Les fraudes constatées secrètement dans les unions légitimes peuvent faire juger des excès et des abus commis publiquement dans les lupanars et le concubinage, se traduisant par des résultats identiques : l'avortement, comme nous l'établirons plus loin. A première vue, ce n'est là qu'un problème social dans les pays où elle est tolérée et légalisée, les hygiénistes et les législateurs l'admettant surtout pour la prévention des maladies. Alliée au célibat religieux et à tant d'autres causes, elle a un effet bien plus grave et considérable dans la dépopulation déterminée par cette stérilisation légale, officielle. C'est la destruction d'un pays, d'une nation.

Offrir la prostitution comme une garantie de la santé publique est d'ailleurs d'un exemple démoralisant et corrupteur au premier chef. Le sentiment public, en lui donnant son assentiment tacite, ne peut qu'en favoriser le développement et l'augmentation. Elle acquiert ainsi des proportions inquiétantes, sous la forme clandestine surtout. Ce système est donc fatal à l'accroissement national.

Les disciples de Malthus voient dans ce système un remède pratique à leurs craintes folles sur l'excès de la population résultant naturellement de la fécondité humaine ; mais il est évident que ce prétendu remède pour la limiter à volonté produit précisément le même effet que le mal supposé qu'il veut combattre : la dépopulation par la misère. Elle se réalise tous les jours par la stérilisation volontaire du célibat, de la prostitution et des fraudes. En France, par exemple, la progression normale de la population diminue chaque année d'un demi-million par ce procédé. Si celle de la capitale s'est trouvée augmentée de la moitié au dernier recensement, c'est au détriment pur et simple de la province. Ce fait effrayant, comparé à l'augmentation ininterrompue des nations voisines, l'Allemagne et l'Angleterre notamment, est un triste augure pour l'avenir de sa puissance et de son existence même.

Au lieu de voir dans cette dépopulation graduelle une menace de l'extinction nationale, la philosophie positiviste en fait un signe de prospérité par la richesse des familles et du pays. Le bien-être croissant des populations, depuis un demi-siècle, est trop évident et manifeste pour être nié. Mais en se répandant sur un nombre très réduit d'habitants, comme c'est le cas dans la plupart des petites communes surtout, ce fait est-il plus rassurant ? La force et la puissance d'un pays ne sont, pas plus que pour l'individu, dans la richesse et les jouissances qu'il se donne. Loin de compenser le nombre, celles-ci l'affaiblissent plutôt. Après un siècle ou deux de ce régime de la stérilisation volontaire pour mieux jouir, le pays pourrait bien se trouver, comme de nombreuses familles trop prévoyantes l'éprouvent déjà, sans bras pour le soutenir, ni descendants pour le continuer.

Ce système est donc condamnable au point de vue physique et moral. Puisque la fécondation est placée, comme la digestion, au-dessus de la volonté humaine, il est impie et insensé à l'homme de prétendre la règler et la frustrer à sa convenance, surtout dans le mariage qui l'incite, la commande et la légitime. C'est la révolte contre les lois physiologiques et morales, divines et humaines, et leur transgression flagrante ; la ruine même du bonheur et de la santé. Mieux vaudrait, pour les jeunes gens qui s'aiment sans pouvoir se le prouver par crainte d'enfants, se séparer que de vivre ensemble dans cette contrainte perpétuelle. Selon la loi du devoir, l'amour est toute la vie de l'homme et le cœur est la pierre angulaire de la nature humaine. Tous nos raisonnements tendent à céder au sentiment, d'après Pascal, et les plus grands efforts de l'esprit se réduisent à justifier que le cœur doit prédominer sur lui. « Aimez, aimez-donc, selon le devoir, et faites alors ce que vous voudrez. » (*Saint Augustin.*)

STÉRILITÉ RELATIVE

Il se rencontre des unions avec tous les attributs apparents de la virilité qui restent fatalement stériles, bien que le mari et la femme aient donné séparément des preuves de leur fécondité. On voit, par exemple, des mariages de veufs et de veuves, ayant l'un et l'autre des enfants, rester ensuite inféconds, malgré les conditions favorables d'âge et de santé réciproques. Une fille ayant eu un enfant épouse un veuf en ayant aussi et leur union reste stérile, sans qu'il y ait entre eux aucun vice apparent de conformation des organes génitaux, ni incompatibilité d'humeur appréciable.

On pourrait croire et admettre que des lésions, des altérations sont venues déterminer cette stérilité absolue chez l'un des conjoints ; mais non. Dès que cette union stérile est dissoute, par la mort, le divorce, la séparation ou autrement, il n'est pas rare de voir l'un ou l'autre des anciens conjoints se montrer fécond de nouveau. Sarah, désolée de sa stérilité avec Abraham lui envoie sa servante Agar, selon la coutume hébraïque, qui donna naissance à Ismaël et cependant, devenue enceinte plus tard, Sarah donna le jour à Isaac. Rachel, dans les mêmes circonstances, ouvrit aussi la tente de Jacob à Bala sa servante et en fût néanmoins fécondée tardivement. Que ces histoires de la Genèse soient authentiques ou légendaires, elles n'en témoignent pas moins que la stérilité relative a été de tous les temps, puisqu'elle est signalée dès l'origine du monde. Que de fois n'a-t-on pas vu depuis, le survivant d'un mariage resté stérile pendant de longues années devenir ensuite l'auteur d'une nombreuse progéniture, comme le marquis de Langey. Divorcés ou séparés, les deux époux peuvent même devenir féconds séparément.

Telle est la stérilité relative ou l'impossibilité, pour certains individus des deux sexes, d'avoir des enfants ensemble, tandis qu'ils peuvent en avoir séparément avec d'autres. Sans être fréquente, elle l'est assez pour que chacun en ait observé des exemples et ne puisse la révoquer en doute. Mais avant d'aller plus loin, en voici la confirmation par un fait authentique.

Deux époux, ayant perdu un premier enfant, établirent un commerce qui les obligeait de rester assis, de sept heures du matin à minuit, dimanches et fêtes compris. Ce repos absolu, dans la position assise, pouvait sans doute être une cause de stérilité. Toujours est-il que, dix ans après, ils n'avaient pas eu de nouvel enfant, lorsque la femme devint enceinte. Le mari confia alors au docteur Rauland, son médecin, qu'il avait une autre preuve de sa virilité par une nouvelle maîtresse de trois mois. Elle était enceinte de deux! Mais le docteur apprit ensuite d'une domestique, se disputant avec sa maîtresse, que celle-ci avait aussi un amant et s'assura, par l'aveu même de la femme, qu'il était seul l'auteur de sa grossesse. Ces deux époux, devenus stériles entre eux — ce qui était attribué à tort à leur occupation uniforme — ne l'étaient donc ni l'un ni l'autre en dehors de leur ménage. Il est bien rare d'acquérir aussi positivement cette preuve, quoique se réalisant peut-être assez souvent, à l'insu même des intéressés.

La stérilité peut donc se rencontrer exclusivement entre certains individus des deux sexes, sans être absolue, définitive avec d'autres. Dès qu'elle cesse, disparaît même en dehors du mariage, de l'union sexuelle où elle se produit et persiste sans fraudes, elle n'est évidemment que relative et ne peut être attribuée aux causes toutes physiques et organiques en général de la stérilité essentielle, à moins que celles-ci aient disparu spontanément. Elle existe en effet le plus souvent sans que l'on en puisse constater une cause positive et ne se reconnaît guère que par sa disparition accidentelle.

« Quoi qu'il en soit, disait encore récemment le professeur Pajot, il est extrêmement rare, mais il est certain qu'il existe des ménages, où l'examen le plus minutieux, par les moyens perfectionnés dont on dispose aujourd'hui, ne révèle rien, ni chez l'homme, ni chez la femme. L'ovulation se fait chez celle-ci, les spermatozoaires sont nombreux, vivaces et de proportions normales chez celui-là ; les rapports sexuels ont eu lieu dans les moments les plus favorables et la grossesse ne survient pas, malgré l'état de santé général et local le plus satisfaisant, au moins en apparence. Ce cas se rencontre presque toujours chez des femmes grasses. »

C'est là le caractère principal, distinctif de la stérilité relative. Elle serait mieux connue et distinguée dans son essence et ses causes, si cette épreuve pouvait toujours être tentée, dès qu'elle se manifeste, comme dans l'Orient polygame. Le sultan ou le maître du sérail peut toujours constater sa stérilité personnelle et distinguer celle de ses femmes. C'est là surtout qu'il faudrait l'étudier pour en dévoiler les causes et le secret. En persistant indéfiniment dans les unions monogames de l'Occident, de même que la stérilité absolue ou essentielle, elle est confondue avec elle le plus souvent, sans que l'on puisse en reconnaître l'origine ni l'attribuer à qui de droit par sa cessation accidentelle.

De là l'obscurité profonde, l'ignorance qui règne encore sur cette forme spéciale dont la réalité repose sur des exemples célèbres. Tacite rapporte ainsi que Livie n'eut point d'enfant avec Auguste dont elle était cependant tendrement aimée, tandis que dans son premier mariage avec Tibérius Néron, elle donna le jour à deux enfants : Tibère et Drusus. Mais ces faits authentiques sont en général si laconiques qu'ils n'apportent aucune élucidation. On e dit pas l[illegible] plus souvent si les conjoints stériles s'étaient montrés féconds antérieurement, s'il y a eu conception et fausse couche pendant le mariage ou si l'époux mort stérile ne l'était pas absolument; ce qui suffit toujours, dans la monogamie, à entraîner celle de l'autre conjoint.

Comment pénétrer d'ailleurs dans ces relations si intimes, cachées et secrètes, pour en connaître et en analyser tous les détails! La stérilité, relative d'un côté, peut être absolue de l'autre et persister indéfiniment, tandis que l'union, stérile du fait de l'homme, peut toujours être fécondée par un tiers, sans que personne puisse découvrir le mystère. Tout est possible en pareil cas, et, sans chercher des exemples en dehors de la morale et des lois établies, la vérité peut toujours échapper sur ce sujet scabreux. Il est possible de tout admettre et de tout nier, comme le prouve la fameuse réponse de Benserade au marquis de Langey, dont le premier mariage avait été déclaré nul, après l'épreuve du congrès, pour cause d'impuissance. Remarié en Belgique avec Diane de Montault-Navailles, il en eut sept enfants et, avec un légitime orgueil, il s'en vantait à tout propos après son retour en France. « Mais, monsieur, lui répondit un jour ce malin interlocuteur, *je n'ai jamais douté que mademoiselle de Navailles ne fut capable d'engendrer.* »

On a vu des hommes dont l'union légitime restait stérile, malgré la menstruation normale et régulière de la femme, contracter des liaisons adultères afin d'éprouver leur fécondité. Un célèbre tailleur de

Paris avait ainsi une famille de trois enfants en dehors de son ménage stérile. Il les adopta après la mort de sa femme en les rendant riches. Un ministre de l'Empire était dans le même cas avec une célèbre tragédienne. Ce sont donc des exemples évidents de stérilité relative, à moins que les femmes légitimes ne fussent frappées de stérilité essentielle, malgré la menstruation, comme on en observe des cas.

*
* *

Quelles sont donc les causes de cette stérilité? Est-ce le défaut d'harmonie d'amour, comme on l'a dit, quelque obstacle ou maladie cachée disparaissant spontanément? Dans la retraite presque inaccessible aux moyens d'investigation où sont tenus la plupart des organes qui déterminent la stérilité, il est difficile de répondre. Mais l'esprit humain, auquel il faut toujours une explication, bonne ou mauvaise, a souvent admis, quand le surnaturel et le merveilleux étaient en vogue, des hypothèses imaginaires sur des faits qui s'expliquent tout naturellement et physiquement aujourd'hui, d'après les connaissances acquises et les doctrines positivistes modernes.

De là une diminution croissante de la fréquence de la stérilité relative et l'importance moindre qui lui est accordée de jour en jour par les nouvelles causes objectives découvertes et ressortissant à la stérilité essentielle dont le cadre s'agrandit graduellement à ses dépens. Mais sa persistance invincible, malgré tous les moyens, les artifices employés pour la faire cesser, est une preuve de son essence immatérielle.

Si rares et exceptionnels que soient encore ces faits de stérilité relative, ils n'en sont pas moins patents et se rencontrent tous les jours. Dominé par les idées régnantes, on a peut-être trop de propension à les expliquer toujours par un obstacle matériel au contact, à l'union des deux germes. La génération se réalise parfois dans des conditions si extraordinaires et inexplicables : sur la vulve et à travers un pertuis filiforme de l'hymen ou par des voies contre nature, que l'on est bien autorisé à en voir l'empêchement dans la plus légère déviation ou le moindre rétrécissement des orifices, un simple défaut de rapports normaux, de sensations différentes, opposées, sinon d'humeurs distinctes, antagonistes ou contraires. Tout est possible, excepté le surnaturel.

On pourrait y voir une certaine analogie immatérielle avec l'impuissance relative ou accidentelle de l'homme frappé de *trac*, sinon avec l'anaphrodisie toute morale de certains pédérastes, absolument incapables d'un coït régulier. La tribadie entraîne une frigidité aussi absolue chez la femme, ainsi que les sacrifices rendus à l'odieux culte d'Onan, comme des exemples en sont relatés dans l'*Impuissance physique et morale*. Toutes ces perversions, ces aberrations morales, ne peuvent-elles aussi entraîner cette stérilité ?

L'origine obscure, indéterminée de cette espèce

de stérilité étant moins précise, positive, localisée que la stérilité essentielle et son influence moins complète, absolue et radicale, elle doit en former ici l'introduction et figurer en premier lieu. La raison et l'utilité de cet ordre sont que, par la description préalable des causes et des signes physiques et moraux, attribués à celle-ci, les intéressés pourront s'assurer de leur interprétation. Si, au lieu d'être entretenue, déterminée par la similitude d'humeur des conjoints ou l'antagonisme de leurs caractères, l'antipathie de leurs tempéraments, ou tout autre cause aussi vague et impossible à vérifier, comme on le suppose souvent, la stérilité relative est due simplement à un défaut de rapport des parties, des orifices, à un excès de force ou de faiblesse, un vice ou un obstacle caché, les conjoints pourront toujours en acquérir la preuve en expérimentant dans des conditions contraires, opposées. Les résultats obtenus décideront de l'influence de ces diverses causes et l'indécision, l'obscurité et l'ignorance qui règnent encore à ce sujet pourront se dissiper à la longue par ces épreuves. A un degré plus marqué, plusieurs de ces causes organiques déterminant la stérilité absolue chez les deux sexes, ils auront ainsi par avance le mot de l'énigme. La certitude et la vérité peuvent être acquises à ce prix.

*
* *

Depuis Aristote, la stérilité relative a été attribuée exclusivement au défaut d'harmonie d'amour dans l'union conjugale. C'est à peu près l'ancienne unité physique et morale des deux sexes s'égalant, se saturant pour ainsi dire réciproquement, admise avant lui par Pythagore et Platon comme nécessaire à la procréation d'un nouvel être. Cette figure emblématique de l'harmonie sexuelle s'est transmise, sous bien des formes et des manières diverses, de siècle en siècle jusqu'à nos jours, en s'adaptant, par des interprétations variées, aux doctrines régnantes suivant les découvertes de la science. Toute spiritualiste au début, lorsqu'on ne voyait que les *esprits animaux*, émanant des deux sexes, pour réaliser la fécondation, cette idée s'est de plus en plus condensée et matérialisée, à mesure que des organes distincts et des éléments séparés de la génération ont été démontrés positivement chez les animaux et les végétaux comme dans l'espèce humaine.

Son histoire à travers les âges serait superflue ici et comme le progrès est continu, il suffira de rappeler la dernière et éloquente formule de cette harmonie d'amour, émise au commencement de ce siècle par le docteur Virey, pour savoir comment s'établit l'amour le plus pénétrant, le plus parfait entre les sexes :

« C'est lorsque la femme est le plus femelle et que l'homme est le plus viril ; c'est quand un mâle brun, velu, sec, chaud et impétueux trouve l'autre sexe délicat, humide, lisse et blanc, timide et pudique. L'un doit donner et l'autre est constituée pour recevoir ; le premier, par cette raison, doit avoir un principe de surabondance, de force, de générosité, de libéralité qui aspire à s'épancher ; la seconde au contraire, étant constituée en moins, doit, par sa timidité, tendre à recueillir, à absorber avec une sorte de besoin et d'économie, le trop de l'autre pour établir l'égalité, le niveau complet. Ainsi se constitue le nouvel être par l'unité physique et morale de l'homme et de la femme lorsqu'ils s'égalent et se saturent réciproquement. »

Et comme preuves de l'influence du défaut de cette harmonie sur la stérilité relative, il invoque la répulsion des hommes pour les femmes hommasses et des femmes pour les hommes efféminés. « Deux tempéraments semblables, mâle et femelle, ou une similitude de caractères, sont une cause de stérilité, et l'on a vu des époux ainsi constitués, stériles ensemble et s'accusant même d'impuissance et de froideur, devenir, par leur divorce, féconds et ardents avec d'autres individus d'une constitution et d'un caractère opposés. » (*De la femme, sous ses rapports physiologique, moral et littéraire.*) Par extension, on a fait ainsi de toutes les similitudes organiques et des dissemblances accusées, des contrastes ou des oppositions morales, des causes de stérilité relative, à défaut d'en trouver de plus positives. Une notable disproportion d'âge, la ressemblance de tempérament, une antipathie prononcée de caractère et de goûts, une grande disparité d'éducation, de position, de fortune, la répulsion ou la haine ont été attribuées à cette stérilité, lorsqu'elle coïncide avec ces conditions. Mais, en existant communément dans les unions les plus fécondes, aucune de ces causes en particulier ne peut être rapportée positivement à la stérilité relative, faute de démonstration.

Les passions de l'esprit, tristes et déprimantes surtout : la mélancolie, l'inquiétude, le dégoût, les douleurs morales profondes, une imagination exaltée, les préoccupations vives, l'amour platonique ou érotomanie, ont été aussi observées comme déterminant la stérilité de certaines unions, en existant d'un côté ou de l'autre. La vérité est que, dans ces cas, il s'y joint souvent un état organique général qui peut en rendre compte et qui se révèle par une menstruation irrégulière chez la femme et l'aspermatisme chez l'homme.

A défaut du contraste ou de la similitude des dispositions physiques et morales s'opposant à l'efficacité des relations sexuelles, il faut admettre, en effet, que les germes eux-mêmes, au lieu de s'attirer et se fusionner ensemble par leur action vitale, se repoussent ou sont insolubles, comme deux éléments chimiques, simples ou composés. Ce n'est pas admissible, puisqu'ils sont vivants. Mais sans être altérés ni malades, ces organismes microscopiques, ovules et spermatozoaires, ne peuvent-ils, en vertu même de la constitution, du tempérament et l'idiosyncrasie identique ou opposée des conjoints, être doués de propriétés vitales antagonistes, qui les rendent inassimilables en les annihilant? Ne pouvant se fusionner ensemble, ils restent isolés et stériles.

Figurée sous cette forme de l'antagonisme de leurs germes, la théorie d'amour entre les deux sexes est rendue plus saisissante et appréciable. Elle est au moins aussi vraisemblable et admissible que l'action stérilisante des diathèses et des virus sur ces germes, démontrée aujourd'hui par l'observation. Les diverses altérations, constatées seulement dans le sperme, consistent exclusivement dans le défaut de vitalité et le nombre des animalcules ; cela suffit pour l'attribuer à l'infection diathésique du sujet, souvent moins appréciable que tel défaut de caractère ou de tempérament. Il s'agirait donc d'y regarder aussi dans les cas de stérilité relative, et c'est en constatant des altérations analogues — mais à cette condition seulement — que l'on pourra la rapporter positivement à cette cause organique.

De même qu'entre espèces différentes ou hybrides, les deux cellules, spermatique et ovulaire, quoique sans différence morphologique appréciable, sont antipathiques, réfractaires et ne peuvent se fusionner, ni s'assimiler pour former un nouvel être, n'est-il pas admissible que des conditions particulières d'organisation et de vitalité rendent les spermatozoaires humains absolument stériles vis-à-vis de certains ovules de la même espèce? C'est peut-être là tout le mystère de la stérilité relative entre époux, non plus de couleur ni d'origine différentes pour l'expliquer, mais également blancs ou noirs et nés dans le même pays, comme les consanguins.

On ne comprend pas autrement la stérilité constante de l'union d'animaux consanguins, frères et sœurs, issus de parents de même espèce et d'origine différente, comme un exemple dans la race porcine s'en trouve relaté plus loin. Puisqu'ils possèdent séparément tous les caractères de la virilité et se montrent féconds en dehors de leur parenté, le défaut d'assimilation ou la répulsion organique de leurs germes réciproques doit en être la seule et unique cause.

Les causes directes manquent en effet, et c'est par induction seulement que la stérilité est attribuée à des lésions générales, à défaut d'en trouver de plus précises. Les expériences manquent aussi sur les animaux et ne peuvent guère être faites d'une manière concluante, à cause de leur distinction avec l'homme. Leur promiscuité ne permet pas même de l'étudier sur la plupart.

Elle est pourtant manifeste chez les grands mammifères domestiques dont l'instinct se rapproche le plus des sentiments et des passions humaines. La jument, la vache, la chèvre, la brebis sont très positivement réfractaires à certains mâles et ne peuvent être fécondées par eux, tandis qu'elles le sont immédiatement après par d'autres. Ces faits sont rendus évidents sur les espèces choisies, perfectionnées, comme les chevaux de pur sang. Quelques-unes de ces juments se montrent absolument rebelles à certains étalons, et l'on est obligé de les faire saillir par d'autres. De là, l'enregistrement du produit sous deux noms différents X ou Z. Il est même de ces femelles assez froides pour repousser le mâle qu'on leur destine. Il devient alors nécessaire de les faire exciter préalablement par un autre, que l'on éloigne au moment propice, pour les faire couvrir à leur insu par le mâle refusé auparavant, et qui eût été invinciblement repoussé sans cet habile stratagème.

Le même subterfuge a été employé par certains expérimentateurs pour déterminer les conditions favorables à la formation des sexes à volonté. En dehors des époques naturelles du rut, les femelles sont excitées artificiellement pour les faire couvrir ensuite par un mâle plus ou moins fort, comme des exemples en sont relatés à la *Génération universelle.*

Une expérimentation intéressante a été faite à ce sujet sur la race porcine. Ayant accouplé un sanglier d'Algérie avec une truie, M. A. Sanson en obtint cinq jeunes, trois femelles et deux mâles. L'un des mâles se montra très indifférent, quoique doué de superbes spermatozoaires, comme sa castration le prouva. L'autre, au contraire, fut constamment très animé avec ses trois femelles sœurs ; mais ces accouplements restèrent absolument inféconds, tandis que ces mêmes femelles, mises en rapport avec un verrat, eurent toutes des petits. Peut-être ce même mâle eût-il été fécondant avec des femelles étrangères, mais l'expérience n'a pas été faite. Et celle-ci suffit à prouver que les consanguins peuvent être absolument stériles entre eux (*Société de biologie.*)

C'est en vain, croyons-nous, que l'on chercherait à constater les manifestations de la stérilité relative dans le règne animal au-dessous de ces espèces supérieures. Les besoins sexuels sont si impérieux, même chez celles-ci, à l'époque du rut, que dans les grands troupeaux de vaches et de brebis où se trouve un seul mâle, il n'en est pas qui lui résistent, sinon les vaches taurelières. A bien plus forte raison est-elle inconnue dans le règne végétal, ce qui tend à prouver, au moins indirectement, qu'elle est plutôt d'essence morale que physique; autrement elle se retrouverait chez les végétaux et les animaux, comme s'y rencontre la stérilité absolue.

* * *

Néanmoins, les positivistes actuels la rattachent de plus en plus exclusivement à des causes tout organiques, selon les doctrines régnantes. Dès 1855, Roubaud repoussait comme erronées toutes ces théories des ressemblances ou des contrastes dans l'intelligence, les passions, le tempérament, la constitution des conjoints, et raillait plaisamment ceux qui les avaient proposées, admises et défendues. L'harmonie amoureuse n'avait, d'après lui, aucune influence sur la fécondité et n'était qu'un rêve de l'imagination des philosophes et des poètes. Pour lui médecin — et quiconque l'a connu sait combien ses opinions, ses avis étaient souvent hétérodoxes — il en localise toutes les causes dans les organes génitaux. Un simple accident local en serait tout le secret, soit qu'il consiste en une modification vitale du tissu de ces organes, provoquant leur excitabilité trop faible ou trop forte, soit qu'il détruise le parallélisme de leurs ouvertures réciproques au moment propice. La matrice et surtout son col ou orifice serait la cause la plus fréquente de ce défaut de rapport exact entre l'axe des deux ouvertures, soit par déviation ou déplacement de l'organe, soit par excès du spasme vénérien ou son absence complète. Tous les cas de stérilité relative seraient justiciables de ce mécanicisme qui la réduirait dès lors à une stérilité de position et une stérilité de vitalité. C'est la théorie que nous discuterons plus loin.

Les histologistes actuels procèdent autrement avec le microscope, les réactifs et l'expérimentation. Au lieu de discuter *à priori*, en vertu d'idées et d'opinions préconçues, c'est avec des observations faites sur les éléments mêmes de ces organes qu'ils voient ou supposent les causes positives de cette stérilité. Que les animalcules spermatiques, en apparence bien conformés, soient malades, comme on vient de le découvrir, ou que les cellules de l'ovule femelle soient un tant soi peu altérées et c'en est assez, d'après les dernières expériences de fécondation artificielle sur la femme, pour que la stérilité en résulte fatalement. Il n'y a plus qu'à découvrir le microbe, cause de cette maladie des germes humains selon la panspermie en vogue, pour qu'en le tuant, la stérilité cesse *ipso facto*.

Tel est le dernier mot de la science actuelle et ses données. Qu'elles se confirment avec le rétablissement du divorce, et les femmes n'auront plus à redouter qu'on les condamne légèrement comme autrefois sous ce prétexte. On leur injectera artificiellement le sperme de l'accusateur et il sera confondu s'il reste stérile. C'est là un nouveau critérium qui promet des découvertes bien curieuses et inattendues.... s'il se réalise.

Oui, c'est avec ces raisons soi-disant positives que l'on prétend battre en brèche et anéantir l'ancienne doctrine de l'harmonie d'amour. On trouve trop vagues et incertaines la ressemblance de constitution et de tempérament entre les conjoints, leurs contrastes de caractère, leur antipathie d'humeur et de goûts, leur froideur réciproque pour expliquer leur stérilité relative, et l'on remplace ces causes sensibles et appréciables à tous les yeux par des suppositions toutes vitales et mécaniques. C'est, d'après Roubaud, le défaut de l'influence spéciale du sperme sur le col de la matrice pour en réveiller l'irritabilité, bien qu'il soit démontré que des fécondations ont eu lieu sans intromission ni coït. S'il reconnaît que cette irritabilité est en proportion de l'intensité des émotions amoureuses et des sensations voluptueuses, c'est pour attribuer à celles-ci un simple effet mécanique mettant les deux orifices en rapport plus exact et immédiat. Qu'en sait-il?... Les fécondations artificielles, sans coït ni aucune sensation, dans l'insensibilité ou le sommeil, contredisent au contraire positivement cette interprétation.

Attribuer un fait si grossier et patent à des lésions microscopiques infinitésimales, plus subjectives qu'objectives et plutôt supposées que démontrées, sans aucune participation du moral, c'est sacrifier systématiquement aux doctrines régnantes pour répudier tout le passé. Si les causes morales ont été admises trop exclusivement autrefois, par ignorance des causes physiques réelles, est-ce une raison pour ne plus en tenir compte? Avec la complexité de la nature humaine, elle ne peut se reproduire par un élément unique; sa dualité physique et morale en est la démonstration.

On veut à tort assimiler l'homme aux animaux jusque dans ses fonctions les plus délicates et spiritualisées. Celle de la reproduction en particulier s'en distingue par des conditions infiniment plus compliquées. Le secret et la pudeur qu'y mettent l'homme et surtout la femme suffiraient à la différencier. A voir les plus grands mammifères la remplir régulièrement aux époques déterminées du rut, et avec l'aide de l'homme à l'état de domestication, ils n'y mettent évidemment ni raison, ni imagination, ni sentiment. Toutes leurs approches sont presque fécondes, comme pour montrer distinctement que la matière suffit, tandis que la stérilité qui frappe celles de l'homme, dans la très grande majorité des cas, est une preuve indirecte que d'autres conditions sont requises. En dehors du physique, le moral seul peut y contribuer.

L'essence organique des causes physiques les rend d'ailleurs persistantes et incompatibles avec une disparition soudaine et instantanée, comme la stérilité relative, cessant parfois d'un jour, sinon d'un coït à l'autre. Aucun changement matériel ou organique n'a pu s'effectuer aussi subitement entre les deux conjoints et, dès que la stérilité cesse, il est impossible de l'attribuer à autre chose qu'à des émotions vénériennes différentes, un état nouveau de leur âme, leur imagination, leur esprit ou leur cœur. Que sous cette nouvelle influence ou impression morale, un changement physique s'opère, c'est possible, au moins dans certains cas; mais il n'est au pouvoir de personne de le constater ni d'en rien savoir. Affirmer cette action mécanique, dans tous les cas, est une pure supposition systématique comme celle des causes morales et rien de plus.

Les anciens auteurs admettaient, d'après l'analyse de leurs propres impressions sans doute, que le spasme de la matrice, en coïncidant avec le spasme cynique, était tout le secret du rapport immédiat des organes mâle et femelle entre eux, quand ils étaient portés de part et d'autre au plus haut degré d'excitation. Bischoff conservait encore explicitement cette tradition en disant : Comme les deux actes, l'éjaculation et les mouvements de la matrice, n'ont probablement lieu qu'au moment de la plus vive excitation, l'une des causes les plus fréquentes de la stérilité d'un si grand nombre d'accouplements pourrait bien être le défaut de coïncidence entre eux qui s'oppose à ce que le sperme entre dans la matrice. (*Traité du développement de l'homme*, Paris, 1843.)

C'est assurément là une des causes les plus appréciables de la stérilité relative par le défaut d'accord des conjoints dans leur union. Aussi Roubaud s'empare-t-il de cette simple probabilité des mouvements spasmodiques de la matrice, comme d'un fait positif, pour en faire une cause organique; il prétend même démontrer celle-ci par l'extrême mobilité de cet organe chez certaines femmes et mieux ruiner ainsi la doctrine de l'harmonie d'amour. (V. *Déviations mobiles.*) Comme si la condition principale de la simultanéité de ce double spasme voluptueux et fécondant n'était précisément l'amour le plus pénétrant avec tous les sentiments qu'il inspire. C'est en vain qu'il veut isoler, séparer ces deux phénomènes vitaux, comme il les appelle, en disant que celui-ci se produit sans celui-là, au milieu du calme d'un coït indifférent. Comment a-t-il pu le constater, lui qui ne veut admettre que des faits purement physiques? Il fait donc aussi de la théorie pure, en voyant seulement l'acte organique sans la cause toute morale qui le provoque et le détermine, pour se bercer de la douce illusion d'avoir mis, à la place de la fiction, une réalité en faveur de son système physiologique.

Il ne manquait à cet ingénieux système, pour le compléter, que la notion des régions érogènes ou sources de l'amour, découvertes par les modernes positivistes. C'est la région des ovaires chez la femme, d'après eux, parce que chez elle la compression légère, un frôlement, l'application simple de la main sur cette partie de l'hypocondre, suffit parfois à provoquer ou arrêter l'accès d'hystérie ou l'hypnotisme. Malheureusement, la compression du testicule chez un jeune homme hystérique n'a rien produit de semblable et toute cette admirable théorie est annihilée du coup. (*L'Encéphale*, p. 108.)

Si d'aussi légères et imperceptibles lésions vitales, organiques, étaient les seules causes directes de la stérilité relative, se prolongeant entre des époux jeunes et normalement conformés, elle se rencontrerait bien plus souvent dans tous les cas si nombreux du défaut de rapport ou de parallélisme des orifices par les déviations, les déplacements considérables de la matrice ou l'hypospadias chez l'homme. La conception se réalisant tous les jours dans les unions bien assorties, où l'amour règne de part et d'autre, malgré ces obstacles invincibles en apparence, comme des exemples s'ensuivent, est la démonstration que l'absence de ces sentiments moraux la détermine bien plus sûrement.

Le seul fait que deux individus sont indispensables à la procréation du nouvel être, implique que leur concours est soumis également aux lois physiques et morales qui les régissent; l'absence ou la violation de ces lois, en compromettant l'intensité des rapports, doit donc en annihiler les résultats normaux et essentiels. De là l'influence inséparable de ces deux causes sur la stérilité relative et nous les admettons avec d'autant plus de certitude que, dans aucun acte, le moral n'a plus de manifestation et de puissance sur le physique que dans celui de la procréation.

Nous ne voulons pas dire, assurément, que le désir, le sentiment, l'imagination, l'esprit ou le cœur, pas même l'amour, fassent directement les enfants. Ce serait parfaitement stupide, insensé et anti-physiologique. Mais l'absence ou le défaut de ces conditions morales, en rendant le coït irrégulier, imparfait, incomplet de part ou d'autre, sinon des deux à la fois, peut certainement en troubler le mécanisme et en altérer le résultat final et le succès. Il suffit qu'il n'y ait pas simultanéité dans la volupté, le plaisir et le spasme à en attendre des organes connexes, pour que la force de projection du sperme manquant, la fécondation soit compromise, ratée.

Un exemple qui mérite surtout le nom de stérilité relative, au sens vrai de ce mot, fera mieux saisir notre pensée. C'est quand l'un des conjoints est atteint d'un léger vice de conformation, que l'autre ne sait ni corriger, ni surmonter par sa simplicité d'intelligence, sa froideur de caractère ou son tempérament lymphatique. Nous en avons l'exemple chez deux hypospades de nos clients. L'un, jeune, nerveux, vigoureux, grand et fort intelligent, n'a jamais eu d'enfants avec sa femme indifférente, molle, froide et lymphatique, depuis dix ans de mariage ou d'union anticipée, et cependant l'homme a eu un enfant qu'il croit bien légitime avec une maîtresse. Il suffit d'ailleurs d'une légère antéversion du col, dans ce cas, pour rendre la fécondation possible en rétablissant le rapport des deux ouvertures. Que dans leurs ébats amoureux, les conjoints réalisent ce petit artifice au moment propice, et la stérilité ordinaire disparaîtra instantanément. Elle sera persistante et durable, au contraire, avec le plus léger degré de rétroversion.

Elle persiste depuis dix ans chez le second hypospade, quoique atteint à un moindre degré que le premier. C'est un propriétaire de trente-huit ans, simple et naïf, sans passions ni désirs bien ardents, petit, trapu et bien portant, ayant un sperme normal. Sa femme est peu amoureuse, dit-il, indifférente au coït, ayant des flueurs blanches habituelles.

J'ai conseillé des injections, la position renversée et autres stratagèmes que la femme refuse d'employer, malgré le désir du propriétaire d'avoir un héritier. Plus intelligent et maître de ses facultés, il pourrait sans doute vaincre cet obstacle, comme il aurait fatalement une progéniture collatérale avec une femme plus amoureuse. N'y a-t-il pas dans une telle union toutes les conditions requises pour entretenir la stérilité qui pourrait cesser facilement de part et d'autre, d'après mon examen, dans de meilleures conditions, c'est-à-dire un coït plus ardent, plus chaud et amoureux ?

Des causes analogues entretiennent certainement la stérilité de beaucoup de ménages. Il ne suffit pas que le sperme soit normal, il faut qu'il soit émis dans les conditions les plus favorables pour être rendu fécondant.

* * *

De la confusion de ces deux ordres de causes est résultée celle des deux stérilités ensemble : la stérilité relative ou simplement fonctionnelle, placée sous l'empire des impressions, des sensations purement morales, et la stérilité essentielle ou organique ressortissant de causes physiques matérielles. La délimitation précise en est très difficile sans doute, impossible même quand elles existent simultanément dans certains cas, sans qu'il soit permis d'en vérifier la présence ni de déterminer la part de chacune. Roubaud les confond manifestement en voulant expliquer la première par l'action prédominante de lésions physiques. Si tenues et imperceptibles qu'il veuille bien les supposer, il est obligé d'avouer « que l'on est autorisé à leur prêter certaines relations de parenté avec la volupté et le plaisir vénérien que la femme, dans le coït, règle sur le thermomètre des sentiments qui l'animent, selon l'homme qui l'accomplit, soit avec l'indifférence la plus complète, soit avec le délire le plus prononcé. » C'est donc reconnaître que l'absence ou le défaut de ces sentiments de l'âme et du cœur, en laissant la matrice atone, sans excitabilité, pas plus que le reste du corps, est la cause directe de la stérilité qui en résulte ordinairement.

La clef du mystère est évidemment dans cette alliance et les rapports intimes du physique avec le moral. Dans l'impossibilité que des lésions fixes, organiques, persistantes — l'étroitesse d'une ouverture ou de son conduit, sa déviation ou son rétrécissement, l'atonie, l'insensibilité ou l'hyperesthésie d'un organe — disparaissent subitement, force est bien d'en admettre la nature simplement nerveuse, spasmodique ou contractile comme la crampe. La stérilité relative ne peut dépendre que de lésions physiques aussi légères, passagères, sans consistance ni matérialité, placées exclusivement sous l'influence du système nerveux. Or celui-ci étant l'interprète le plus fidèle et rapide des moindres impressions organiques et de toutes les émotions et manifestations morales, il agit ainsi sous leur impulsion immédiate pour rétrécir ou fermer, dévier ces orifices et ces conduits, paralyser ou surexciter ces organes, à l'insu même des intéressés, dans l'acte le plus secret et involontaire de la vie humaine. Placer exclusivement les lésions physiques de la stérilité relative dans l'innervation des organes génitaux est donc la seule interprétation rationnelle et scientifique à leur donner.

L'incertitude et le vague qui règnent actuellement dans le tableau de la stérilité relative, viennent de l'opposition de ces deux systèmes. Il en est tout vaporeux, sans dessin arrêté. Et pourtant le type distinct et séparé n'en est pas moins réel que celui de la stérilité essentielle. Afin de la rendre plus sensible aux yeux de l'intelligence, quelques détails sur la génération sont nécessaires avec des exemples de ses manifestations à l'appui. On aura une idée exacte et précise du mode de production de cette espèce de stérilité spéciale et des moyens les plus propres à employer pour la faire disparaître.

Influence de la consanguinité. Chacun a pu se convaincre que tout ce qui n'est pas entretenu et renouvelé est bientôt mis hors de service et d'usage. C'est la condition suprême de l'existence, même dans le règne minéral. Une graine toujours semblable, semée d'une manière uniforme et dans la même terre, ne tarde pas à donner des fruits inférieurs, altérés et dégénérés. Elle devient bientôt stérile en l'employant de la sorte. Sa fécondité réside dans son choix et le changement, l'entretien de la terre. Non cultivée, celle-ci ne produit rien qui vaille, malgré l'immensité des germes qui y sont spontanément déposés.

Il en est de même des animaux. Tous les éleveurs savent que pour perpétuer une race forte et vigoureuse, il faut en croiser ensemble les individus de familles différentes. Autrement la race dépérit au milieu des efforts inutiles des mâles et des femelles.

De là la loi des croisements si bien établie actuellement par la production artificielle des chevaux anglais, du bœuf Durham et des vaches sans cornes, des mérinos, des Mauchamps et des moutons Dishley, comme les cochons monstrueux et bien d'autres exemples. Les mêmes prodiges peuvent se réaliser à volonté dans l'espèce humaine par des procédés analogues. L'expérience du grand Frédéric, créant un type nouveau de grands hommes aux environs de Potsdam, en mariant ses grenadiers aux plus grandes femmes du pays est bien connu, et beaucoup d'autres exemples analogues de sélection, d'hérédité organique, relatés dans la *Génération universelle*, en sont des preuves positives.

Toutes ces lois naturelles sont parfaitement résumées dans ces conseils poétiques :

Veux-tu, de beaux épis, voir ton champ couronné ?
Garde-toi d'y semer le blé dont il est père :
Fais choix d'un autre grain né dans une autre terre,
Remplis-en tes sillons ; tu seras étonné
Des progrès qu'y fera cette race étrangère.

Veux-tu que tes vergers, rendus plus abondants,
Te rapportent des fruits qui soient plus succulents ?
Dans les arbres, il faut que ton adresse insère
Les rameaux nourrissants d'une branche adultère.

Tes troupeaux bondissants, tes coursiers vigoureux,
Bornés dans leurs amours, s'accouplent-ils entre eux ?
Leur race sans mélange aussitôt dégénère.
Appelle à ton secours des amants inconnus,
Croise leurs unions, ou tes soins sont perdus.

Avec un étranger que ta fille soit mère;
Que le fils cherche au loin une épouse étrangère;
Tout te prospère alors, tout répond à tes vœux;
Leur race s'ennoblit, elle est mâle, elle est fière,
Et leurs enfants plus beaux deviennent plus nombreux.

Du mélange, de la fusion des deux sexes, corps et esprit, s'ils sont opposés physiquement et moralement, sans que l'un prédomine absolument sur l'autre, résulte ordinairement un produit mixte et pour ainsi dire nouveau par l'effacement du type de l'un et de l'autre de ses auteurs. Du noir et du blanc naît le mulâtre qui en est tout différent. La peau peut même être noire et blanche à la fois sur des parties distinctes. Le moral se transmet de même, comme un savant remarquable, Lislet Geoffroy, correspondant de l'Institut de France, en offrit l'exemple. Nègre physiquement par sa mère, négresse très bornée, il était tout blanc intellectuellement par son père qui appartenait aux classes éclairées de la population de l'Ile de France. C'est l'avantage des croisements, du métissage, et il serait superflu ici d'en relater tous les exemples consignés dans la *Génération universelle*.

Parfois l'un corrige ce que l'autre perfectionne et un produit changé, métamorphosé en résulte. Les modifications singulières et les transformations merveilleuses qui s'opèrent tous les jours dans la production végétale et animale où le germe brut seul préside, selon qu'elle est spontanée ou guidée, négligée ou cultivée, provoquée, montrent bien tous les changements que l'esprit, le sentiment, l'imagination et l'amour, comme les passions et les vices dont l'homme est susceptible, peuvent y imprimer en l'animant. C'est en contemplant ce miroir admirable de la nature, en permanence sous ses yeux, que l'homme clairvoyant peut trouver le modèle à suivre pour réprimer ses excès raffinés et dangereux, comme l'homme brut peut y prendre des leçons de sagesse et de modération.

L'espèce humaine ne peut être soumise à de telles expériences; elles ne se réalisent jamais guère chez elle qu'au hasard. Prétendre régler, préparer les unions humaines comme celles des animaux, à jour et heure fixes et dans des conditions déterminées d'avance, selon les enseignements des faiseurs d'enfants à volonté, c'est méconnaître l'amour, privilège de l'espèce humaine, qui inspire, commande ce grand acte et y préside; c'est ne voir que le corps sans l'esprit ni le cœur, ni la raison et l'imagination qui en sont les plus beaux ornements.

N'étant pas applicable à l'amélioration ni au perfectionnement de l'espèce humaine, l'expérimentation le serait encore bien moins à son dépérissement, son abâtardissement, sa stérilité qui doivent se produire en vertu des mêmes lois, dans les conditions contraires, opposées à la sélection. La démonstration de ce fait n'est pas aisée, mais l'expérience et l'observation ont appris par divers exemples que les ressemblances ou les similitudes physiques et morales des conjoints, comme l'union des mêmes familles entre elles, ne donnent que des produits affaiblis, dégénérés.

Le dépérissement de la noblesse est attribué par Sismondi au préjugé d'après lequel un noble ne pouvait s'unir qu'à une personne de son rang, de sa caste, afin que le sang des enfants ne fut pas adultéré par la roture. La similitude des organisations, du genre de vie, des habitudes et des goûts, des sentiments et des idées, d'autant plus complète que les mêmes familles s'allient souvent entre elles, empêche le renouvellement dans les produits. Il n'est pas jusqu'à l'hérédité des constitutions et des maladies qui n'ait pu aussi, en déterminant des diathèses spéciales, amener la stérilité. L'extinction de tant de grandes familles françaises et de noms illustres peut bien n'avoir pas d'autres causes que ces alliances entre elles, quand des bâtards n'y ont pas apporté de nouveaux germes de force et de vie.

Les mariages consanguins, à un degré rapproché, produisent le même effet par des raisons analogues. N'apportant dans l'acte de la génération que des éléments identiques de force et d'organisation, avec des défauts ou des qualités semblables, les conjoints ne peuvent donner naissance qu'à un produit égal, sinon amoindri, imparfait, détérioré. Sur 82 mariages entre cousins germains ou issus de germains et 4 entre oncle et petite nièce datant de huit à dix ans, rapportés par Devay, 22 ont été stériles, dont

16 d'une manière absolue et 6 où la conception a été suivie d'avortement dès les premiers mois (*Danger des mariages consanguins*).

Il en est de même aux États-Unis, d'après le docteur Bemis. Sur 483 mariages entre cousins au premier degré, 151 avaient donné naissance à une progéniture maladive et la plupart des autres étaient restés stériles. L'interdiction de ces mariages en est résultée dans plusieurs États, celui du Kentucky par exemple, comme chez la plupart des nations européennes, conformément à la morale et à l'hygiène. La plupart des enfants nés de ces unions sont en effet atteints de vices d'organisation, comme l'albinisme, la surdi-mutité, ou bien d'idiotie, d'imbécillité, dont plusieurs exemples sont relatés dans le MARIAGE. Nous rappellerons seulement le suivant pour montrer la nocuité évidente de ces mariages.

Dans un village du district d'Iverdun, deux frères avaient épousé les deux sœurs, leurs cousines germaines. Les uns et les autres étaient des paysans dans l'aisance, jouissant d'une bonne santé, sans aucun accident héréditaire dans la famille. Sept enfants, tous albinos au plus haut degré, sont nés de l'un de ces mariages, dont deux seulement ont survécu, l'un jusqu'à l'âge de 20 ans. La mère étant morte, le père s'est remarié avec une étrangère dont il a eu quatre enfants, tous bien portants et sans trace d'albinisme.

Le dogme religieux qui défend et proscrit les mariages entre parents très rapprochés est donc aussi un excellent précepte d'hygiène et une loi physiologique connue de toute antiquité. Il consacre en outre la nécessité du croisement des races qui est la condition essentielle de la fécondité et du perfectionnement de l'espèce humaine. Les unions consanguines au contraire, en violant cette loi naturelle, créent une disposition spéciale ou diathèse dont l'action néfaste se porte plus directement sur la fonction génératrice que sur toutes les autres.

En effet, au lieu des facteurs différents que deux étrangers apportent dans l'acte de la génération par la diversité des matériaux, des forces et des sentiments, se complétant l'un par l'autre, il n'y en a qu'un seul entre parents rapprochés. Le défaut de renouvellement du sang résultant de la ressemblance, de l'identité même d'organisation et de tempérament des deux producteurs, neutralise, annihile toute influence réciproque ; il n'y a ni réaction ni modification possible de l'un sur l'autre. C'est l'obstacle même au perfectionnement de leur progéniture, à moins qu'ils se trouvent l'un et l'autre dans des conditions exceptionnelles de jeunesse, de force, d'amour et de santé, ce qui se rencontre bien rarement en de pareilles unions. L'uniformité de leur caractère, la similitude de leurs sentiments, qui peut les rapprocher pour se marier ensemble, est l'écueil même de la fécondité de leur union. Tout est froid, égal et convenu d'avance entre eux, jusqu'à leurs caresses et leurs embrassements. Loin de s'attirer, s'exciter par la diversité de leurs impressions sensuelles, ils se calment l'un l'autre à l'unisson en les éprouvant avec une égale indifférence, lorsqu'ils ne se repoussent pas; celui-ci ne pouvant communiquer à celui-là la chaleur ni l'amour qu'il ne possède pas. La plupart de ces mariages ressemblent au frère et à la sœur, honteux de se manifester leurs sentiments et s'en cachant réciproquement. L'apathie générale dont ils sont frappés dans cet acte en détermine ainsi la stérilité.

C'est surtout dans ces unions consanguines que se rencontre la stérilité relative. Il est facile de la constater dans les villages où ces mariages sont assez fréquents par des convenances d'intérêt local plutôt que d'amour. J'ai assisté en 1831 au double mariage des deux frères avec les deux sœurs, cousins germains des deux plus riches familles de Clesles. L'un est resté stérile, l'autre a eu une seule fille qui réunit aujourd'hui toute cette fortune sur sa tête. Plus récemment, il y a douze ou quinze ans, un beau garçon de 24 ans, brun, grand, fils du maire d'un petit village de la Brie, épousait sa cousine germaine, grosse et rustique fille de ferme, comme la seule qui pût lui convenir. Elle est restée stérile, bien que l'un et l'autre parussent des mieux constitués pour avoir séparément une nombreuse lignée, car deux frères de cette femme l'ont obtenue avec des étrangères.

Une statistique serait très facile à drésser à la campagne pour établir ce fait que la stérilité relative existe de préférence dans ces mariages consanguins rapprochés. En comparant la fréquence de ces exemples avec ceux des autres unions, on aurait la preuve, sans y regarder de plus près, qu'aucune altération organique n'est absolument nécessaire pour la déterminer, comme le prétend Roubaud, et que le défaut d'harmonie d'amour suffit à la produire.

La prédisposition à des affections analogues en est une autre cause. Scrofule et phthisie forment une sordide pépinière d'où il ne sortira guère de rejetons, tandis que, mariée à un homme robusteet sain, une fille issue de parents tuberculeux peut devenir mère d'une génération valide. Une prédisposition à la stérilité s'épuise par des croisements bien entendus, comme l'hérédité aux maladies constitutionnelles. Il s'établit une sorte de compensation entre les qualités négatives de l'un des conjoints et l'excès en sens contraire de l'autre; d'où résulte une pondération profitable à la fécondité.

A cette interprétation toute vitaliste, les positivistes objectent, d'après le microscope et l'expérimentation, la neutralisation résultant d'actions antagonistes entre les conjoints. L'affectionnivité et la sympathie sexuelles s'établissent ainsi presque toujours naturellement entre des organisations contrastant au physique et au moral : Vénus épousa Vulcain. Mais, pour être plus précise, l'explication n'a pas changé, car la neutralisation des cellules ou des globules ne se démontre guère mieux que la réaction vitale. Le système et l'explication diffèrent, voilà tout; mais l'effet est le même et n'a pas varié. On l'attribuait à un ordre supérieur, providentiel, une volonté divine, et l'on n'y voit plus maintenant que l'action et la réaction aveugles, fatales, des molé-

6.

cules et des cellules vivantes entre elles, s'opérant au hasard, d'après les lois de la matière.

Une grande différence d'âge, dans les unions disproportionnées entre jeunes et vieux, détermine aussi la stérilité relative, soit que les désirs ou les caresses ne se trouvent plus à l'unisson, soit que les ments générateurs diffèrent ou manquent d'attraction pour se rejoindre, d'affinité pour se fusionner. Tout est contraste entre la jeune fille alliée à un vieux et les caresses provocantes et renouvelées d'une vieille femme, sans charme ni beauté, à un jeune mari. Aussi le néant en est-il souvent la résultante.

Les professions peuvent aussi avoir cette influence néfaste chez les ouvriers et ouvrières aux occupations sédentaires, malsaines, enfermés dans des pièces manquant d'air et de lumière, souvent sans mouvement ni exercice, dans des positions assises, gênées, comme les tailleurs, les couturières, les cordonniers, les tapissiers et tant d'autres. La fécondité est toujours limitée, sinon nulle, dans ces conditions. Tout l'opposé s'observe, au contraire, parmi ceux qui vivent au grand air et dans un mouvement continuel, comme les agriculteurs, quand la prévoyance n'y vient mettre obstacle.

Le luxe, la vie oisive, opulente et la satisfaction complète de tous les désirs, les caprices, se traduisent encore par une stérilité relative, sans aucune lésion anatomique. Méconnue ou inaperçue chez les individus, cette action est surtout manifeste chez les peuples. Tant que Rome honora et pratiqua la pauvreté, elle suffit, par une reproduction inouïe de citoyens, à remplacer ceux qu'elle perdait dans ses guerres continuelles, sans admettre les peuples conquis dans ses armées. Au contraire, une décroissance notable se manifesta dans le recensement, dès que le luxe, fruit des conquêtes, eut pénétré dans ses mœurs. Tite-Live se plaint de cette dégradation dans le chiffre de la population. Auguste ordonna le mariage à ses chevaliers, mais ils restèrent stériles. Le sénat s'emplit alors d'étrangers qui convoitent le trône vacant et l'empire, dont le luxe fait la solitude, tombe bientôt aux mains des nations du Nord, pauvres mais fécondes.

Ce grand et triste exemple, qui s'est reproduit en France dans le court laps de temps du premier au second empire, est d'un enseignement mémorable. Nos villes les plus riches et les plus somptueuses seraient bientôt désertes si les campagnes pauvres et l'étranger surtout n'en comblaient les vides; une différence notable des naissances s'observe ainsi dans les quartiers riches avec les quartiers pauvres. Il n'est pas jusqu'aux familles s'absentant des villes pour aller mener une vie agreste à la campagne, qui, parties stériles, n'y reviennent souvent avec des enfants. C'est en remplaçant les plaisirs et les festins de la ville par l'exercice et une nourriture plus simple à la campagne que l'on acquiert souvent ce bienfait.

L'exemple suivant en a été donné par le docteur

Loudon : Une femme n'avait pas eu d'enfant dans la prospérité, et, dès qu'elle fut devenue pauvre, sans être privée de viande, elle se vit en peu d'années mère d'une nombreuse famille. Avant son revers de fortune, elle menait, du matin au soir, une existence somptueuse et dissipée à Londres, éprouvant le dépit de n'être pas admise dans la classe au-dessus de sa condition, mortifiée de ce que ses charmes, ses bijoux, ses dîners splendides, ses bals, n'étaient pas en vogue parmi l'aristocratie.

Sans généraliser ce fait exceptionnel, le changement de vie peut bien modifier les conditions de la stérilité. « Il serait facile, dit Roubaud, de rapporter les exemples des résultats heureux obtenus par ces changements dans le mode d'existence. On rencontre tous les jours dans le monde des époux dont la couche, longtemps stérile, ne s'est peuplée qu'au milieu d'une transformation complète dans la manière de vivre. A la vie molle, oisive et efféminée, substituer les travaux champêtres ou les travaux manuels, opérés en plein air, avec une nourriture sobre, frugale, mais restaurante ; s'éloigner des bals, des fêtes, des spectacles, se coucher de bonne heure, se lever avant l'aurore et mener, en un mot, la vie agreste des habitants des champs ou des montagnes, sont les plus sûrs moyens d'arriver à cet heureux résultat. » N'est-ce donc pas la preuve que cette stérilité relative est sans cause matérielle appréciable?

La *répétition trop rapprochée du coït* est aussi une cause de stérilité relative assez fréquente. Elle se prolonge des mois et même des années chez beaucoup de nouveaux mariés, les jeunes surtout, sous l'influence de la lune de miel et par des raisons toutes différentes. Le sperme n'ayant pas le temps de se renouveler, on a dit que les animalcules manquaient, étaient rares, imparfaits et sans vitalité. D'autres ont dit qu'elle tenait à certaines imperfections dans l'accomplissement du congrès, surtout de la part de la femme, dont les organes, s'éveillant à des actes nouveaux, réclament un certain degré d'éducation pour les remplir convenablement. Le sentiment voluptueux ne s'éveille ainsi que peu à peu chez la majorité, comme par l'éducation progressive d'un nouveau sens. La première conception ne se réalise ordinairement qu'après un certain temps de mariage, c'est-à-dire à l'époque coïncidant avec le développement du sentiment voluptueux. Sur 7 mariages féconds, Spencer Wells a vu l'accouchement n'arriver que 4 fois dans les dix-huit premiers mois, et sur 10, M. Puech l'a vu survenir 5 fois au bout de la première année, 4 fois après la seconde, et 1 fois après la troisième seulement.

Quoiqu'il en soit, — car la fluxion, la congestion des organes de la femme peut aussi déterminer des maladies, — cette stérilité passagère n'est pas dangereuse; elle cesse spontanément dès que la satiété se manifeste. Il ne faut donc pas la confondre avec celle qui résulte des excès et des abus; ceux-ci déterminent plutôt la stérilité organique par les lésions et les maladies qui en sont la conséquence ordinaire. Il serait superflu d'insister sur cette distinction, après les exemples relatés à la *Stérilisation volontaire* ou qui le seront à la *Stérilité par maladies*.

Différence d'innervation. Avec le parti pris de rejeter toute influence morale sur la production de la stérilité, Roubaud, au lieu de l'attribuer comme tout le monde, en l'absence de causes connues, appréciables, à une union mal assortie de tempérament, de passions, d'inclinations, préfère supposer une simple différence d'innervation locale entre les époux. De même qu'il a admis une atonie ou défaut d'excitabilité de la matrice, elle *peut être*, dit-il, dans un état de sensibilité, de surexcitabilité, d'exaltation spasmodique, contraire à la fécondation par le resserrement de ses fibres et des parois de son ouverture. Ou bien l'éjaculation ne coïncide pas avec le spasme, le mouvement spécial de la réceptivité utérine. Et c'est dans ces différences que les époux doivent, suivant lui, chercher surtout les causes de leur stérilité relative, car il suffit qu'ils rencontrent un partenaire dont la condition physique soit mieux à leur unisson, ou qu'ils se trouvent accidentellement dans une disposition plus favorable l'un ou l'autre, pour qu'elle cesse aussitôt.

C'est épiloguer sur les mots. Cette irritabilité de l'appareil génital des deux sexes, pour être ainsi constamment en désaccord, suppose au moins une froideur constitutionnelle, du dédain, du dégoût ou de l'antipathie pour que le spasme ne se manifeste jamais chez l'un ou ne se trouve pas diminué ou retardé chez l'autre. L'extrême variabilité de cet acte, suivant les dispositions particulières de corps et d'esprit des conjoints, ne permet pas d'admettre qu'elle persiste longtemps avec cette simple différence physiologique. Pour qu'elle dure, il faut qu'il y ait maladie physique ou morale d'un côté ou de l'autre, et alors elle est organique et non plus relative.

Que le défaut absolu de spasme, de sentiment voluptueux et probablement d'orgasme soit dû à une froideur native, bien ; mais l'amour, qui naît du cœur, est incompatible avec cette froideur, cette inertie absolue, à moins d'être réciproque. Et alors on peut se demander si le cœur en est vraiment pénétré. Le fait seul de voir la stérilité, ayant persisté pendant de longues années dans une union normale, avec l'intégrité apparente et la santé la plus parfaite de l'appareil génital, cesser tout à coup par une nouvelle union, suppose bien ou plutôt démontre que des conditions toutes morales en étaient la cause. « J'ai connu une dame âgée, dit M. Courty, qui, après quinze ans d'un mariage infécond, malgré la santé la plus florissante, avait eu de son amant un premier enfant, dont la paternité ne pouvait être douteuse, suivi bientôt de deux autres. Le sentiment voluptueux ne s'était éveillé chez elle qu'à l'époque de sa première fécondation. »

En voici un autre exemple, encore plus explicite et concluant, rapporté par Roubaud même. Après cinq années d'un mariage stérile, Mme X... a des rapports avec un jeune homme et devient enceinte à son grand étonnement. Son mari ayant eu des enfants avec une de ses domestiques qu'il avait séduite, cette dame croyait porter en elle seule la cause de la stérilité de la couche conjugale. En présence d'une grossesse aussi inattendue, il fut démontré aux deux amants que la stérilité de cette dame, alors qu'elle n'avait eu des relations qu'avec son mari, était bien réellement produite par un défaut d'harmonie entre les deux époux.

Le défaut d'harmonie du mariage était ici indéniable par les relations du mari avec sa servante; mais en rester là pour Roubaud, n'admettant pas cette simple action morale sur la stérilité, eût été s'avouer vaincu. N'ayant aucun moyen de vérification directe, il questionna l'amant sur le secret de son aventure. Ce jeune homme lui ayant dit que dans leurs ébats amoureux, le coït avait été accompli plusieurs fois dans une position anormale et surtout différente de celle que le mari prenait d'habitude, c'en fut assez pour le convaincre que la stérilité de cette dame tenait à une déviation du col de la matrice. Ce procédé hypothétique lui suffit à rejeter absolument l'influence du défaut d'harmonie d'amour dans le ménage pour expliquer la stérilité relative, sans vouloir comprendre que les dispositions morales, en influant sur le physique, peuvent agir aussi activement sur lui qu'un obstacle ou une maladie quelconque.

Artifices sensuels. L'extrême obscurité des causes morales, comme l'imagination, l'amour et ses antagonistes, peut en rendre l'appréciation si difficile que l'on trouve plus raisonnable de les repousser, sans les annihiler. On y substitue même parfois les conditions physiques, dont toute l'efficacité est de développer ou de mettre en jeu ces conditions morales. L'excitation clitoridienne peut ainsi seule, chez certaines femmes, allumer le flambeau de l'amour, les enivrer, les transporter. La position renversée ou latérale convient mieux à d'autres pour exciter leurs passions, leur imagination, leurs désirs ; autrement elles restent froides et n'éprouvent aucune sensation. Que ces sensations, ces désirs soient éveillés, provoqués par un mécanisme spécial des organes entre eux ou seulement d'une impression particulière en résultant, il n'en est pas moins établi que ces impressions physiques n'agissent qu'en développant ou en aiguisant les sentiments moraux.

Que des maris froids, sans imagination, torpides, s'en tiennent uniformément à leur habitude, sans rien essayer d'artificiel, et c'en est assez pour que la stérilité persiste. Un amant plus empressé et ingénieux la fera cesser par le secours de ces petits artifices amoureux. Le plus souvent, sa disparition ne s'explique pas autrement.

La cessation de cette forme de stérilité, sa guérison, consiste essentiellement à faire naître ou augmenter ces sentiments quand ils restent latents, assoupis ; à les calmer, les contenir, au contraire, quand ils sont exagérés. Il y a une moyenne à rechercher, dans les émotions morales comme dans les impressions physiques, pour l'efficacité de la copulation. En deçà comme au delà, elle reste ordinairement frustre. C'est à chercher l'excitant le plus direct de certaines organisations froides, paresseuses, torpides, insensibles, et le meilleur calmant de l'excitabilité extrême des femmes nerveuses, nymphomanes, hystériques que consiste tout le traitement moral de la stérilité qui ne peut être attribuée à aucune cause physique.

L'énumération précédente des causes physiques et morales montre qu'en s'alliant presque constamment ensemble, celles-ci ne sont pas exclusivement en action. Mais il ne faut pas s'en tenir aux apparences et, en l'absence d'altérations positives ou de maladies locales ou générales, le moral doit toujours être interrogé avec soin dans ses tendances, ses prédilections, ses passions. Dans la stérilité des jeunes et nouveaux mariés ou amants par exemple, résultant du développement incomplet des animalcules spermatiques ou de la fluidité du sperme par son émission trop fréquente et répétée, n'est-ce pas à la passion ou à l'amour qui la provoque que la stérilité doit être attribuée et rapportée? Elle n'est relative qu'à cette condition. Séparez ces deux amoureux et la cause n'agissant plus entre eux, leur stérilité cessera aussitôt de part et d'autre. Si cet état imparfait du liquide fécondant qui l'entretient dépendait d'une maladie de l'organe ou de l'organisme, la stérilité serait persistante et se manifesterait après comme avant. Ce ne serait plus dès lors la stérilité relative, mais la stérilité organique ou constitutionnelle.

Il en est de même de l'absence de l'irritabilité de la matrice et spécialement de son col ou ouverture dont Roubaud fait la cause essentielle de la stérilité relative. En admettant même avec lui la nécessité que le sperme soit lancé, dardé sur cette ouverture, comme la condition indispensable de cette irritabilité, est-ce à dire qu'il soit l'unique cause du spasme dont il est l'excitant, le stimulant spécial? Ses prétendues expériences sur les animaux ne le prouvent pas du tout, tandis que les fécondations sans copulation l'infirment complètement. A ces conditions toutes physiques et matérielles, il peut donc se joindre également des causes morales aussi essentielles. Le fait est au moins bien démontré chez l'homme. Son éjaculation s'opère en saccades d'autant plus vives et fortes que le coït est normal, entouré de toutes les conditions physiques et morales requises. C'est l'admettre implicitement chez la femme en reconnaissant, comme il le fait, que les émotions amoureuses, le plaisir vénérien favorisent cet éréthisme, cet orgasme ou ce spasme voluptueux nécessaire pour l'introduction du sperme dans la matrice, et indispensable à la fécondation.

« Il importe de reconnaître, dit-il, que les émotions amoureuses et les sensations voluptueuses, en réveillant la sensibilité générale de l'appareil génital, sont le *premier signal et comme la source* de l'irritabilité spéciale de l'utérus, etc. » Il explique même aussi, par l'excès de ces émotions, ces sensations érotiques, la stérilité des femmes trop passionnées, en produisant un effet opposé. Ce qui équivaut à dire que le défaut de cette irritabilité utérine, entraînant la stérilité relative, peut tenir à leur absence.

C'est tout ce que nous tenons à constater et il en fournit lui-même la preuve par l'exemple suivant.

C'était chez une femme, type de ce que l'on appelle une femme passionnée. Originaire de Marseille et ayant dans les veines du sang arabe et italien, elle avait la peau d'une couleur brune, mais qui paraissait blanche à côté de ses longs cheveux noirs, dont l'abondance et la fermeté accusaient une vitalité exubérante. Ses yeux noirs, largement fendus en amande, dardaient des rayons de voluptueuse convoitise et sa taille cambrée, semblant en continuelle révolte contre les liens qui l'étreignaient, avait des mouvements si souples et ondulés, que l'imagination la plus paresseuse la rêvait se tordant sous l'étreinte d'un baiser.

Pour tous les hommes qui la voyaient, cette femme était le prototype de la passion et de la volupté; cependant, *dominée par un tempérament intellectuel*, elle n'avait jamais connu les délices de l'amour. Elle apportait au coït une froide indifférence et son ardent désir d'avoir des enfants l'avait seul fait déserter la couche conjugale qu'elle accusait de sa stérilité. Mais elle ne fut pas plus heureuse avec ses amants qu'avec son mari et c'est en consultant, sur les causes de sa stérilité, qu'elle avoua son dégoût pour la copulation.

Il fut impossible de rien constater d'anormal dans son appareil générateur, sauf l'absence originelle du clitoris. Toutes les autres parties sexuelles de la génération étaient normalement développées. Les poils du pubis étaient fournis et frisés comme à l'ordinaire, les seins avaient un développement normal et la menstruation s'accomplissait avec une régularité parfaite. Où placer dès lors la cause et le siège de cette stérilité, sinon dans le moral d'où vient la frigidité?

Frigidité et anaphrodisie. Un mécanicisme exagéré, minutieux, microscopique n'est pas plus admissible pour expliquer cette stérilité par une cause matérielle. Le défaut de rapport supposé entre le jet spermatique et l'ouverture de la matrice ne peut être invoqué qu'en étant apparent, visible et positivement démontré. On ne peut y croire hypothétiquement quand des hypospades ont pu rendre leurs rapports féconds dans trois générations successives, d'après l'expérience de M. Ricord.

Déterminer avec tant de précision ce mécanicisme imaginaire que l'esprit conçoit, par induction, sans que les sens aient jamais pu le constater directement, et se refuser d'admettre une part égale aux conditions contingentes de cet acte, qui en font toute l'économie et le succès : l'amour, la passion, l'imagination, l'esprit et le cœur, c'est vouloir tout expliquer organiquement, physiquement, systématiquement. La circulation et le système nerveux, qui animent les organes les plus cachés et déliés comme les plus visibles, n'ont-ils pas leur origine dans le cœur et le cerveau? Leur fonctionnement est donc soumis autant à l'esprit, à la pensée, à l'imagination qui en émanent, qu'à la matière. Ne pas tenir compte de l'action du moral sur le physique, dans le coït surtout, c'est méconnaître les lois mêmes qui y président chez l'homme pour ne voir que celui des animaux.

N'est-ce pas précisément chez les femmes froides, lymphatiques ou scrofuleuses, aux sens torpides, lentes et difficiles à s'émouvoir et s'exciter, au cœur de glace et à l'imagination nulle que se manifeste de préférence et le plus souvent la stérilité relative? Qu'elles aient un mari comme elles, parent ou non, — car elles ne sauraient avoir un amant — et la stérilité sera fatale entre eux, parce qu'ils n'apportent dans l'acte de la génération ni l'ardeur ni la passion qui en font le bénéfice. Ils ne s'abandonnent ni à leurs sens, ni à leurs désirs, dont ils n'ont que le rudiment. Tout est convenu et compassé entre eux. De part ni d'autre, il n'y a l'attraction aimantée, le stimulus, qui provoquent l'excitabilité utérine, le spasme vénérien qui féconde. Leurs rapports sont froids, glacés, comme leurs organes; le cœur s'émeut à peine et l'esprit y reste aussi étranger que les sens. De là leur stérilité.

Un jeune ménage, en observation depuis plus de deux ans, me servira d'exemple. Le mari est grand, blond et fluet. Tranquille et raisonnable, il s'est marié jeune, à vingt-quatre ans, avec une fille de vingt environ, brune, nonchalante et langoureuse, indifférente, sans autre expression physionomique que des traits strumeux évidents : lèvres grosses, gonflement induré sous-maxillaire gauche, produisant une déviation légère de la face. Règles très régulières, en petite quantité, sans douleurs.

Depuis cinq à six ans de mariage, elle ne paraît avoir eu ni conception ni grossesse, malgré un retard de trois à quatre mois dans la deuxième année. L'examen direct a montré un col vierge normal, dirigé un peu à gauche. Le mari n'accuse aucun vice de conformation et n'a jamais été malade, mais il m'a confié que sa femme est très froide, ne manifestant jamais le désir d'un rapprochement et restant indifférente quand il s'opère.

Malgré leur jeunesse, ils vivent avec un ordre, une régularité exemplaires que bien des vieux mariés de cinquante ans auraient à leur envier. Ils s'aiment bien réciproquement, mais sans tendresse. Jamais ils ne l'ont laissée du moins se déceler devant moi par un mot ni un geste d'amour, caresse ou baiser, depuis leur mariage. Ils désirent beaucoup avoir un enfant, mais si l'on en parle et que je leur enseigne les moyens de l'obtenir, ils se regardent et s'interrogent presque sans rire, comme des augures connaissant à peine l'ABC du jeu. Leur froideur est suivant moi la seule cause de leur stérilité.

Non, me répondrait Roubaud, s'il était là : « Il ne faut pas une bien longue observation pour se convaincre que, si la théorie des contraires ou celle des semblables peut être invoquée pour la manifestation des sympathies amoureuses, l'une et l'autre de ces théories sont complètement erronées quand il s'agit de la fécondité. Il suffit de regarder autour de soi, dans ce tourbillon immense qui constitue le monde, pour voir l'espèce se perpétuer au milieu des conditions les plus diverses et chaque procréation, pour ainsi dire, donner un démenti aux rêves harmoniques des philosophes et des poètes. » (*De la stérilité relative*, p. 577.)

C'est avec ce sans-façon que l'on met de côté sans examen, en faveur d'un système, les faits les mieux observés. Pour montrer qu'une femme bien réglée ne saurait être stérile, Roubaud imagina, d'après l'exemple des prostituées, que des avortements ovulaires ou hémorrhagiques s'effectuaient dès les premiers jours après la conception, c'est-à-dire aussitôt l'arrivée de l'ovule fécondé dans la matrice, ne pouvant s'y établir, s'y fixer par l'extrême irritabilité de son tissu. Si ce fait se produit chez les prostituées, en raison des excès qu'elles commettent, faut-il leur assimiler toutes les femmes qui ne peuvent devenir grosses ? Il croit triompher néanmoins, et s'écrie qu'il n'y a pas stérilité dans ce cas, mais avortement ! Voilà les suppositions fantaisistes de cet auteur pour accorder ses systèmes préconçus en opposition avec la simple réalité, comme l'exemple cité plus haut.

Il vérifia bientôt cette supposition chez d'autres époux, mariés depuis six ans sans enfants. Le mari, qui en demandait la raison, ne présentait aucune cause de stérilité apparente, et le désir d'avoir des enfants ayant décidé sa femme, âgée de vingt-quatre ans, à se soumettre à un examen, le toucher permit de constater une déviation antérieure du col utérin avec renversement en arrière du corps de l'organe. C'était une véritable bascule d'arrière en avant qui, en élevant l'ouverture de la matrice au-dessus de son axe normal, pouvait s'opposer à la réception directe du sperme.

Au lieu de conseiller au mari le changement de position dans l'accouplement, il préféra s'assurer artificiellement de cette cause de stérilité en redressant mécaniquement l'utérus. Un tampon, placé dans le rectum, souleva le fond, et le col fut ainsi ramené dans son axe, en glissant au-dessus, pour le maintenir dans cette position, un cylindre d'éponge préparée. Le coït n'en fut nullement gêné, et, dès le mois suivant, les règles furent supprimées. La grossesse eut un cours normal, et cette femme accoucha en 1855 à Sens, son pays natal.

Très bien ! mais cet exemple n'est pas de la stérilité relative. Elle était organique, au contraire, par cette bascule de l'organe, quelle que soit la cause qui l'ait déterminée, et l'art seul pouvait en obtenir raison. Cette espèce correspond précisément à l'épi ou l'hypospadias de l'homme, c'est-à-dire l'ouverture anormale du méat urinaire sur le gland, ou au-dessous, dont la stérilité est proportionnée au degré de ce vice de conformation. La mobilité de la matrice en fait toute la différence.

A un degré peu marqué, ces déviations du col, qu'elles soient antérieures, postérieures ou latérales, peuvent sans doute se corriger par un artifice de la position prise. Qu'un violent spasme de l'organe, une convulsion se produise sous l'influence d'une vive excitation, au moment propice et dans le sens favorable, et la fécondation pourra en résulter. Mais c'est un grand hasard, et cette réalisation ne se produit précisément que si au lieu de la froideur d'un mari vieux ou indifférent, usé, intervient un amant jeune, ardent et passionné, qui change tous les rôles. Ce miracle organique se réalise même parfois dans un élan d'enivrement inaccoutumé du mari et de la femme ou une disposition meilleure. Les grossesses tardives et imprévues n'ont souvent pas d'autres secrets. C'est le *Deus ex machina*.

Si donc, l'excitabilité trop grande ou trop faible de la matrice ou de son col, aussi bien que les déviations de celui-ci, sont parfois des causes de stérilité relative, c'est à la condition de n'être pas organiques, liées à une lésion, une altération ou une maladie de cet organe. Cette disposition purement fonctionnelle peut, en effet, se modifier et changer même instantanément sous une vive impulsion du système nerveux, comme la stimulation, la contraction résultant de l'orgasme vénérien, quand il est provoqué par une imagination exaltée, un amour profond, l'ardeur du désir ou les transports du plaisir de la copulation. Ce qui revient à dire que les conditions morales sont l'élément principal du succès. Mais s'il y a, au contraire, atonie organique de la matrice, toutes ces impressions morales pourront se rencontrer et se manifester avec la plus grande intensité, sans que l'état change ni que la stérilité cesse. Elle est essentielle, comme nous le montrerons plus loin, et l'art seul peut y remédier.

A l'appui de cette distinction, voici une preuve irréfutable que la stérilité relative n'est le plus souvent qu'une affection de l'âme, de l'esprit, du sentiment ou du cœur qui enchaîne, subjugue le sens génital au point de l'anéantir : c'est l'aveu même de Roubaud pour prouver le contraire. Après avoir fait toutes les concessions possibles à l'influence des causes morales sur le physique en pareil cas, il imagine à sa façon l'exemple suivant pour rendre sa pensée plus claire et précise sur le peu d'influence de ces causes morales.

« Voici deux femmes d'un tempérament lymphatique, fibres lâches, désirs vénériens languissants. On les marie chacune à un homme vers lequel rien ne les pousse ; admettons même que l'une et l'autre aient au cœur un amour discret de jeune fille et qu'elles n'apportent à la couche nuptiale que l'indifférence la plus profonde, que la froideur la plus marquée. Après un temps plus ou moins long de stérilité, l'une, entourée par son mari de soins et de prévenances, oublie — car tout s'oublie dans ce monde, même l'amour le plus insensé ! — son affection de jeune fille et, vaincue par les délicates attentions dont elle est l'objet, elle reporte sur son mari la tendresse qu'elle avait jusqu'alors éloignée de lui et, s'*animant* enfin sous ses caresses, elle obtient un fruit de son nouvel amour. L'autre, cédant au sentiment qui la domine, ou si l'on préfère, poussée par une fatalité que les circonstances expliquent sans la légitimer, déserte la couche maritale et trouve au milieu des voluptés de l'adultère une fécondité qui l'avait fuie dans le calme du devoir. »

N'est-ce pas l'exemple le mieux choisi et le plus

frappant de l'influence absolue du défaut seul de l'harmonie d'amour pour entraîner la stérilité relative? Ces deux jeunes filles sont dans les meilleures conditions physiques pour être fécondées, la première surtout que son mari entoure d'affection, de soins et de caresses, et qui reste néanmoins stérile, tant qu'elle ne cède pas aux effluves de son amour en les partageant. C'est seulement à ce prix qu'elle devient féconde, et il est admissible qu'elle l'eût été plus tôt avec l'homme de son rêve. La seconde en offre la contre-épreuve en restant stérile dans la couche conjugale, par la froideur et l'indifférence qu'elle y apporte, tandis qu'elle cesse de l'être en se livrant à son amant. C'est donc l'aveu implicite de ce qu'il conteste.

Ne dites donc plus, ô plaisant et fantaisiste esprit méridional, après cet exemple si bien trouvé pour confondre votre logique, que la faculté procréatrice n'est pas sous la dépendance de l'influence morale. Nier, comme vous persistez à le faire, l'influence du défaut ou l'absence de l'harmonie d'amour sur la stérilité relative, observée par les médecins de tous les temps qui ont pénétré les secrets de l'alcôve, c'est discréditer votre œuvre en la montrant animée de l'esprit de système plutôt que de celui d'observation. La raison invoquée que l'on ne pourrait la faire cesser, s'il en était ainsi, qu'en modifiant les aspirations morales et que le médecin n'aurait plus alors qu'à s'en remettre à la prévoyance de ce petit dieu malin, sur les yeux duquel les anciens avaient mis un bandeau, n'est que la preuve de votre extrême légèreté. Le rôle du vrai médecin n'est pas de donner des toniques à l'intérieur, ni d'appliquer l'électricité sur place, comme vous l'enseignez, pour restituer la fécondité à la femme qui l'a ainsi perdue. Ils n'auraient que des effets pernicieux en pareil cas. Ces moyens ne doivent s'adresser qu'à des lésions ou des altérations objectives. Mais il appartient au médecin moral, consciencieux et éclairé, de les remplacer par des conseils d'hygiène morale... ou physique, quand il les croit nécessaires à la vérité et à la guérison de cette infirmité.

Par ce faux système n'admettant que des causes physiques, objectives à la stérilité relative, Roubaud est arrivé finalement à la nier, comme espèce distincte, ainsi que la stérilité idiosyncrasique, tout en en admettant la réalité. Il n'y en a pas, dit-il, dans le sens qu'on lui a donné. C'est la contradiction choquante et le vide de son livre. Vouloir rayer l'influence du moral sur la stérilité relative de la femme est aussi systématique que de la nier sur l'anaphrodisie de l'homme, et l'on peut voir tous les exemples rapportés à l'appui dans l'*Impuissance physique et morale*. Une preuve éclatante est celle de ce garçon d'un certain âge qui, cédant aux vœux de sa famille pour se marier avec une jeune fille charmante, quitta une maîtresse qu'il aimait profondément depuis plusieurs années. Furieuse de son abandon et connaissant son empire sur lui, elle lui prédit, en le quittant, qu'elle se vengerait en le poursuivant de son souvenir jusque dans les bras de sa femme et qu'il resterait impuissant. Pendant plus de trois mois, en effet, il fut incapable de remplir ses devoirs conjugaux et ne recouvra son énergie que lentement. Si le changement d'habitude ou l'imagination suffisent à produire une anaphrodisie si persistante chez l'homme, que ne peut l'indifférence ou le dégoût, la répugnance sur une femme?

La folie héréditaire en est une autre cause, d'après Morel. Elle abâtardit l'espèce et stérilise, dès la quatrième génération, dit-il, les produits déclassés de l'hérédité cérébrale directe. Un ancien soldat de 33 ans, issu de quatre générations successives d'aliénés et interné à Bicêtre, en a offert l'exemple au docteur Legrand du Saulle. Sans aucune difformité apparente et avec des organes génitaux bien développés, il avait été constamment privé de désirs vénériens et d'érections. Il n'avait ni rêves lascifs, ni pertes séminales, comme l'examen de son linge en témoignait. Il ne rechercha jamais ni fille ni femme. Entraîné par ses camarades, pendant son service, dans des maisons de tolérance, il n'avait pu les imiter, ni essayé à le faire.

Sans pouvoir dire qu'il y avait plutôt stérilité qu'impuissance dans ce cas, il est probable que l'aspermatisme les déterminait à la fois. Or, si la dégénérescence seule du cerveau et le trouble des idées en résultant peuvent ainsi atténuer, annihiler la sécrétion spermatique, dans certains cas, en paralysant les organes génitaux, de tels individus mariés peuvent bien déterminer... heureusement, la stérilité relative de leur union.

Prophylaxie et traitement. A des causes si incertaines et variées, le remède est difficile à préciser. Le plus sûr est de s'unir dans des conditions favorables d'âge et de santé, de goûts, de sentiments et surtout d'amour réciproque, pour prévenir et éviter cette fatalité. Se marier jeune avec une étrangère que l'on a appris à connaître et à aimer pour son caractère, ses qualités, ses vertus. Ne jamais la choisir dans sa famille à un degré rapproché; l'amour entre parents est toujours froid, malsain et souvent stérile; il inspire l'inceste; c'est une aberration, une perversion morale, comme le mariage entre jeunes et vieux. En indiquant, de part et d'autre, de la timidité d'esprit et de cœur, une bizarrerie uniforme d'idées, de goûts et de sentiments, ces unions ne promettent et ne donnent en général que de tristes résultats.

Sans recourir aux nuits probatoires d'autrefois, indiquées dans le *Mariage*, ni demander que la future ait fait ses preuves pour agir à coup sûr, il est prudent de s'enquérir des conditions de fécondité de la femme par celle de ses parents. Plusieurs frères ou sœurs, bien portants, sont au moins des garanties probantes. Une fille unique, surtout délicate, faible, peu développée, irritable, fantasque, nerveuse, hystérique ou née d'une mère telle, ne présente pas de garanties suffisantes à cet égard. Une fille lymphatique, rachitique, scrofuleuse, indifférente, sans vivacité, née de parents phthisiques, n'en offre pas davantage. Un amour aveugle ou une constitution aussi mauvaise conduisent ordinairement à de telles unions, dont le produit est nul... sinon pire.

En de semblables conditions, un garçon ne doit épouser qu'une femme forte, robuste et saine, pour renforcer et améliorer sa progéniture. Plus on a des tares organiques, et plus il est prescrit de choisir un conjoint qui en soit exempt. C'est la meilleure garantie pour avoir des enfants bien constitués.

*
* *

L'homme ayant eu des maladies vénériennes ne doit jamais se marier sans en faire l'aveu au médecin, afin de savoir s'il en est digne ou capable. Une simple orchite, une goutte militaire peuvent être des causes de stérilité, au moins relative. A bien plus forte raison pour ceux qui ont eu des chancres ou d'autres accidents syphilitiques. Il devrait toujours s'assurer préalablement s'il peut devenir père d'un enfant sain. Autrement, le virus qu'il porte dans son sang peut être une cause indéfinie de stérilité relative... pour sa femme, sinon d'enfants infectés.

La syphilis, diathèse spécifique pouvant exister à l'état latent, sans manifestations apparentes, est souvent la cause cachée, inexplicable de la stérilité entre les époux. Le virus, en viciant le sperme, en altérant les ovules chez la femme, peut rendre vains tous leurs efforts. Le mari avant d'accuser sa femme, comme on le fait trop légèrement, doit se souvenir du passé. En cas de doute, il doit même faire examiner son sperme pour constater si les spermatozoaires sont vivants. On ne peut juger expérimentalement de la valeur fructifiante d'un noyau qu'en en voyant l'amande.

Un riche américain sur le point de répudier sa jeune femme qu'il aimait beaucoup, parce qu'elle le privait des joies de la paternité, fut conseillé par le docteur Coster d'avoir préalablement une consultation d'un spécialiste. Le professeur Pajot, ayant constaté tous les attributs de la fécondité chez la femme, fit examiner le sperme du mari qui fut trouvé avec des spermatozoaires privés de mouvement et de vie. Une syphilis antérieure fut avouée; un traitement spécifique institué et complété par une cure aux eaux sulfureuses de Luchon. La vitalité des spermatozoïdes reparut, et plusieurs enfants couronnèrent ensuite cet éclatant succès.

*
* *

Si des excès, des abus fonctionnels sont commis, il faut les réprimer, les corriger d'autant plus strictement que les fausses routes vaginales, faites par les efforts du mari afin de parvenir plus sûrement à décrocher la layette, sont souvent les seules causes de la stérilité relative en passant à côté du but et en le dépassant. C'est en réglant ses rapports, en les limitant surtout aux époques favorables des règles qu'on est le plus sûr de l'atteindre. C'est en redoublant d'activité, au contraire, quand il y a paresse, abstinence ou refus. Tout le succès est dans la mesure, le rapport normal des parties et leur jeu régulier.

*
* *

Quand la stérilité relative paraît résulter de faiblesse, de débilité native ou constitutionnelle, à la suite de maladies aiguës ou nerveuses, d'hémorrhagies, de pertes, de troubles de l'esprit, les meilleurs remèdes sont une saison aux eaux, sur le bord de la mer ou à la campagne, avec un régime tonique, fortifiant, et les distractions morales appropriées. L'oubli des affaires, l'air pur de la mer ou des montagnes, un soleil vivifiant, des sites pittoresques qui récréent la vue, font parfois des merveilles, en ranimant l'espérance qui germe si facilement dans le cœur humain.

*
* *

La stérilité relative entre consanguins est la plus difficile à vaincre, une union où l'amitié seule règne, sinon l'indifférence, sans aucune incitation amoureuse, est souvent sans remède. L'un ne peut exciter, enflammer ni transporter l'autre et c'est ce qu'il faudrait. Un amour étranger, adultère, pourrait seul changer, modifier ces organisations, et ils en sont même incapables. Ils se suffisent à eux-mêmes dans leur uniformité.

Par le défaut de causes appréciables, évidentes, cette espèce de stérilité laisse le plus de prise au charlatanisme et à la superstition qui en ont eu le monopole pendant si longtemps. Les gens simples et ignorants, naïfs et crédules, qui se rencontrent fréquemment dans cette catégorie de mariés, se laissent d'autant plus facilement persuader par des promesses merveilleuses, des pélerinages, des vœux, des cierges, des eaux miraculeuses et autres pratiques insensées, conseillées encore actuellement aux ménages dépourvus d'enfants. Dans l'Indre, les femmes stériles du canton d'Eguzon vont encore gratter le nombril de la statue de Saint-Greluchon, à Gargilesse, sous prétexte que la moindre parcelle obtenue par cette opération rend les femmes fécondes, suivant la tradition religieuse. Le miracle fait ainsi négliger la science.

En pareil cas, au lieu de tenter des moyens ridicules ou employer les pratiques absurdes et superstitieuses, répandues dans le vulgaire, les époux feront mieux de s'adresser séparément au médecin de leur choix, en lui révélant sans réticence ni confusion — il en connaît bien d'autres — tout ce qui se passe de plus intime dans leurs rapports entre le corps, l'esprit et le cœur. Des conseils prudents, hygiéniques et moraux sur la conduite et la position à observer séparément, pourront être suivis du résultat désiré, si aucun n'offre d'obstacle absolu à la fécondation.

Les stimulants moraux sont spécialement indiqués suivant les goûts et les tendances particulières. La lecture des romans, des histoires galantes, des livres badins, comme les poésies de Parny, la contemplation des tableaux, des gravures et des marbres représentant des scènes d'amour, les spectacles grivois, les théâtres, les bals, les concerts s'offrent pour remplir cette indication, en choisissant de préférence celui de ces moyens qui impressionne davantage le cerveau et les sens.

*
* *

La stérilité relative est combattue efficacement, comme l'anaphrodisie et la frigidité, en modifiant, en changeant son genre de vie, ses habitudes. De la société des hommes, le mari doit passer à celle des femmes et réciproquement pour l'épouse. A une vie calme, paisible, ennuyée, opposez les distractions, les divertissements, les promenades dans la mesure du possible pour vous exciter, vous récréer le moral, et faire oublier les préoccupations domestiques; ou bien fuyez le bruit, les dissipations, les excitations de divers genres, comme le théâtre, le café, le jeu, si c'est votre faible, pour l'étude et le calme. Changez vos goûts, vos idées et vos passions dominantes : celle de boire et de fumer, de jouer surtout pour l'homme. L'abus du café, du thé, sinon du vin chez beaucoup de femmes, le défaut d'exercice au dehors ou son excès sont à réformer, comme trop souvent l'excès même du travail, de la fatigue, qui absorbent et dépriment. Faute de pouvoir signaler toutes les inclinations individuelles, si diverses et variées, c'est à chacun d'y suppléer en étudiant ses caprices ou ses faiblesses et d'y mettre un frein.

Le changement de lieu et de climat, d'un pays froid dans un pays chaud et sec surtout, peut être aussi favorable en excitant ou calmant le physique dans les conditions opposées, en transformant les relations et les idées. Le changement de nourriture peut également être favorable, en agissant sur la constitution. N'épargnez rien pour agiter le sang et le système nerveux par des stimulants et des vins généreux, si le tempérament est mou et lymphatique; calmez-le par un régime frugal et simple, de l'eau même, des bains frais et même froids pendant l'été, si vous êtes trop nerveux et impressionnable.

*
* *

Les moyens diffèrent également pour rendre le coït fécond. Outre le choix de l'époque, toujours plus favorable à l'approche des règles ou immédiatement après, l'usage des préparations ferrugineuses et emménagogues : le safran, l'armoise, la sabine, à petites doses, pourront exciter favorablement l'appareil génital chez la femme froide, indifférente, impassible; des excitations habilement conduites sont aussi les avant-coureurs indispensables du coït pour la tirer de son apathie, son inertie. On peut même essayer avec prudence des aphrodisiaques sur l'avis du médecin.

Il faut au contraire les éviter avec soin chez les femmes nerveuses, passionnées, hystériques. Le plus sûr moyen de les féconder serait de les surprendre, après un grand bain tiède, dans le demi-sommeil, l'indifférence ou la tristesse. Les antispasmodiques tels que les pilules de valériane, le bromure de camphre, les injections avec une infusion macérée de feuilles de tilleul et d'oranger, sont les médicaments qui leur conviennent le mieux. On pourrait même essayer l'hypnotisme, le magnétisme pour réaliser la fécondation.

Après l'insuccès persistant de ces divers moyens, il reste encore la ressource ultime de la fécondation artificielle chez une femme jeune, bien réglée et conformée, sans maladie et ne pouvant concevoir autrement. C'est au médecin à en juger et à l'employer selon l'un des modes indiqués plus loin.

STÉRILITÉ ORGANIQUE

OU ESSENTIELLE

L'homme et la femme étant organisés pour procréer ensemble de nouveaux êtres semblables à eux, sans que personne autre que le médecin s'y mêle, leur stérilité involontaire doit résulter infailliblement d'un vice de conformation organique, une lésion congénitale, de naissance, ou une altération, une maladie accidentelle. La première et la plus grande faculté leur manque ou fait défaut, soit dans la formation des germes générateurs qu'ils sont chargés réciproquement d'opérer à leur insu et par les seules forces de l'organisme, soit dans les conditions favorables à l'évolution, le développement, la vitalité de ces germes, sinon dans leur réunion et leur fusion. Il y a donc une cause organique ou une lésion physique à rechercher et à découvrir chez l'un ou l'autre, dès que l'union reste involontairement stérile. De là la distinction fondamentale de cette stérilité avec la précédente, qui n'a souvent rien d'appréciable sans ces conditions essentielles, indispensables.

Tous les jours, il est vrai, les recherches et les expériences aidant, celle-ci augmente au détriment de celle-là, au point de l'absorber en entier. On la considère déjà comme anéantie en principe, et s'agit-il d'un cas incertain, on suppose, par avance, une cause physique plutôt que morale pour l'expliquer. Et la raison en est fort simple. Au lieu de discuter sur des entités subjectives que l'on se figurait, se représentait autrefois, comme l'esprit, l'âme, l'imagination et l'amour, on prétend mettre une base objective à tous ces raisonnements. Si faible et minutieuse, microscopique et infinitésimale que soit la lésion invoquée; si exceptionnelle, unique, extraornaire que soit le fait, on l'accepte toujours de préférence à la théorie ou l'hypothèse, même la plus logique et rationnelle, dès quelle ne peut se démontrer expérimentalement. On use et l'on abuse encore sans doute des suppositions, mais à la condition expresse de les appuyer sur des analogies objectives et démonstratives. De là le profond discrédit où sont tombées la philosophie, la théologie, la religion, la justice même, considérées dans leurs plus hautes conceptions. La conscience, la morale, Dieu même! ne sont plus que des mots vides de sens pour la plupart, et ce n'est que dans les applications vulgaires, pratiques de ces mots, les faits ou les actes positifs qu'ils représentent, que l'on en trouve la vraie signification aujourd'hui.

Tel est l'esprit scientifique actuel, opposé à celui d'autrefois. Appliqué à la stérilité comme à la médecine en général, il dirige exclusivement et systématiquement toutes les recherches. Il ne se contente plus de subtilités ni d'images, la réalité positive est seule digne d'occuper, de fixer et captiver son attention. La matière et ses forces sont l'unique idéal; il rejette l'examen de tout autre élément moral ou subjectif et dédaigne d'en tenir compte. C'est sa logique, et il n'en veut discuter ni accepter d'autre.

De là les résultats obtenus. A force de regarder, de contempler l'objectif de microscopes grossissants avec l'aide d'analyses et des réactifs, on finit toujours par y voir quelque chose. C'est tout un nouveau monde animé de microbes ou animalcules, de globules, de cellules, de granulations, d'atomes microscopiques qui se révèlent. Et avec les interprétations, les suppositions dirigées dans le sens du positivisme régnant, on fait de ces êtres infiniment petits et de leurs altérations de forme, de mouvement ou d'action, autant de causes certaines, positives de stérilité, à l'exclusion de toutes les influences bien plus palpables et évidentes du moral, de ses passions et de ses maladies, qui ne peuvent se voir, s'observer et se distinguer que dans la couche conjugale. Voilà ce que l'on aperçoit à travers ces oculaires bruts et artificiels, jusqu'à ce que le vent de l'opinion et des systèmes changeant, toute cette infinité de prétendues causes micro-organiques de la stérilité ne s'évanouissent comme un fantôme, un mirage, pour revenir à la réalité vraie des yeux du corps et de l'esprit.

La stérilité organique ne peut être mieux décrite et figurée pour l'homme du monde, ignorant l'organisation et les lois physiologiques des animaux, que par l'une de ces plantes d'ornement, remarquables le plus souvent par leurs brillantes couleurs ou leurs suaves parfums. Regardez-les bien cependant. Elles n'ont qu'une corolle et des pétales simples ou multiples, sans rien au centre, ni étamines, ni pistil pour les reproduire. Dépourvues de calice et d'ovaires pour leur servir de base et de support, ces fleurs éphémères s'insèrent directement sur leur tige ou leur pédicule et ne font que briller un moment. Le moindre zéphyr les détache et les envole, ou bien elles se fanent et disparaissent spontanément, n'ayant pas à vivre ni à jouir longuement de l'air, du soleil et de l'eau pour féconder leurs graines. Elles en sont privées et disparaissent sans en laisser. Un simple bourgeon leur survit qui, sans l'aide du génie ou l'habileté de l'homme, ne tarderait pas à périr comme elles.

Les principales causes de la stérilité organique sont ainsi dans l'absence et l'altération, originelle ou accidentelle, des organes apparents et cachés qui servent, chez l'homme et la femme, à la formation, la circulation et l'émission des germes générateurs réciproques. C'est là qu'il faut les chercher. Et ces diverses fonctions étant soumises, surtout en raison de leur délicatesse, à l'intégrité des organes contigus ou connexes, il faut souvent aussi interroger et examiner ceux-ci. Bien plus, leur mécanisme régulier et leur efficacité même dépendant essentiellement de l'état de santé de tout l'organisme physique et moral, il faut encore tenir compte de ce facteur important pour avoir le mot de l'énigme.

*
* *

L'obscurité profonde qui règne encore sur la question première et fondamentale de ces fonctions : l'origine, la formation même des animalcules spermatiques chez l'homme et des ovules chez la femme, rend la stérilité qui en dépend difficile à saisir et à comprendre. En restant indécise, elle affaiblit la solution de toutes celles qui s'ensuivent. Aussi, tous les efforts, les recherches sont-ils concentrés sur elle. Quand les testicules et les ovaires, siège spécial de ces germes, étaient assimilés aux autres glandes, la difficulté se résolvait en disant qu'ils sécrétaient ces organismes générateurs comme les autres glandes sécrètent leurs liquides spéciaux : salive, urine, bile, etc. Depuis que ces organismes ont été constatés positivement au microscope, même avant la naissance et en persistant parfois jusqu'à la mort, il a fallu modifier cette explication. Le testicule sécrète le sperme, mais non les animalcules qu'il contient ; ceux-ci y préexistent et se forment avec la vie même, comme la cellule des tissus solides et le globule des liquides, du sang en particulier.

Ces éléments générateurs sont donc des organismes distincts, se formant séparément comme les organes qui en sont le siége, ayant aussi leur vie propre et leur rôle spécial. Leur formation importe peu, comme celle de la cellule et du globule ordinaire, car on n'y peut rien changer. L'étude de leur évolution ou développement, de leur prolifération ou multiplication est bien plus utile pour en connaître les conditions de décroissance, d'altération ou de maladie et y remédier. C'est en voyant les globules du sang des anémiques diminuer de quantité et de volume et perdre leurs propriétés oxygénantes que l'on a compris l'utilité du fer pour les reconstituer et guérir ces malades.

Ce n'est donc pas seulement le rôle des organes visibles, apparents, qu'il faut considérer pour juger ntimement de la stérilité, mais l'état, la constitution même des éléments générateurs qui peuvent la déterminer. Comment un sperme mal élaboré pourrait-il produire des animalcules normaux, doués de la vitalité nécessaire à leur rôle fécondant, à leur migration vers l'ovaire, leur pénétration de l'ovule ? Et lors même qu'ils auraient cette vitalité, comment accompliront-ils leur rôle fécondant, s'ils sont imparfaitement constitués, faibles, débiles, anémiés ? Une fécondation imparfaite en résultera infailliblement et ne donnera lieu qu'à un produit avorté, de même espèce. L'exemple en est fourni par les femmes des syphilitiques qui avortent généralement dès les premiers mois. Réciproquement, que fera un spermatozoaire normal, bien constitué et fécondant, sur un ovule nourri par un sang pauvre, altéré de la femme? Un produit débile, vicié ou mal formé. Car il en est de l'influence occulte, cachée, de ces petits éléments dans cette fonction, comme des actes les plus sensibles de l'économie. Ils participent de l'état général et ne sauraient échapper à ses causes de destruction. On le découvre aujourd'hui manifestement sur les spermatozoaires qui leur correspondent et en sont les garants les plus autorisés.

Si minutieux et microscopique que soit l'examen local, il ne suffit jamais seul : les lésions locales étant souvent sous l'empire de causes générales. Les histologistes contemporains, en portant leur attention exclusive sur ces lésions locales, en ont exagéré l'importance et la valeur, en négligeant absolument les influences morales. A défaut de pouvoir les distinguer et les apprécier, la stérilité relative a perdu une grande partie de ce qui lui revient souvent au bénéfice de celle-ci. Une part considérable de la stérilité organique a été attribuée aussi, dans ces dernières années, aux altérations vitales des germes générateurs des deux sexes, comme à une foule de lésions organiques, inconnues autrefois. Sans nier leur importance, il est permis de se demander si ces causes ne sont pas plutôt admises que démontrées. Ce sont là souvent des suppositions gratuites et la douleur physique, les souffrances morales de la femme, sa frigidité, sinon la similitude des caractères, des tempéraments, l'expliqueraient parfois bien mieux si l'attention était dirigée sur ce point.

Le défaut de vitalité des organismes mâles servant à expliquer actuellement la stérilité organique de l'homme, on en infère aussitôt, par analogie, que la stérilité relative, qui s'observe si souvent entre consanguins, se rattache au dépérissement héréditaire des éléments générateurs de l'un ou l'autre sexe, sinon des deux à la fois, amené par le défaut de croisement des familles. Ces raisonnements à perte de vue, sur des subtilités chimériques, font négliger les causes palpables, évidentes à tous les yeux, de la froideur des conjoints, la ressemblance de leurs caractères et de leurs tempéraments, de leurs sentiments surtout, au point de n'avoir plus aucune réaction l'un sur l'autre. D'où leur stérilité.

*
* *

Les résultats du traitement semblent le meilleur critérium pour résoudre le problème. La stérilité attribuée à une cause organique, chez l'homme ou chez la femme, doit cesser en la faisant disparaître. Dès qu'elle persiste après la disparition de la cause supposée, on est bien autorisé à révoquer celle-ci en doute. Que de déviations légères de la matrice ont été cependant traitées activement par les moyens de toute sorte : pessaires, redresseurs, changement de posture, incisions même, sans faire cesser la stérilité. A bien plus forte raison de celle qui dépend de la rareté ou du peu de vitalité des germes qu'il est toujours si difficile d'augmenter ou de vivifier. Et quel remède opposer, par exemple, à la stérilité des parents entre eux pour réchauffer leur froideur, remplacer l'indifférence de leurs sentiments par l'amour ? Aucun. Ni les médicaments, ni l'hygiène ne peuvent opérer semblable miracle. De là les nombreux insuccès que nous signalerons plus loin. Tandis que la doctrine contraire, en prescrivant de ne jamais s'allier ensemble à un degré rapproché, prévient sûrement la stérilité relative de ces unions consanguines.

Quelle est dès lors la valeur de ces causes soi-disant organiques qui ne peuvent être ni vérifiées ni vaincues? C'est en s'y attachant trop exclusivement et en négligeant le côté moral que l'on en est réduit là. Modifier la constitution et le tempérament, tonifier les individus faibles, affaiblir les forts, ne suffit pas toujours. Il faut souvent les exciter, les stimuler moralement, les distraire par les voyages, le changement de lieu et d'impressions, de climat même. C'est en se refusant à admettre les causes morales, même comme adjuvantes des causes physiques, que l'on néglige à tort ces moyens puissants. L'isolement substitué au bruit, le repos aux affaires, réussissent dans certains cas où tous les moyens physiques ont échoué, quand la cause organique n'est pas démontrée positivement.

Dans la recherche à faire des causes réciproques de la stérilité, l'homme a un grand avantage sur la femme pour les connaître, les apprécier et les distinguer. L'apparence extérieure de ses organes séminifères et la sensation très appréciable qu'il éprouve de leur fonctionnement, lui permettent de juger facilement de leurs lésions, les altérations ou les maladies qui peuvent les atteindre. Rien d'analogue n'est permis à la femme, malgré les douleurs qu'elle en éprouve, sauf le signe très infidèle de la menstruation, pour en juger en parfaite connaissance. On est le plus souvent réduit aux conjectures à cet égard, sans l'examen minutieux de l'homme de l'art.

De là vient cette coutume ordinaire, générale, dès qu'une femme mariée n'a pas d'enfant, de lui en attribuer la faute, si le mari n'est pas malade ni impuissant, c'est-à-dire avec les signes évidents qui le rendent ordinairement stérile, infécond. On en cherche tout d'abord la cause chez elle, et elle s'y prête généralement très volontiers, en vertu de son désir d'être mère, bien qu'elle soit en droit le plus souvent de se refuser à l'examen quand elle est bien réglée. Elle est stérile, c'est vrai, parce qu'elle est chargée de faire la preuve, aux yeux de tous, que son mari ne l'est pas. Mais à qui la faute? Telle est la question préalable qu'il faut toujours se poser, puisqu'il sont toujours deux à l'encourir également.

Pour résoudre ce difficile problème, la raison indique sans doute de commencer par la femme. La cause de la stérilité est, en effet, le plus souvent en elle par la complexité de son appareil génital et aussi parce qu'une maladie inconnue, toujours nécessaire à traiter, peut la déterminer. Mais cela ne suffit pas, et lors même que l'on trouverait une altération patente, comme une fausse route vaginale, une déviation légère de la matrice ou un rétrécissement de son ouverture, il ne faut pas en rester là. Avant même de rien tenter sur la femme pour corriger ces altérations, il est indispensable de faire le même examen sur le mari. S'il ne présente aucune difformité apparente, il faut examiner son sperme au microscope et voir s'il contient des animalcules en quantité et en qualité ordinaires, car plus d'un dixième des hommes jeunes et virils, en apparence, n'ont qu'un sperme altéré, comme on s'en convaincra à la *Stérilité de l'homme*.

Le professeur Pajot a fait cette remarque essentielle en pratique : qu'en dehors des malformations très rares, exceptionnelles, entraînant la stérilité absolue chez les deux sexes par l'absence même des organes de la reproduction, la plupart des causes qui la déterminent dans les cas ordinaires, journaliers, de beaucoup plus fréquentes chez la femme, sont aussi facilement curables chez elle, qu'elles sont difficiles et impossibles à guérir chez l'homme. D'où l'indication de ne jamais chercher à remédier à la stérilité de la femme, à moins d'une maladie évidente, avant de s'être assuré chez l'homme du fonctionnement physiologique de l'appareil génital.

Il n'est donc jamais permis au mari de se désintéresser de la stérilité de sa femme, sous prétexte qu'il remplit parfaitement ses devoirs conjugaux. Il en porte la cause radicale plus souvent qu'elle dans l'imperfection ou la nullité de son sperme. Eût-il même été père avant son mariage que cette cause de nullité peut exister, dès qu'il a eu... quelque chose ensuite.

S'en tenir à l'examen de la femme pour en juger, c'est d'autant moins logique et rationnel que les causes les plus radicales et absolues de sa stérilité — l'absence, les difformités, les anomalies et les altérations des ovaires — ne sont que très difficilement appréciables par l'impossibité d'examiner directement ces organes profondément cachés. Ces causes essentielles restent le plus souvent ignorées et indécises par l'impossibilité de les vérifier, les constater, les démontrer positivement pendant la vie; elles ne sont rendues appréciables et sensibles que par leur incurabilité, c'est-à-dire lorsqu'elles sont arrivées à un degré où l'organe ne peut plus être conservé. Tels sont les kystes de l'ovaire par exemple.

Au contraire, les testicules, qui leur correspondent symétriquement, sont toujours facilement appréciables dans leurs moindres lésions, aussi bien que leur produit : le sperme et les animalcules qu'il contient. Il est toujours possible d'en faire l'examen direct pour constater leur état et leur valeur séminifères.

De même que l'on rencontre des hommes, sous l'influence de la syphilis et autres diathèses, dont les testicules produisent des spermatozoaires incapables de féconder ou de vivifier assez complètement un ovule, pour qu'il soit apte à parcourir toutes les phases de son développement embryonnaire, la femme peut se trouver dans le même cas. Les ovules qu'elle porte ne sont-ils pas incomplets, malades, insuffisants, sous l'influence d'une maladie spécifique, de certaines diathèses, d'une maladie générale du sang comme la chloro-anémie, le diabète, la scrofule ou toute autre? Cette supposition est très probable par analogie : les globules du sang étant malades eux-mêmes et atteints dans leur prolifération.

Cette hypothèse est très admissible par l'insuffisance constatée chez l'homme d'une manière incontestable. C'est en échappant aux moyens de recherche et de constatation directe que la femme n'en peut être actuellement convaincue. Mais rien ne prouve que cette insuffisance échappera toujours, et l'examen du sang des règles fournira peut-être un jour de précieux et utiles renseignements à cet égard, comme le professeur Pajot l'a suggéré il y a longtemps. En attendant, l'examen possible des spermatozoaires permet de juger par exclusion, de l'état inconnu de ces ovules.

*
* *

La stérilité absolue, par absence ou défaut des germes séminifères, se distingue par son origine en primitive ou de naissance, et en consécutive ou accidentelle, c'est-à-dire acquise par blessures, maladies ou opérations. Celle-ci est beaucoup plus fréquente que la première chez les deux sexes, mais principalement chez la femme, en raison même de son rôle prédominant dans la génération; c'est au contraire par l'abus très fréquent de ses organes et le peu de soin qu'il en prend que l'homme en est le plus souvent atteint secondairement.

Un caractère extérieur et très appréciable chez les deux sexes, souvent invoqué dans l'impuissance et la stérilité, peut servir... quand il existe, à distinguer celle-ci : c'est la *glabréité* ou absence de poils, absolue ou relative, aux endroits où ils existent naturellement. Il est d'autant plus précieux et significatif qu'il ne coïncide jamais qu'avec l'absence originelle des organes séminifères ou leur défaut de développement et leurs vices de conformation. Il est plus rare chez l'homme, dont le système pileux est ordinairement plus développé que chez la femme. Par opposition, une femme à barbe, jeune surtout, témoigne par là de son impuissance native, comme des exemples types le démontrent à l'*Impuissance féminine*.

Un fait à l'appui de ce signe est fourni par la castration chez l'enfant avant la puberté. Elle arrête ou diminue généralement l'évolution des poils et leur développement, leur frisure. La barbe des jeunes castrés est rare, mal venante, nullement frisée, pas plus que les poils du pubis et de la surface du corps. Les castrats italiens et les eunuques de l'Orient sont ordinairement imberbes. C'est leur stigmate extérieur. Mais l'ablation des ovaires chez les jeunes filles impubères a été faite trop rarement pour que l'on ait pu s'assurer, par des observations positives, si le même fait se produit chez elles aux parties génitales. C'est un point curieux à éclaircir.

En coïncidant avec l'absence de la menstruation, ce signe extérieur acquiert une importance particulière chez la femme et dévoile l'absence ou l'état infantile des organes cachés, comme nous en signalerons des exemples. Mais il n'est pas constant et peut tenir dans certains cas à l'hérédité. L'abondance des poils à la surface du corps, une chevelure et une barbe touffues chez l'homme, regardées comme un signe de force et de virilité, se rencontrent avec une faiblesse native et des vices constitutionnels. Aussi bien, ce signe n'a pas la même importance chez lui par la facilité de constater l'absence ou la rétention des testicules et leur atrophie.

*
* *

Outre les affections spécifiques virulentes, qui atteignent particulièrement les organes génitaux comme des causes de stérilité, d'autres maladies diathésiques, constitutionnelles s'y manifestent aussi, même primitivement, avec un choix d'élection remarquable. La tuberculose génitale est assez communément primitive chez l'homme, comme des recherches récentes l'ont démontré, tandis qu'elle est le plus souvent secondaire chez la femme. Au contraire, le cancer primitif est beaucoup plus fréquent chez la femme où il se manifeste de préférence, non seulement sur les seins, mais sur la matrice dont il envahit tout d'abord l'ouverture externe comme pour en empêcher plus sûrement l'accès.

Ces causes locales, bien différentes du virus syphilitique qui envahit, infecte l'organisme tout entier, n'entraînent pas une stérilité aussi fatale et absolue, en respectant d'ordinaire l'un des organes symétriques qu'elles atteignent. Le cancer n'envahit jamais simultanément les deux testicules, pas plus que les deux seins ni les ovaires. La dégénérescence kystique de ceux-ci en respecte même un le plus souvent, comme toutes les autres altérations. On voit ainsi les deux sexes conserver les attributs de la fécondité et la manifester, malgré les plus épouvantables maladies des organes génitaux. Non seulement un seul suffit à son exercice, mais la moindre portion saine de l'un d'eux peut remplacer, suppléer toutes les autres. Celles de la matrice et de la prostate chez l'homme font seules exception à cette règle de la conservation de l'espèce humaine.

Cette stérilité trouve parfois son origine dans les organes adjacents ou contigus à l'appareil génital. La vessie et le rectum y contribuent principalement par les tumeurs, les hémorrhoïdes, les fistules et autres maladies dont ils sont fréquemment le siège. La congestion ou l'obstacle qu'elles entretiennent suffit à la produire.

Afin de déterminer aussi explicitement que possible cette stérilité organique, d'après ses causes et sa durée, nous l'examinerons séparément, chez la femme et chez l'homme, en la divisant sous ses deux formes principales et ordinaires :

Absolue, radicale et définitive par absence, atrophie et altération des organes séminifères, ou leur défaut de fonctionnement et d'exercice ;

Curable, c'est-à-dire plus ou moins passagère, persistante suivant l'intensité des altérations, des déplacements de ces organes et des obstacles, des maladies en résultant ou y donnant lieu et qui s'opposent à leur fonctionnement normal, régulier. Curable ne veut pas dire ici — il faut bien le remarquer — qui guérit toujours. Cet adjectif signifie tout simplement qui est susceptible de guérison, par opposition à la première espèce, absolument incurable. La description séparée des obstacles et des maladies fournira ainsi l'occasion d'indiquer les moyens d'y remédier.

En comprenant toutes les causes de stérilité, cette division simple est préférable ici à la classification par organes, suivie par Roubaud et tous les médecins en général. Les gens du monde, ignorant les lois anatomiques et physiologiques de ces organes, n'y comprendraient rien. Tous, au contraire, pourront juger de leurs effets sur eux-mêmes en leur en indiquant le mécanisme. Elle remplira donc mieux notre but d'être clair, précis et compris de tout le monde.

STÉRILITÉ DE LA FEMME.

L'ovule préexistant chez la femme à la formation de l'être humain et présidant à sa création — comme la preuve positive et irréfutable s'en trouve dans l'œuf des ovipares — c'est chez elle qu'il faut rechercher tout d'abord l'absence ou le défaut d'action de ce germe primitif, d'où dépend sa stérilité. En révélant la première, d'une manière évidente, ce défaut essentiel de l'union des deux sexes, la stérilité organique de la femme mérite d'être étudiée en premier lieu comme décelant celle de l'homme et pouvant l'éclairer. Sans ce témoignage éclatant et irrécusable, celle-ci ne pourrait être, en effet, soupçonnée dans la majorité des cas et passerait inaperçue.

Ce n'est pas que la femme soit prédisposée originellement à cette infirmité plus que l'homme. Elle est aussi rarement privée que lui des organes essentiels à la fécondation et n'est pas frappée plus fréquemment de difformités, de vices de conformation, d'anomalies de cet appareil, malgré sa complexité. L'absence de menstruation, qui en est le signe extérieur le plus certain, est aussi rare chez elle que l'absence des testicules et la spermatose chez lui.

« Plus on vieillit dans la pratique médicale, dit le professeur Courty, plus on acquiert la certitude que la stérilité dépend le plus souvent de la femme. Lorsqu'une union dure depuis plusieurs années sans enfants, la cause en est à la femme neuf fois sur dix. » Accusation bien grave et qui peut dépendre du défaut d'examen de l'homme. Elle est en contradiction avec les fréquentes altérations du sperme constatées par le professeur Pajot chez plus du dixième des hommes jeunes et virils, en apparence, examinés par lui. L'impossibilité d'un examen comparatif des produits de l'organe correspondant chez la femme ne permet donc pas de fixer ni d'accepter cette proportion.

Les ovaires sont en réalité le siège principal de la germination humaine, et tout ce qui en trouble la vitalité altère celle-ci et peut l'annihiler. De la constitution différente de ces organes dépend essentiellement le degré de fécondité de la femme et dans l'impossibilité de l'apprécier physiquement, comme chez l'homme, on ne peut en juger indirectement que d'après leur fonctionnement. C'est à peine si l'apparence extérieure, la constitution et le tempérament fournissent quelques indications vagues sur la qualité germinative de ces organes; pourtant, c'est de leur disposition plus ou moins fertile que dépend l'extrême variation de la fécondité entre les femmes et toutes les diversités de leur menstruation. D'où l'impossibilité de fixer la part exacte qui leur revient dans la stérilité organique originelle, par le développement plus ou moins normal et régulier des ovaires.

De la prédominance et des complications de son rôle dans la génération, par l'énorme et lourd fardeau qu'elle en supporte, résulte évidemment la stérilité secondaire dont elle est atteinte, plus tôt et plus souvent que l'homme. La matrice, centre de ce rôle et sans analogie chez l'homme, en est la cause la plus fréquente par toutes les lésions, les altérations et surtout les maladies dont elle est le siège, en raison même de sa fonction prépondérante. La stérilité figure ainsi à la fin de tous les traités des maladies des femmes, comme en étant le résumé, la conclusion, car la plupart de ces maladies, en y joignant la menstruation et les accouchements, en sont les plus fréquentes causes.

Il n'existe pas en vérité, dans l'organisme, un appareil aussi exposé que la matrice aux déplacements, aux changements d'état, de volume, aux excitations, aux congestions, aux hémorrhagies, aux chocs, aux pressions et aux avanies, si l'on peut dire, qu'elle subit. Aucun des systèmes de l'économie n'est soumis à de pareilles perturbations pendant les trente années de la vie sexuelle. A ce titre, elle mérite d'occuper le premier rang ici, et l'on pourra se convaincre, par sa division en absolue et curable, que la première se distingue beaucoup moins que la seconde avec celle de l'homme.

De là, l'importance de la stérilité consécutive de la femme, c'est-à-dire après qu'elle a donné toutes les preuves de fécondité. Les opérations radicales, employées actuellement pour conserver sa vie, rendent même cette stérilité absolue et irrémédiable de plus en plus fréquente, en lui enlevant ses principaux organes. La castration de la femme par l'ovariectomie ou enlèvement des kystes de l'ovaire, est devenue ainsi bien plus commune que celle de l'homme. Jointe à l'ablation entière de la matrice ou hystérectomie, quand l'accouchement est impossible par les voies naturelles et dans le cas de cancer de cet organe, elle augmente tous les jours cette stérilité définitive. Il faut s'en louer quand ces affreuses mutilations conservent au moins l'existence de celles qui seraient fatalement condamnées à périr sans cela; mais combien le nombre des femmes absolument stériles en sera augmenté dans un demi-siècle, avec les progrès de la chirurgie gynécologique qui ne craint plus de fourgonner, ramoner l'intérieur de cet organe, de brûler, de couper, diviser son ouverture pour l'agrandir, ou la piquer et la coudre quand elle est trop large!!

C'est l'unique et spécial avantage de la stérilité originelle, de mettre précisément la femme à l'abri de la plupart de ces douleurs, ces souffrances, ces maladies et ces opérations épouvantables, comme à toutes les causes locales qui la déterminent consécutivement avant le terme fixé par la nature. Exonérée du tribut mensuel qui l'expose avant, pendant et après à toutes ces conséquences, elle n'a pas à les redouter. Ce n'est pas qu'elle soit absolument exempte de tout accident. Des troubles et des affections nerveuses les plus graves sont souvent, en échange, le partage de celles qui n'ont pas connu les douces joies de la maternité.

*
* *

A défaut de pouvoir constater facilement l'absence ou les anomalies, les altérations et les maladies qui la déterminent — la matrice et sesdépendances étant profondément cachées aux regards — la nature a mis un signe extérieur pour les déceler. C'est la menstruation, dont les troubles et les irrégularités, en avance ou en retard, en quantité et en qualité du sang rendu, sont comme le thermomètre de la santé de la matrice et des ovaires. Son absence, en indiquant le défaut de fonctionnement de ces organes, est absolument le sceau de la stérilité.

Si la menstruation, indiquant l'intégrité des organes séminifères, contredit la stérilité, une distinction essentielle est à faire. Il y a menstruation et menstruation, c'est-à-dire normale et anormale. La régularité dans l'apparition et la quantité d'un sang rouge, ni trop épais ou visqueux, caillebotté, ni trop fluide, pâle et décoloré, et son écoulement facile, sans douleur, sont les caractères de la première. Ils contre-indiquent absolument la stérilité et, lorsqu'elle se manifeste dans ces conditions, on peut l'attribuer au seul obstacle à la réunion des germes : un col conique ou le simple rétrécissement de son orifice externe, dont la dilatation suffit immédiatement à rendre la femme enceinte, comme des exemples évidents en seront relatés.

Des règles irrégulières, douloureuses, rares ou profuses, ne durant qu'une heure, un jour, ou persistant huit à dix jours, avec des caillots ou un sang formant un cercle rouge noirâtre sur le linge dont le centre est à peine coloré, indiquent toujours une ésion quelconque des ovaires ou de la matrice, sinon du sang même ; la cause de la stérilité, se manifestant dans ces conditions, doit être recherchée surtout dans ces organes.

Une menstruation peu abondante, parcimonieuse, indique toujours l'atonie ou un défaut de vitalité des ovaires, c'est-à-dire une fécondité amoindrie, limitée, sinon la stérilité. Elle est ainsi moindre avec un seul ovaire qu'avec deux, et la faculté de reproduction en est diminuée en général, d'après l'expérience actuelle de l'ovariotomie, confirmant les castrations faites sur les truies par G. Hunter.

L'absence ou le défaut de menstruation ne suppose pas seulement l'altération des ovaires, comme on l'enseigne d'après les doctrines régnantes; la congestion et la sécrétion du sang en résultant à l'intérieur de la matrice jouent aussi un grand rôle dans la fécondation. Le docteur Worster s'étant présenté pour réduire une matrice inversée, dont l'intérieur faisait saillie à l'extérieur, trouva une épaisse suffusion sanguine rougeâtre sur toute la surface muqueuse, quatre jours avant l'époque des règles. Elle augmenta progressivement, en acquérant la consistance d'une gelée molle, et ne se détacha que le quatrième jour sous forme d'un liquide épais dont une partie s'écoulait des trompes de Fallope. Il est donc évident, par ce fait, que cette sécrétion de la matrice est un menstrue protégeant l'ovule et peut-être la vitalité des spermatozoaires qui, sans elle, resteraient stériles, comme c'est ordinairement le cas. (*Dictionn. annuel des progrès*, 1877.)

En admettant avec Bischoff que l'expulsion mensuelle de l'ovule, se détachant des ovaires, puisse avoir lieu parfois sans produire les modifications profondes sur la matrice qui en provoquent habituellement l'exsudation sanguine, on est forcé de reconnaître que ce défaut d'hémorrhagie utérine est lié à un état morbide, faiblesse ou atonie, de l'un ou l'autre de ces organes, sinon des deux à la fois. Malgré la relation intime qui règne entre eux et leur étroite sympathie physiologique, on sait que des hémorrhagies, des saignements de la matrice, appelés *épistaxis utérines* par Gubler, ont lieu dans certaines conditions morbides, comme au début de la variole notamment, en dehors de toute ovulation ou expulsion d'un ovule des ovaires. Les émotions morales vives et soudaines, par l'action réflexe du système nerveux sur la matrice, suffisent à les provoquer, même sous forme hémorrhagique, et à les arrêter subitement. Celle-ci peut donc bien avoir lieu exceptionnellement sans son signe ordinaire.

L'utérus est en retard sur l'ovaire, dit Aran. C'est pourquoi des femmes non encore réglées peuvent être accidentellement fécondées, tandis que beaucoup de femmes réglées ne le sont jamais par défaut d'ovulation normale, complète. Beaucoup de femmes sont dans ce cas, notamment lors du retour d'âge avant la cessation des règles, et la stérilité des jeunes femmes réglées s'explique parfaitement par le défaut d'ovulation. Toutefois, ces fonctions sont toujours remplacées par un ensemble de phénomènes : gonflement des seins, douleurs dans le bas des reins, fétidité de l'haleine, et d'autres qui, réunis et groupés, suffisent à indiquer la présence des organes et leur défaut d'action. Ce signe est donc toujours le plus sûr indicateur de la stérilité organique.

A l'appui de sa proposition absolue que toute femme bien réglée ne saurait être stérile, Roubaud a été conduit à en imaginer une autre encore plus fantaisiste pour la soutenir : c'est que des avortements ovulaires s'effectuent, à l'insu de toutes celles qui n'ont pas d'enfants, aussitôt après la conception, dès les premiers jours après la descente de l'ovule fécondé dans la matrice, d'où il est chassé par l'irritabilité extrême de cet organe. Il invoque même, pour l'appuyer, l'exemple des femmes de syphilitiques qui avortent plus ou moins de temps après la fécondation, et celui des prostituées qui rendent souvent, après un retard de quelques jours, un caillot ou *bondon* représentant l'embryon humain, par suite des excès qu'elles commettent. Il leur assimile ainsi toutes les femmes réglées qui ne deviennent pas grosses. « Il n'y a pas stérilité, dit-il, il y a avortement. » Voilà à quelles comparaisons monstrueuses on arrive pour accorder des systèmes préconçus, comme la stérilité idiosyncrasique par atonie ou surexcitabilité de la matrice.

Toutes les causes, générales ou locales, capables d'altérer, de retarder cette fonction mensuelle de la matrice et des ovaires ou l'empêcher de s'accomplir normalement, entraînent par ce fait même une stérilité passagère ou durable. Son apparition est devenue ainsi le signe de la fécondité et sa disparition celui d'une stérilité définitive. Des exemples de femmes ayant eu des enfants sans être menstruées existent sans doute, mais ce sont de très rares exceptions à la règle, à moins que la grossesse et l'allaitement n'en soient la cause. Exemple cette veuve russe, citée dans la dernière édition du *Mariage*. Elle ne fut réglée pour la première fois qu'à trente-six ans, à la mort de son mari, dont elle avait eu seize enfants. Mariée à l'âge de quinze ans, sans être réglée, elle n'avait cessé d'être enceinte ou nourrice depuis, sans que les règles aient eu le temps d'apparaître dans l'intervalle.

Parmi les troubles et les irrégularités de cette fonction, les règles rares, peu abondantes et en retard sont moins à craindre pour la stérilité que les cas contraires. Les règles abondantes, prolongées et toujours en avance, y exposent non seulement en appauvrissant et en déglobulisant le sang, mais parce qu'en se reproduisant à la moindre provocation et sans cause connue, elles entraînent l'ovule fécondé dès qu'il est arrivé dans la matrice. Il en résulte ainsi des avortements rudimentaires de quelques jours qui sont méconnus et équivalent à la stérilité réelle.

La stérilité peut être apparente sans la moindre réalité. Que l'un des deux germes générateurs soit imparfait, malade ou altéré, et sa mort est résolue d'avance à bref délai. L'ovule sain, fécondé par les spermatozoaires d'un homme syphilitique, peut mourir dès les premiers jours après la conception, à l'insu de la femme. Des spermatozoaires sains peuvent de même féconder des ovules sans vitalité qui s'échapperont aussitôt arrivés dans la matrice. La surexcitabilité de cet organe peut aussi empêcher l'embryon de se greffer solidement à l'intérieur par des contractions, des coliques qui le détachent rapidement, sans que la femme s'en aperçoive.

Dans tous ces cas, en effet, sauf de légers malaises ou un retard de quelques jours, elle est prise d'une perte avec caillots qui s'opère sans qu'elle y fasse attention. C'est un avortement rudimentaire dont elle n'a pas conscience et qui peut se renouveler. Elle se croit et se proclame stérile, sans l'être au sens strict de ce mot.

Le contraire est également possible. Beaucoup de femmes croient avoir eu des fausses couches qui sont radicalement stériles. Un retard de deux ou trois mois, pouvant même aller jusqu'à quatre, coïncide parfois avec tous les signes d'une grossesse commençante, surtout pour celle qui ne les a jamais éprouvés. Les malaises, avec troubles des digestions et de l'appétit, sont pris d'autant plus facilement pour des envies, qu'il s'y joint des nausées, des vomissements, avec sensibilité des seins, maigreur et pâleur croissantes. Enfin, des sensations se manifestent dans la matrice, le ventre même se développe. La femme novice se croit donc bien enceinte et elle le proclame.

Un dépôt de sang ou hématocèle s'est simplement formé autour de la matrice. Par son accumulation croissante à chaque époque, il soulève et repousse cet organe ; le ballonnement du ventre s'y joignant ordinairement fait ainsi croire à une grossesse réelle, au moins dans certains cas bénins. Des médecins, consultés sur cet état et assez insouciants pour n'y pas regarder de près, l'ont même confirmée verbalement, comme j'en connais au moins un exemple. Cet épanchement sanguin se résorbe et se dissipe parfois comme il est survenu, soit à la suite de diarrhée ou de pertes, d'hémorrhagies consécutives, et c'est ainsi que la femme ignorante croit avoir fait une fausse couche.

Le point important à élucider pour déterminer les causes de la stérilité féminine est donc l'état de cette fonction maîtresse. L'époque et les circonstances de son apparition, les modifications apportées par le mariage dans sa régularité et sa quantité sont indispensables à connaître. La nature et la couleur du sang et celle des écoulements blancs, s'il y en a avant, après ou entre les règles, ne sont pas moins nécessaires. S'ils sont précédés, accompagnés ou suivis de douleurs, ainsi que les rapports sexuels, il faut en noter le siège et le caractère avec précision pour éclairer le médecin, sans omettre aucun détail.

Il est aussi important de signaler l'état des fonctions digestives quant à leur régularité, leurs troubles et la constipation en particulier. Des accidents nerveux se manifestant avec ces perturbations fonctionnelles sont une probabilité d'une affection de la matrice que le toucher ou l'examen direct au spéculum permet seul de vérifier ; une inflammation chronique et le catarrhe de la matrice suffisent à entretenir une stérilité persistante qui disparaîtra en les guérissant.

A défaut de maladie ni souffrance, un obstacle mécanique peut exister, comme l'étroitesse de l'ouverture externe du col de la matrice ou son extrême conicité en forme de toupie. Sa déviation peut aussi se rencontrer, sans que la femme en ait conscience ni en éprouve de la douleur. Et ainsi de beaucoup d'autres détails locaux que l'examen permet seul de reconnaître et suffisant à entretenir une stérilité accidentelle, malgré la vigueur apparente du mari qui doit aussi être vérifiée par l'examen de son sperme.

Absence des seins. L'influence sympathique que la menstruation exerce physiologiquement sur les mamelles, comme toutes les fonctions et les maladies de la matrice, montre les rapports étroits des seins avec la génération. Leur développement, coïncidant avec celui des ovaires, et leur exquise sensibilité sont la preuve que ces *appâts* ou *avant-scène*, comme on les appelle vulgairement, exercent une action prééminente sur le sens génital. L'attrait et le charme souvent décisifs que ces formes extérieures — attribut essentiel et distinctif le plus gracieux et charmant de la femme — ont pour l'homme, sont la démonstration du foyer de chaleur, de sensibilité et d'excitabilité amoureuse qui s'y trouve.

L'absence ou le défaut apparent du développement de ces deux éminences paraît donc se rapporter, sinon à la stérilité réelle, absolue de la femme, au moins à son anaphrodisie, comme nous l'avons signalé à l'*Impuissance morale*. Cette difformité est si choquante et remarquable aux yeux de tous, après la puberté, que la femme prend ordinairement le plus grand soin à la dissimuler par divers artifices pour échapper aux quolibets, à la raillerie et au mépris dont elle est l'objet de la part des hommes. Elle semble avoir conscience de ses imperfections sexuelles et du défaut d'attraction qu'elle inspire pour y remédier artificiellement.

Simple effet de coquetterie pour la régularité des formes, diront les intéressées. Erreur pour qui sait tout le prix, la part suprême que ces organes ont dans les caresses conjugales. C'est souvent l'excitant souverain pour l'un et pour l'autre, et bien des unions resteraient stériles sans lui. Il est donc plus vrai de dire que c'est un mensonge, une tromperie de la plupart de celles qui sont atteintes de cette difformité, car elle coïncide ordinairement avec d'autres vices de conformation qui entraînent la stérilité absolue. Chez les unes, c'est l'absence du vagin, celle de la matrice chez d'autres. Il n'y avait pas trace de mamelles, au rapport des médecins de la prison des Madelonnettes, chez une fille de vingt-trois ans qui avait un clitoris aussi volumineux que la verge d'un garçon de douze à quatorze ans. Nous en connaissons une, plate comme un sabre, n'ayant jamais été réglée, avec des ovaires rudimentaires, qui est restée sans enfants, quoique mariée. Une autre, dans le même genre, a toujours refusé le mariage et se livre au saphisme. D'autres se livrent à la masturbation solitaire et quelques-unes au tribadisme.

Ce signe extérieur d'une femme plate, sans seins apparents ou rudimentaires, ne doit pas être négligé, surtout s'il coïncide avec une menstruation rare et irrégulière. Sans être un signe certain, positif de stérilité, il doit toujours tenir en défiance, surtout après vingt-quatre à vingt-cinq ans. Les femmes qui refusent le mariage dans ces conditions sont taxées de goûts et d'habitudes contre nature et celles qui se marient restent souvent sans enfants.

Glabréité. Un autre signe apparent de la mauvaise conformation, sinon de l'absence même des organes internes de la génération, serait, d'après le docteur Martineau, l'état glabre de la vulve et du mont de Vénus surtout. Il a rencontré ces poils rares et disséminés chez les femmes stériles, et ils manquaient même totalement chez celles qui étaient privées de matrice et d'ovaires. La vulve, très petite, comme chez une impubère, était dépourvue de poils chez une femme de trente ans, admise à l'hospice de Lourcine en 1878 pour une affection vénérienne. Elle n'avait jamais été réglée par la privation de matrice et d'ovaires, quoique les désirs vénériens fussent prononcés. Le développement exagéré du clitoris indiquait même des habitudes invétérées de masturbation.

Cette épouvantable difformité s'observe, en effet, chez quelques femmes stériles. Il n'y avait que des poils rares sur le mont de Vénus chez l'Italienne observée par le docteur Caro, et l'opérée du professeur Rossi en était complètement dépourvue. Mais l'absence de tout organe externe, les seins exceptés, n'explique pas assez directement la stérilité dans ces deux cas pour s'en tenir à un signe aussi vague. Ces rares exceptions peuvent tenir à un état d'hérédité ou de maladie du système pileux, sans qu'il soit possible de s'y arrêter absolument.

Abus et excès vénériens. Ils sont une cause fréquente de stérilité, d'après l'exemple des femmes galantes et des prostituées. La stérilité de ces femmes publiques est proverbiale et démontrée par la statistique de Parent Duchâtelet à Paris donnant seulement six accouchements annuels sur mille de ces débauchées. On en faisait autrefois un attribut de ce fatal métier, sans se rendre compte de ses causes ni de son mécanisme. Il résulte des observations faites sur ces femmes, alors qu'elles étaient admises à l'hôpital de la Pitié, que les plus jeunes du moins, âgées de dix-huit à vingt-quatre ans, ont fréquemment des retards dans leurs règles, qui ne seraient rien moins que des grossesses commençantes. Elles se terminent rapidement par l'expulsion d'un gros caillot, désigné par elles sous le nom spécial de *bondon*. Examiné par l'illustre embryologiste Serres, dans un grand nombre de cas, il fut reconnu pour un œuf humain indiquant une conception de quatre à cinq semaines seulement.

Roubaud constata ce fait chez deux femmes. La première était une prostituée de la rue Geoffroy-Marie, et l'ovule arrêté dans le vagin fut pris d'abord par lui pour un simple caillot. La seconde était la femme d'un cordonnier de la rue Lamartine dont l'ovule entier fut trouvé au milieu de caillots remplissant le vase. L'avortement s'était produit dans le premier mois, à l'époque correspondante de la première menstruation, si bien que ni l'une ni l'autre ne se croyaient enceintes.

Ces avortements précoces et répétés équivalent sans doute à la stérilité réelle, tout en en étant le contraire. Ils sont l'effet immédiat et constant de l'excitation continue et permanente des organes génitaux; tellement que par la fatigue et l'insensibilité résultant bientôt de ce surmenage professionnel, ces organes perdent rapidement la faculté de concevoir. La stérilité réelle succède à leur fécondité, après quelques années, et ces femmes deviennent alors complètement et définitivement stériles en restant dans leur métier. Mais il est de notoriété incontestable, dit Roubaud, que si, en disant adieu au lupanar, l'une de ces malheureuses se marie ou rentre dans les conditions d'une vie régulière, elle montre, comme toute autre femme, l'aptitude à la fécondation et peut alors porter à terme le fruit de sa conception.

Il est démontré, par ces exemples, que les excès copulateurs ne produisent la stérilité absolue ni dans le présent ni dans l'avenir. Règle générale, ils ne la déterminent qu'en prédisposant à l'avortement, et elle peut n'être ainsi que passagère et momentanée, coïncidemment avec ces excès ou en cessant avec eux.

C'est le contraire des femmes galantes, entretenues, de théâtre, qui, tout en prenant des amants par intérêt et espoir de lucre, ont au moins le droit de les choisir. Les abus voluptueux auxquels les condamne leur infâme métier, pour le rendre plus lucratif, les expose à une stérilité anticipée et définitive par les orgies, les veilles, les débauches de leur vie de plaisirs et de voluptés de toutes sortes. Elles n'avortent pas comme les prostituées, dès le premier mois, par l'effet seul de leur genre de vie, mais durant le second seulement et presque toujours par des moyens artificiels. Après un temps plus ou moins court, elles perdent toute aptitude à la fécondation, sans la recouvrer, comme les filles publiques, dans le calme de la vie conjugale. Sur plus de 200 femmes dans cet état, 150 examinées par Roubaud ne présentaient aucune lésion locale appréciable : la menstruation était régulière et éloignait toute supposition d'un obstacle ou d'une maladie de la matrice ni des ovaires pour rendre compte de leur stérilité. L'atonie de ces organes en paraît la principale cause et l'électricité le meilleur remède, comme nous le montrerons plus loin.

Conformément à ces faits, il est avéré que les femmes vivant dans l'état de mariage donnent plus d'enfants que celles qui restent en concubinage, tandis que celles-ci sont plus fécondes que les prostituées dont les avortements successifs rendent la maternité presque nulle.

Gémellarité. Il est encore admis, d'après une ancienne croyance, que la stérilité atteint spécialement les femmes nées jumelles d'un autre enfant du sexe masculin. La cause en serait insaisissable et n'a d'autre fondement que la croyance populaire. J. Simpson a cherché à déterminer cette influence, en étudiant la stérilité des femmes nées jumelles, et la proportion n'a été trouvée que de une sur dix; ce qui ne diffère pas notablement de la proportion générale fixée pour toutes les autres, comme on le verra.

Ce fait extrêmement curieux est pourtant admis en médecine vétérinaire comme absolument démontré, par de nombreuses observations faites sur l'espèce bovine. Kulesckow, en particulier, examinant cette question d'une manière générale, conclut que les vaches, nées jumelles de taureau, restent habituellement stériles par vice de conformation, dans la proportion de 70 pour 100. Tout récemment, le professeur Sanson, à l'école de Grignon, a présenté un nouvel exemple de ce genre à la Société de médecine vétérinaire, comme en confirmant la règle. Une vache de quatre ans environ, soumise à l'examen du jury du Concours des animaux gras, ne présentait que des trayons tout à fait rudimentaires, sans la moindre trace de tissus mammaires sous la peau. Il apprit alors du propriétaire qu'elle était née jumelle d'un veau mâle. L'animal, destiné à la boucherie, ayant été abattu, on constata que l'un des ovaires était de la grosseur d'une lentille, tandis que l'autre, plus volumineux, était réduit à un stroma serré, sans aucune trace de vésicule. La matrice était aussi à l'état le plus rudimentaire.

L'absence de mamelles n'avait pas encore été signalée comme signe extérieur de cette stérilité. Il offrirait de l'intérêt sous ce rapport, si l'engraissement forcé de cette génisse n'expliquait bien plus rationnellement l'atrophie ou le défaut de développement de ses organes génitaux, comme on l'observe dans l'obésité, la polysarcie surtout, dans l'espèce humaine. Si d'autres faits semblables se révélaient, il y aurait donc lieu à révision de cette prétendue stérilité innée des vaches jumelles de taureau, qui ne se confirme nullement chez la femme.

Une curieuse enquête a eu lieu récemment en Angleterre à ce sujet. Un médecin ayant cru devoir s'éclairer sur cette croyance, assez généralement répandue, que les jumeaux sont stériles ou au moins la femme, quand ils sont de sexe différent, adressa une demande publique à tous ses confrères, dans la

Lancet du 1er avril dernier, sous le titre de *medicus*. Dès le numéro suivant, une foule de réponses arrivaient à la rédaction pour infirmer unanimement cette croyance par des faits nombreux, sans un seul exemple contraire. Sans invoquer parmi ceux qui sont cités à l'appui, les exemples d'Esaü et Jacob, de Pharez et Sarah, frères jumeaux, et qui tous eurent une nombreuse progéniture suivant le récit de la Genèse — ces faits étant aussi récusables par leur antiquité que par la polygamie des anciens patriarches juifs — nous prendrons les suivants comme répondant à toutes les objections.

« En réponse à votre enquête, deux sœurs jumelles de mes clientes ont chacune une famille de quatre et cinq enfants. (*J. Williams*).

« Mon propre père était un jumeau et nous sommes neuf dans ma famille et huit dans celle de mon oncle, son frère jumeau. *M. R. C. S.*

« Né avec une sœur jumelle, je suis le père de trois enfants et ma sœur est la mère de huit ou neuf. Nous habitons Bath. (*J. Weston*).

« J'ai deux cousins, frère et sœur, qui sont jumeaux et chacun a quatre enfants. *Un jumeau.* »

Après ces témoignages authentiques, démontrant péremptoirement que la stérilité constatée chez les jumeaux n'est nullement provoquée par la gémellarité, mais le fait du hasard, comme dans beaucoup d'autres cas, il faut tirer l'échelle sur cette question.

*
* *

De nombreuses et fréquentes erreurs existant encore parmi les gens du monde sur l'origine de la stérilité, beaucoup de femmes stériles, dès qu'il n'existe rien d'extraordinaire ni d'empêchement particulier dans leurs rapports conjugaux, s'imaginent qu'il y a des arcanes, des amulettes, des drogues comme autrefois pour la faire cesser. Dans leur ignorance des causes cachées et insensibles qui la déterminent souvent, elles s'adressent avec amertume à leurs maris ou leursamants, comme Rachel à Jacob, pour avoir des enfants, car le sentiment de la maternité est inné dans le cœur de la femme. Dès qu'il n'est pas rempli, satisfait, il manque quelque chose à sa vie qui en est toute désillusionnée et souvent troublée. C'est devant l'indifférence trop fréquente de ceux-ci à leurs supplications et leur impuissance à les satisfaire qu'elles cherchent ailleurs le souverain remède à leur stérilité.

De là tant d'infidélités et de moyens ineptes, de pratiques absurdes encore en usage que les entremetteuses, les commères ou les guérisseurs ne manquent jamais d'enseigner en les recommandant aux gens naïfs ou crédules en particulier.

Les bains de mer et certaines stations thermales ont eu et jouissent encore d'un grand crédit, quoique sans aucune action spéciale. Les femmes anémiques, lymphatiques, scrofuleuses, herpétiques ou dartreuses, rhumatisantes ou arthritiques pourront toujours retirer quelque bienfait de ces voyages et de ces eaux, surtout si par hasard leurs propriétés ferrugineuses, sulfureuses ou alcalines, viennent heureusement s'adapter à la diathèse de la malade et la combattre efficacement. C'est là tout le secret de certaines cures. Autrement, elles ne peuvent réussir dans certains cas que par la séparation des époux, la tonification et l'excitation en résultant pour la malade ou par un simple effet du retour, quand un Adonis n'a pas réussi d'avance à opérer mystérieusement le miracle.

Cette thérapeutique si réputée des eaux et des voyages, contre la stérilité spéciale des femmes, ne peut être efficace que dans les cas déterminés par le médecin, après qu'il a bien scruté, observé et examiné les deux conjoints. C'est vainement que les femmes les plus raisonnables le consultent seules pour en obtenir un remède, un traitement ou un régime, sous prétexte que tout se passe normalement dans leurs rapports. L'amour, le désir, la volupté s'y rencontrent. Elles aiment leurs maris ou leurs amants et en sont adorées et il ne s'agit soi-disant que de leur indiquer le moyen merveilleux qu'elles désirent.

Erreur, erreur! C'est dans ces cas simples en apparence que l'examen le plus minutieux, distinct et séparé des deux époux est surtout indispensable. La stérilité occulte est la plus difficile à vaincre, et ce n'est qu'en en déterminant la cause avec précision que le médecin peut y remédier, en corrigeant les lésions, les désordres qui l'ont souvent produite. Les questions les plus précises et les réponses les plus franches et catégoriques ne sont que des accessoires à l'élucidation des causes physiques et morales qui peuvent l'entretenir. C'est en se soumettant à l'examen et à toutes les investigations nécessaires du médecin qu'il peut seulement se prononcer et indiquer le traitement. Tout remède, tisane ou potion, et tout moyen interne ou externe, prescrits sans ces conditions, ne peuvent être qu'inutiles ou dangereux.

On s'en convaincra aisément en étudiant, dans les pages suivantes, les nombreuses et diverses causes générales et locales qui produisent et entretiennent la stérilité chez la femme, avec l'indication de leurs principaux signes. Chacun pourra même en préjuger la gravité par sa distinction en absolue, irrémédiable et en curable, en opposant à celle-ci les moyens appropriés les plus sûrs pour la combattre et la guérir. En mettant à la portée de tous ces connaissances indispensables pour se guider dans la prévention et le traitement de cette infirmité secrète, personne ne pourra plus alléguer son ignorance, et la pudeur de la femme sera ainsi sauvegardée.

STÉRILITÉ ABSOLUE.

Sans germes séminifères, point de génération et sans organes, point de germes; tels sont les deux principaux facteurs de la stérilité définitive et incurable. L'absence même des organes ou leur arrêt de développement en est la condition radicale. Elle existe néanmoins avec les uns et les autres. Il suffit que les canaux où ces germes passent et circulent pour se rejoindre et se fusionner, manquent ou soient oblitérés, pour que la stérilité en résulte aussi absolue et radicale que si organes et germes n'existaient pas. Leurs rapports étant détruits, ils sont annihilés réciproquement, puisqu'ils ne peuvent rien l'un sans l'autre, pas plus que l'homme et la femme.

L'emblème frappant de ce fait se voit entre les plantes différemment sexuées, comme le dattier, le pistachier et le chanvre dans nos climats. Enfermez des pieds femelles de celui-ci dans une serre bien close, même au milieu du champ où il est semé, et ils ne donneront jamais de chènevis, parce que le courant d'air qui peut seul leur apporter le pollen fécondant des fleurs mâles est interrompu, fermé entre elles. Il suffira, au contraire, de placer un seul pied mâle au milieu d'elles pour qu'elles deviennent toutes fécondes.

C'est donc bien inutilement et par ignorance qu'en s'affiliant à la secte des *Skoptzy* en Russie, il est prescrit aux femmes de remplacer la castration des hommes par l'ablation des seins ou simplement des mamelons, sinon de simples entailles de ces organes avec le fer, le feu ou les caustiques. Nadeschdin croyait qu'en raison de l'étroite sympathie des seins avec l'utérus, leur ablation équivalait presque à une véritable castration, en diminuant l'aptitude à la conception et le plaisir dans le coït. Il est vrai que pour mieux éteindre les désirs et les feux de la chair, et se stériliser plus sûrement afin d'aller droit au ciel, elles étendent ces affreuses mutilations aux grandes et aux petites lèvres et jusqu'à l'ablation du clitoris, ce qui peut réaliser en partie leur but, en mettant obstacle au coït.

Mais c'est en vain qu'elles croient se stériliser de la sorte. Les désirs et la fécondité persistent quand même. La stérilité réelle, définitive n'existe que par l'extirpation des ovaires, comme des testicules chez l'homme. Les hystériques américaines, qui se soumettent si facilement à cette castration, le savent bien, car ce n'est souvent que dans ce but. Si les femmes *Skoptzy* sont pâles, jaunes et flétries, et si souvent stériles, c'est en raison de leur continence prolongée et forcée, leur alimentation insuffisante en quantité et en qualité, leurs danses effrénées, et surtout parce qu'elles ne s'abandonnent jamais qu'à leurs affiliés du petit sceau, c'est-à-dire simplement *châtrés*.

Trois facteurs distincts peuvent donc seulement déterminer cette forme de stérilité, la plus grave de toutes. C'est beaucoup plus qu'il n'en faut pour qu'elle soit assez fréquente, surtout chez la femme, par laquelle tout germe mâle doit pénétrer et passer, sous peine de rester stérile.

L'impuissance par absence ou défaut de l'ouverture vaginale est ainsi la première et la plus redoutable de ces causes. Par bonheur, la femme n'en est que fort rarement atteinte, surtout dans les conditions qui la rendent absolument incurable, c'est-à-dire avec l'absence de la matrice. Dès que cet organe existe, il est toujours permis de tenter la création d'un canal artificiel, si une ouverture anormale n'existe déjà. On y parvient le plus souvent aujourd'hui, même sans recourir à l'instrument tranchant, comme nous en avons cité des exemples dans l'*Impuissance physique et morale*, à laquelle nous renvoyons pour plus d'éclaircissements à ce sujet.

Mais la stérilité est absolue et définitive quand, avec ou sans cette ouverture normale du vagin, la matrice, qui doit se trouver au fond, est absente, fermée, bouchée ou incomplètement développée, comme chez l'enfant. On s'en rendra parfaitement compte en sachant que c'est un organe unique, creux, ouvert à ses deux extrémités. Il est destiné à recevoir le sperme et servir de passage aux animalcules qu'il contient pour aller féconder l'ovule. Celui-ci y descend ensuite pour s'y développer à l'état normal. C'est le berceau du genre humain et la mère à tout le monde. Rien ne peut le remplacer, et, dès qu'il manque, la génération est absolument impossible. D'où la nécessité de décrire les principales variétés de ce vice de conformation.

Absence de la matrice. Elle est si rare, d'une manière absolue, que Scanzoni l'a niée. Un rudiment, marqué fréquemment par un tubercule imperforé à la place de son ouverture, où commence la formation des organes génitaux internes chez la femme, en tient ordinairement lieu. Ce n'est ainsi qu'un arrêt de développement originel. Parfois, elle reste à l'état embryonnaire, infantile, comme avant la puberté ; c'est alors l'équivalent de son absence absolue.

Cette difformité ne s'observe d'ailleurs presque jamais seule et s'accompagne le plus souvent d'autres vices de conformation locale. 150 exemples dans ces diverses conditions en sont enregistrés dans les annales de la science. D'après les calculs du docteur Puech, cette cause spéciale ne déterminerait la stérilité qu'une fois sur 144 cas observés, mais, en revanche, elle est définitive et absolument incurable.

A l'état originel, ce vice caché de conformation est le plus souvent indiqué, décelé, et rendu très apparent par un autre qui lui est adéquat, en vertu de cette loi organogénique de la nature qui ne fait rien pour rien. C'est l'absence même du vagin, l'imperforation de son ouverture. Aussi bien, quand cette imperforation vaginale existe avec la présence de la matrice, une ouverture anormale s'est frayée dans le rectum ou la vessie pour lui créer une issue extérieure, comme des exemples très curieux en sont relatés à l'*Impuissance féminine par vices de conformation*. Preuve évidente que cette ouverture naturelle n'est fermée que dans ce dessein de l'absence de la matrice. Et lorsqu'elle existe sans cet organe, elle est souvent moins longue ou large qu'à l'état normal. Le vagin est parfois plus court et étroit que d'habitude, comme dans le cas de Pfau, où il n'avait qu'un pouce et demi de long après le mariage. Il y a donc lieu de distinguer ces cas avec soin.

L'absence de la matrice, sans ouverture vagi-

nale, est un cas de stérilité compliquée d'impuissance de la femme; cependant des filles ignorantes ont été mariées dans cet état d'absence complète d'organes génitaux, sans pouvoir être ni femmes ni mères. Telle était la femme Lahure et cette Italienne mariée depuis neuf ans, dont les observations types sont relatées avec beaucoup d'autres à l'*Impuissance féminine par vices de conformation.* L'une d'elles se maria même deux fois, la première à dix-sept ans; quelques-unes sont allées jusqu'à la prostitution. Ce vice de conformation n'est donc pas une cause de frigidité. Les désirs, les incitations du rapprochement sexuel peuvent exister comme dans l'état normal. Par ces exemples, et d'autres venus accidentellement à la connaissance publique, par maladie ou à la suite de la mort, on peut juger qu'il en reste un bien plus grand nombre d'ignorés. Démonstration péremptoire que les désirs vénériens ne siègent pas dans cet organe.

Il serait superflu de s'appesantir ici sur ces cas, sinon pour ajouter que chez les filles aussi mal conformées se présentant pour se faire pratiquer une ouverture artificielle, le médecin ne peut ni ne doit y consentir. Il serait responsable, en cas d'accident, comme il en arrive souvent, d'avoir exposé et compromis la vie de la femme sans nécessité ni but avouable. Une opération si grave n'est permise que pour faire cesser des accidents douloureux ou obtenir la fécondation. Dès qu'elle est impossible par l'absence de la matrice, on doit la refuser impitoyablement.

Cette règle de déontologie morale de la chirurgie française, non observée toujours aussi rigoureusement ailleurs, s'est justifiée et établie récemment par les deux exemples suivants. Une fille de vingt-trois ans, grande et forte, à la poitrine large, les seins bien développés et parfaitement conformée en apparence, sans avoir jamais été réglée, fut amenée par son médecin à l'hôpital des Cliniques, en 1871, pour savoir ce qu'il y avait à faire. Le professeur Richet, ayant acquis la certitude de l'absence de la matrice, se refusa absolument à creuser artificiellement le conduit réclamé par cette fille et qu'elle avait déjà cherché en vain à approfondir par des approches sexuelles réitérées.

Le professeur Azam (de Bordeaux) refusa par la même raison, en 1873, d'opérer une fille de vingt-sept ans, très petite et n'ayant jamais eu d'écoulement rouge ou blanc. L'ovaire droit, développé et douloureux, provoquait les douleurs de la menstruation et expliquait les désirs de cette fille impuissante, mais la matrice étant absente, l'opération eût été sans aucun bénéfice possible en exposant ses jours.

Contrairement à cette pratique sage et prudente, le docteur anglais Pooley ayant tenté une opération exploratrice sur une fille de vingt et un ans, absolument dans les mêmes conditions que la précédente, des accidents très alarmants en résultèrent, sans que cette ouverture ait remédié aux troubles sexuels ni produit aucun avantage.

Une seule exception peut être faite à cette règle en faveur des femmes mariées dans cet état et qui, à défaut de pouvoir être mères, veulent du moins rester épouses. Cédant aux prières et aux larmes de sa cliente, un chirurgien a dû même créer ce vagin artificiel dans le canal de l'urèthre. L'opération de complaisance chez les filles devient ainsi une opération de nécessité chez les femmes mariées.

Tout en ayant acquis scientifiquement la certitude que la matrice était absente chez une femme de trente-quatre ans — ayant treize ans de mariage et dont le vagin rudimentaire, formé par les efforts du mari, constituait un simple *godet* — le docteur Bertet crut devoir acquiescer à son désir de creuser et agrandir ce canal, d'autant plus qu'elle avait une aptitude prononcée pour les jouissances sexuelles, malgré son rapprochement très incomplet. Quoique bien conformée extérieurement avec seins développés, mamelons très sensibles et entrant facilement en érection, poils longs et abondants aux aisselles et un pubis démesurément large, cette femme n'avait jamais été réglée. Deux hernies inguinales volumineuses compliquaient son vice de conformation. Elle profita de son opération, tout en restant stérile avant comme après. (*Pathologie du col utérin*, Paris 1866).

L'absence des règles, dont la matrice est le siège, est le meilleur signe de cette anomalie, mais l'examen des parties est toujours indispensable pour la constater directement, car la matrice peut exister sans menstruation, dès que les ovaires font défaut. Une fille non réglée ne doit donc jamais se marier sans l'examen préalable du médecin ou le danger de rendre son mariage nul.

L'*absence de la matrice avec ouverture du vagin* expose surtout à ce malheur. Ce fut le cas d'une femme observée par le professeur Courty. Le médecin ordinaire, consulté à la veille du mariage, avait eu l'imprudence de le conseiller sous le fallacieux prétexte que les excitations conjugales ne manqueraient pas de provoquer l'apparition du flux menstruel. Cette prédiction ne se réalisant pas, les époux se présentèrent, quelques années après, pour connaître la cause de la stérilité de leur union. Il y avait absence complète de la matrice, mais les ovaires existaient et provoquaient chaque mois, les accidents précurseurs des règles avec les désirs érotiques et la perception du sentiment voluptueux.

Consulté dans des conditions analogues, il y a une douzaine d'années, pour une jeune fille n'ayant jamais eu ses règles, bien que tourmentée mensuellement par des maux de tête, des fluxions, des angines, des érysipèles et tous les signes d'un molimen menstruel, je reconnus par le toucher un col, sans corps appréciable, de la matrice. Mon avis fut qu'elle ne pouvait devenir mère dans ces conditions. Mais le futur, un cousin germain, persista dans sa demande, malgré l'avertissement, et le mariage est resté stérile depuis, sans que la consanguinité puisse en être incriminée. Tout en continuant d'être tourmentée et malade périodiquement, ce qui rend probable l'existence d'ovaires rudimentaires, cette femme n'a jamais eu ses règles, malgré toutes les excitations et les voluptés du rapprochement sexuel. A mesure que ses malaises et ses indispositions périodiques diminuent, c'est-à-dire depuis trois à quatre ans, elle voit apparaître irrégulièrement une légère tache de sang à ces époques, ce qui suffit à entretenir chez elle, malgré ses trente-quatre ans, l'espoir d'une prochaine grossesse.

Il est donc probable, par tous ces symptômes, que la matrice n'est pas absente, mais elle est restée pubescente, comme l'appelle M. Puech, c'est-à-dire avec les caractères incomplets de l'enfant. Elle est ainsi inapte à la conception, bien que les quelques gouttes de sang émises irrégulièrement soient les signes d'une ovulation incomplète.

Dans deux cas presque analogues, rapportés par M. Puech, il n'y avait eu, chez une femme d'une quarantaine d'années, que trois fois et à de longs intervalles, des hémorrhagies par la vulve. L'autre n'avait jamais été réglée, quoique vivant depuis douze ans dans la prostitution. A sa mort, on trouva la matrice avec tous les caractères qu'elle a chez l'enfant avant l'apparition des règles; c'est donc absolument comme si elle n'existait pas.

Ces cas de matrice infantile s'observent particulièrement chez des naines, des crétines; lorsque les femmes sont bien conformées extérieurement, il leur manque presque toujours les caractères distinctifs de leur sexe. Les seins sont petits et flasques, les poils nuls ou peu développés ainsi que le mont de Vénus, les grandes, sinon les petites lèvres manquent ou sont rudimentaires, comme l'organe principal. C'est à ces signes extérieurs, coïncidant avec l'absence totale ou partielle des règles, que l'on pourra inférer l'absence ou le développement incomplet de la matrice.

Chez une femme de vingt-trois ans, non réglée, observée par Roubaud, la matrice avait à peine le volume qu'elle offre à l'âge de dix ans. Le vagin, bien que des rapprochements sexuels eussent eu lieu, était étroit et les lèvres à peine saillantes; les poils du pubis, sans force, étaient clair-semés et ne frisaient pas; les seins, d'une petitesse extrême, avaient des mamelons sans érectilité aux attouchements ni aux titillations.

Le physique ne laissant rien à désirer pour indiquer ce vice radical de conformation, il faut examiner le moral pour en trouver quelques signes. Ces femmes ont souvent un caractère bizarre, fantasque, qui les rend froides, bourrues, emportées, tristes ou gaies à l'excès. Indifférentes aux plaisirs de leur âge, elles fuient la danse et toutes les réunions, en se montrant indifférentes aux compliments, aux caresses des hommes. Aucun n'a le don de leur plaire ou bien elles les recherchent avec une passion toute hystérique. Une jeune fille de dix-sept ans, non réglée, fit le désespoir de sa famille par les nombreux amants qu'elle amenait à la maison. Elle finit par se marier à l'un d'eux et est restée stérile et sans règles depuis plus de dix ans.

Il n'y a rien à faire contre cette stérilité. Elle est incurable, d'après Scanzoni. C'est en vain que l'on emploierait l'électricité et le fer pour exciter la matrice ou les ovaires incomplets lorsqu'ils existent. Neuf fois sur dix, les ovaires participent à l'atrophie du reste de l'appareil génital et forment à eux seuls une cause radicale de stérilité. Dès que la femme est mariée ou exerce le coït, c'est le meilleur excitant propre à les éveiller, les tirer de leur atonie. Les reconstituants et les toniques sont seuls indiqués dans ces conditions, quand les femmes sont maigres, lymphatiques ou très nerveuses. La campagne au bord de la mer avec l'usage des bains, ou dans une station thermale appropriée à leur tempérament, sont les meilleurs à employer.

Absence accidentelle de la matrice. Il est facile de comprendre que l'enlèvement artificiel de cet organe entraîne la stérilité complète et incurable, comme son absence originelle avec ou sans ouverture vaginale. Cette opération devient cependant de plus en plus fréquente avec les progrès de la chirurgie, qui sauve et conserve ainsi la vie de la femme au prix de sa stérilité définitive. C'est encore un grand bienfait.

Cette mutilation est ordinairement la conséquence même de la principale fonction de la matrice, la grossesse et l'accouchement. La dilatation extrême et les contractions violentes qu'elle subit pour l'expulsion de l'enfant l'exposent à des déchirures subites, dont le meilleur et le plus sûr remède est son amputation immédiate. Des succès récents ont déjà été obtenus par cette opération radicale, qui seule peut conserver la vie de la femme.

La délivrance provoque aussi l'inversion totale de la matrice, ou son retournement, en amenant le fond au dehors, absolument comme un doigt de gant retourné. En agissant aussitôt, l'accoucheur et même la sage-femme habile peuvent bien la réduire et la rentrer, mais la récidive est fréquente ensuite, surtout à l'époque des règles. Elle est d'autant plus dangereuse alors qu'elle s'opère lentement et à l'insu de la femme. L'étroitesse de l'ouverture de son col, en se resserrant et se contractant sur elle, l'étrangle, la rend souvent irréductible et en détermine rapidement la gangrène. De là son ablation avec la ligature élastique, le serre-nœud ou l'écraseur. En divisant les tissus par constriction, ils préviennent l'effusion du sang, l'hémorrhagie et la mort. Plusieurs guérisons, obtenues par ces divers moyens, font de cette opération, habilement exécutée, le meilleur remède de cette infirmité formant avant comme après, on le comprend, une cause de stérilité absolue.

C'est surtout lorsque l'accouchement ne peut être exécuté par les voies naturelles, à cause de la difformité ou du rétrécissement infranchissable des os du bassin, que cette mutilation a été récemment instituée. On ouvrait alors le ventre et la matrice pour extraire directement l'enfant et l'on réunissait ensuite les parties. Cette *opération césarienne* entraînait toujours des hémorrhagies formidables et la mort consécutive, sauf de très rares exceptions. Pas une seule femme ne put être sauvée dans les hôpitaux de Paris pendant un siècle ; une seule sur 25 guérit à la Charité de Lyon de 1841 à 1879. La mort était donc la règle.

Fondé sur des expériences chez les animaux et

le succès de quelques opérations analogues sur la femme, un médecin italien, le docteur Porro, de Pavie, eut l'idée dans un cas semblable, survenu en 1876, de supprimer cette cause de mort par hémorrhagie et l'infection puerpérale consécutive. Il appliqua à la base de la matrice, une fois l'enfant et le délivre extraits rapidement, un fil de fer recuit qui, serré fortement, arrêta immédiatement l'écoulement du sang. Une seconde ligature semblable étant placée au-dessus de la première, il suffit d'un coup de bistouri entre elles pour que la matrice et ses dépendances, trompes et ovaires, soient séparées aussitôt et enlevées du corps. Les bords de l'ouverture du ventre étant réunis, il n'y a plus qu'une plaie simple, dont les liquides s'écoulent par les voies naturelles, et qui se cicatrise assez rapidement.

Le succès, ayant couronné cette brillante entreprise, la fit bientôt connaître du monde médical entier qui l'accueillit comme une immense découverte. Renouvelée dans tous les pays, cette opération a eu le plus souvent le même succès, à Paris comme à Lyon et ailleurs. 34 cas connus au commencement de 1880 avaient donné 16 guérisons. Au mois de juin suivant, le docteur Lévy en comptait 51 cas dont 25 en Italie, 16 en Autriche, et 7 en France; 23 mères furent sauvées et 38 enfants furent extraits vivants, les 13 autres étant morts avant l'opération. En allant sans cesse en augmentant depuis lors, les cas ne se comptent plus que par les familles assez heureuses pour conserver des femmes jeunes en général, vouées auparavant à une mort presque certaine.

Cette opération radicale se justifie d'autant mieux, malgré la stérilité absolue en résultant, qu'elle se pratique ordinairement au premier accouchement, chez des femmes rachitiques, difformes, naines ou boiteuses, qui ne pourraient avoir d'autres enfants qu'en mettant leur vie en danger. La stérilité est un bienfait pour elles, surtout quand elles conservent leur enfant, en continuant de remplir leur double fonction de mères et d'épouses.

Une grande extension a été donnée depuis à cette opération par ses succès. Le cancer de la matrice a été enlevé ainsi radicalement avec cet organe, lorsqu'il s'opposait à l'accouchement. Elle a aussi été employée contre les déchirures de la matrice et il n'est pas douteux qu'en se perfectionnant, elle n'assure la guérison d'un nombre croissant de femmes qui, auparavant, étaient fatalement vouées à la mort.

Une exception formelle doit être faite à son emploi contre le cancer, en dehors de la grossesse. Sur 39 applications à la matrice cancéreuse en Allemagne, il y eut 27 morts immédiates, 2 opérations inachevées et 10 guérisons apparentes; 5 de ces malheureuses femmes, soi-disant guéries, eurent, en effet, une récidive du mal peu de temps après. Par sa durée de deux heures environ, le *shock*, les hémorrhagies et surtout la récidive en résultant, cette opération est à peu près impraticable, comme les chirurgiens l'ont proclamé au dernier Congrès de Londres.

En coïncidant généralement avec la suppression des règles, cette stérilité absolue et radicale par absence de la matrice, des trompes et des ovaires, peut exister exceptionnellement avec une menstruation régulière, comme deux exemples en ont été observés à Paris en 1880 par M. Tillaux. Il avait opéré en 1879, à l'hôpital Beaujon, une femme de trente-cinq ans pour une énorme tumeur fibreuse à l'intérieur de la matrice, en lui enlevant cet organe en entier avec ses deux trompes adjacentes; mais en laissant les deux ovaires en place. Ils ont ainsi provoqué la réapparition régulière des règles, malgré leur interruption complète de communication avec le lambeau du col de la matrice conservé. L'influence seule de leur ovulation amenait cette effusion sanguine mensuelle.

Au contraire, une fille de vingt-deux ans, dont les deux ovaires avaient été enlevés pour des kystes, a vu reparaître ses règles dix mois après et continuer régulièrement ensuite. Probablement, une partie quelconque du tissu du pédicule de l'un ou l'autre de ces organes avait échappé au couteau du chirurgien; sinon un troisième ovaire supplémentaire existait, comme d'assez fréquents exemples s'en rencontrent, pour expliquer qu'il n'y a pas de *règles* sans exception.

Elles peuvent même reparaître par un simple effet de l'habitude de la matrice à se congestionner périodiquement, quand cet organe est intact. Des quatre opérées par M. Terrier, qui survécurent à une double ovariotomie, une seule cessa immédiatement d'être réglée. C'était une jeune fille vierge, de vingt-deux ans, qui eut des épistaxis ou saignements de nez périodiques et comme supplémentaires. Les règles reparurent chez les trois autres, une seule fois dans un cas et à deux reprises consécutives chez les deux autres pour cesser définitivement. C'est, comme l'a dit Storer, un dernier effort de la nature, semblable à la dernière oscillation d'un pendule, lorsque la force impulsive qui le mettait en mouvement a cessé d'exister.

Imperforation de la matrice. Entre les nombreuses et diverses anomalies connues de cet organe, il en est une qui équivaut à son absence, quant à la stérilité en résultant : c'est son imperforation. La matrice peut être en effet développée normalement en apparence et manquer entièrement de cavité. Elle forme un tout absolument solide et plein, dans son corps et son col, comme un exemple en a été rencontré par Boivin et Dugès. Elle est dès lors impénétrable, malgré son aspect normal extérieur. Sur les douze cas qui en sont connus, quatre fois seulement le vagin était ouvert naturellement, tandis que, dans les huit autres, son absence partielle ou totale s'ajoutait à l'impénétrabilité de la matrice pour témoigner de son inutilité. Les trompes étaient même imperforées aussi dans plusieurs cas.

Compatible, comme les précédents, avec la santé la plus parfaite, cet état se reconnaît à l'absence des règles, les signes de leur rétention, l'impossibilité de la conception, malgré le désir et la facilité des rapports sexuels, quand le vagin existe. La perception facile de cet organe au toucher et à la palpation, le distingue seule de son absence, tout en étant équivalent au point de vue de la stérilité absolue et incurable qui en résulte. Il n'est même pas permis de rien tenter pour le modifier, à moins qu'en le confondant avec ces énormes fibromes utérins qui provoquent aujourd'hui l'extirpation de l'organe tout entier, on n'en vienne à cette extrémité. Heureusement, l'absence d'accidents peut toujours mettre en garde contre cette fatale méprise.

Cette imperforation absolue est parfois limitée au col, plein et solide dans toute son étendue, sans la moindre perméabilité du canal qui s'y rencontre ordinairement. Roubaud dit en avoir observé deux cas. La matrice, ainsi fermée, ne peut pas plus remplir ses fonctions que si elle n'existait pas. C'est une cause aussi radicale et absolue de stérilité que son imperforation complète et, à moins d'accidents formidables de rétention du sang, dont il n'y a pas d'exemples, il est contre-indiqué de chercher à creuser le canal oublié par la nature.

L'une des femmes atteintes de cette imperforation, qui paraissait coïncider avec une atrophie des ovaires, étant décidée à tout pour devenir mère, s'exposa à cette opération sur le conseil d'un chirurgien très distingué. Les accidents les plus graves en résultèrent et la vie fut longtemps menacée par une métro-péritonite des plus intenses. L'ouverture artificielle ne pût être entretenue, durant ces entrefaites, et se trouva fermée de nouveau lorsqu'on eut triomphé de la maladie qu'elle avait déterminée. Elle est donc aussi contre-indiquée que si la matrice n'existait pas, à moins que les ovaires ne donnent des signes positifs de leur intégrité.

Il serait superflu d'examiner ici les divers autres vices de conformation, latents et cachés, de cet organe, susceptibles de produire une stérilité persistante, comme le cloisonnement de sa cavité. Dès qu'ils ne constituent pas un obstacle absolu, fixe et irrémédiable, c'est au médecin de reconnaître ces cas particuliers et de leur opposer les moyens propres à rétablir la viabilité de cette cavité.

Absence des ovaires. Cette difformité occulte, cachée de la femme, peut être rendue exactement sensible, évidente, en la comparant à l'absence des testicules chez l'homme. Elle la rend stérile de la manière la plus absolue, par l'absence même des ovules ou germes générateurs féminins dont ces organes sont l'unique siège. L'écoulement mensuel du sang qui résulte du détachement ou ponte périodique de ces œufs rudimentaires, ne pouvant avoir lieu, l'absence des règles et des accidents qui marquent leur apparition devient le signe extérieur le plus sensible de ce vice de conformation.

Il coïncide le plus souvent, il est vrai, avec l'absence de la matrice, dont les ovaires sont une dépendance, une annexe. Dès que la première est constatée, il est permis de prévoir l'autre, et c'est une exception très-rare qu'elles existent séparément. Deux fois sur trois cas d'absence des ovaires, celle du vagin, de l'utérus et des trompes est signalée simultanément. La matrice existe dans le troisième, mais à l'état incomplet généralement. Celle-ci implique donc toujours celle-là, les ovaires n'ayant pas de raison d'exister, dès qu'elle manque. Autrement, c'est l'accessoire sans le principal. A quoi bon des germes générateurs quand la génération est impossible? A défaut de pouvoir constater cette difformité *de visu* sur le vivant, nous avons placé en première ligne le signe principal qui la décèle: l'absence des règles, en décrivant précédemment l'absence originelle ou accidentelle de la matrice, plus facile à déterminer et qui suffit toujours à la produire. Il fallait éliminer préalablement cette cause immédiate de ce signe capital, afin de lui laisser toute son importance dans ce cas particulier.

La présence de la matrice et des organes génitaux externes sans menstruation, indiquent positivement que les ovaires manquent ou ne fonctionnent pas, soit par arrêt de développement, atrophie, fonte ou déplacement. Ils sont ainsi réduits à l'état de nullité, comme avant la puberté et après l'âge critique. L'irrégularité des règles ou leur rareté, sans coliques ni douleurs, traduit souvent une ovulation imparfaite par le développement incomplet de ces organes ou leur fonte. Ce signe seul permet de juger de leur vitalité.

Quoique très rare, cette absence complète et originelle des deux ovaires s'est rencontrée plusieurs fois sur le cadavre, avec la présence de la matrice. Mais celle-ci, n'étant pas soumise à l'influence sympathique des organes reproducteurs, ne se développe pas comme dans les conditions ordinaires lors de la puberté ; n'ayant pas à remplir son double rôle de la menstruation et de la gestation ou grossesse, elle reste ordinairement petite et atrophiée. Elle a d'ailleurs une si grande influence sur tout l'organisme de la femme, frappée aussi radicalement dans sa faculté génératrice, qu'elle se traduit toujours à l'extérieur par des signes visibles, apparents, à l'époque de la puberté. Outre l'absence des règles, elle ne revêt pas les caractères distinctifs de son sexe. Le bassin ne s'élargit pas, les seins n'acquièrent pas de développement, le vagin reste étroit, les nymphes petites, et le clitoris est souvent réduit à un tubercule imperceptible. La nature dévoile par là, aux yeux de tous, ses anomalies cachées, pour indiquer que la femme est incapable de procréer. L'homme peut la reconnaître à ces signes et découvrir sa stérilité absolue, malgré tout l'amour et la volupté qu'elle peut ressentir et manifester dans leurs relations.

On a prétendu, Scanzoni entre autres, que des signes plus apparents s'ajoutaient à cette anomalie. Le menton se couvrirait de barbe, la voix deviendrait rauque et masculine. Autant d'assertions sans preuves. L'arrêt de développement des seins serait même exceptionnel, car ils avaient leur volume normal dans sept observations.

Il est impossible, pour la femme comme pour l'homme, de se convaincre directement de ce vice de conformation. Le volume ordinaire des ovaires étant celui d'une grosse amande à l'état normal, leur siège, dans l'épaisseur des tissus des deux flancs, les rend très difficiles à percevoir à la palpation. Le médecin seul peut les découvrir, par ce procédé, quand ils sont gonflés, hypertrophiés, volumineux, et surtout par la douleur qu'ils déterminent. Autrement, il lui faut recourir au toucher par le rectum, et encore n'est-ce là qu'un moyen souvent infidèle.

L'ovaire gauche, légèrement plus volumineux que le droit, à l'opposé des testicules, est plus facile à percevoir au toucher. Il est aussi le siège plus fréquent de douleurs névralgiques à l'époque des règles, pendant la grossesse et après l'accouchement. Sa place varie avec l'élévation et l'abaissement de la matrice. La négation de ces signes positifs est en faveur de son absence.

Il est très rare en effet que les deux ovaires soient absents et comme l'un suffit à suppléer l'autre, cette stérilité essentielle, permanente et définitive, pour être la plus grave par son incurabilité absolue, n'est qu'un fait presque introuvable parmi la fréquence des autres formes. Il y a donc peu à s'en inquiéter.

Atrophie ou fonte. Elle se rencontre bien plus souvent que leur absence originelle. La petitesse de l'organe et l'absence des vésicules de Graaf à maturité en sont les principaux caractères, soit avec l'apparence embryonnaire de l'enfance, soit avec l'atrophie de la vieillesse, moins les traces, cicatrices ou rides, de l'ovulation.

Sous cette forme originelle, l'arrêt de développement équivaut à l'absence complète et détermine une stérilité aussi absolue et sans remède; d'autant plus que cet état ne peut être que soupçonné par l'absence ou l'extrême rareté des règles. L'emploi de l'électricité ou d'autres emménagogues, comme le fer, pour exciter celle-ci, est d'autant moins indiqué que les organes adjacents, matrice ou trompes, font ordinairement défaut et que l'excitation du coït n'y suffit pas.

La fonte des ovaires est surtout consécutive à la puberté et même à l'apparition des règles, soit provoquée de bonne heure par un état diathésique comme la chlorose, la scrofule, la phthisie, le rachitisme, soit par les excès ou les abus. Une fille publique de trente-deux ans, morte à Toulon d'une phthisie aiguë, et dont les règles avaient cessé depuis deux ans, présenta à l'autopsie une atrophie complète des deux ovaires, aussi petits que chez la femme de soixante à soixante-dix ans.

Diverses autres causes peuvent la déterminer, sans qu'il soit possible d'en contrôler ni d'en vérifier l'action que par la douleur locale en résultant, ou l'état comparatif de la menstruation. Il est probable aussi que les oreillons n'y sont pas étrangers, d'après leur influence directe sur la fonte des testicules. Ce serait un sujet particulier à étudier chez les jeunes filles atteintes d'oreillons aussi fréquemment que les garçons. (*V. Oreillons*).

La stérilité prématurée des femmes de l'Inde est rapportée à l'usage de l'opium, comme à celui de l'alcool en Europe. Rien n'est moins établi que cette action spéciale. Celle des remèdes fondants : l'iode et les iodures, est bien plus probante, d'après leur effet atrophiant observé sur les glandes, le goître en particulier.

L'action stérilisante du mercure a été récemment invoquée par le célèbre physiologiste italien Lussana, après une pratique de seize ans dans les climats montueux des Alpes et notamment la province de Bergame. Dix femmes ont offert une stérilité définitive, après un traitement mercuriel poussé jusqu'à l'hydrargyrisme ou la salivation.

Le calomel ayant été administré contre des accidents puerpéraux à quatre femmes, elles sont restées stériles ensuite, quoique jeunes, fortes, robustes, bien réglées et mariées dans les meilleures conditions pour être fécondées. Dans divers autres cas, l'agent mercuriel employé contre la pneumonie et la variole a eu un résultat identique. Une femme de vingt-cinq ans, mère de quatre enfants, ayant subi un traitement mercuriel qui lui fit tomber toutes les dents, n'eut plus d'enfant ensuite. Une fille-mère en 1859, mariée en 1865 après un traitement mercuriel, subi un an auparavant, n'a pas eu d'enfant depuis.

Tout en étant choisis, ces faits ne sont pas des plus concluants. Il n'est pas rare qu'après des accidents puerpéraux, comme la métro-péritonite, les femmes ne restent consécutivement stériles par les engorgements, les adhérences qui en résultent. Le calomel peut donc être exonéré de cette stérilité consécutive, car les expériences de l'auteur ne justifient même pas son opinion sur l'action du mercure sur les ovules. Des femelles de lapins, connues par leur extrême fécondité, ayant été mises en expérience par l'usage d'herbes ordinaires, saupoudrées de calomel ou arrosées d'une solution diluée de sublimé, sont toutes mortes. Les poules, au contraire, cessèrent de pondre huit à dix jours après, sans que l'ovaire présentât aucune modification appréciable en les sacrifiant.

Aucune conclusion rigoureuse ne ressort de ces faits curieux et nouveaux. La destruction de certains parasites par la pommade mercurielle, comme les poux de la tête et du pubis, invoquée comme preuve de cette action stérilisante sur les œufs de ces parasites, ne saurait être acceptée comme telle. C'est une simple action toxique. Ces œufs ne peuvent être comparés à l'ovule humain et l'action immédiate que les premiers en reçoivent suffit à l'expliquer. (*Dictionn. annuel des progrès des sciences méd.* 1870-1871.)

En atteignant ordinairement les deux ovaires à la fois, les causes générales déterminent une stérilité définitive, dont l'absence des règles est le meilleur signe. On ne s'en aperçoit pas quand un seul est atteint, l'autre fonctionnant à sa place. Beaucoup de maladies locales, de l'un ou de l'autre de ces organes, ne déterminent ni la suppression des règles, ni la stérilité, pas plus que leur extirpation isolée, dont il va être question.

Ovariectomie. A défaut de l'absence originelle des ovaires, leur enlèvement artificiel est devenu si général, universel depuis 1850 et surtout dans ces vingt dernières années, que des milliers de femmes, jeunes et vieilles, des jeunes filles et même des enfants ont été soumises à cette effroyable mutilation pour conserver leur vie. C'est l'extirpation des ovaires ou la castration de la femme, déterminant sa stérilité absolue quand elle porte sur les deux organes à la fois ou successivement, comme c'est souvent le cas. C'est l'imitation de la castration des femelles des animaux. Il est donc certain que des milliers de femmes jeunes sont devenues absolument stériles par ce fait, comme par l'amputation de la matrice.

Exécutée pour la première fois aux États-Unis en 1809 par le docteur Mac Dowell, du Kentucky, cette opération effrayante resta longtemps sans s'introduire en Europe, autant par la mutilation en résultant que par son appareil redoutable. Ouvrir largement le ventre et en retirer des masses énormes de liquide et de tissus, pesant vingt, trente et jusqu'à cinquante kilogrammes, était une boucherie humaine à laquelle es chirurgiens du commencement de ce siècle ne pouvaient se résoudre. La vulgarisation en était d'ailleurs impossible avant la découverte de l'anesthésie et ce n'était qu'après les plus cruelles douleurs de l'enfantement que la femme pouvait se résoudre à se laisser ouvrir le ventre pour extraire son enfant. Grâce au sommeil chloroformique, les chirurgiens américains, puis les anglais, ont pu la pratiquer assez couramment pour en démontrer les avantages. Des centaines de guérisons bien authentiques, obtenues dans des cas où la mort était infaillible autrement, l'ont fait accepter comme un grand bienfait et ses succès progressifs sur le quart, le tiers, puis la moitié et jusqu'aux trois quarts des opérées, l'ont bientôt répandue partout.

Les derniers résultats sont particulièrement intéressants, comme preuve des perfectionnements du procédé opératoire, et méritent d'être cités. Sur 17 ovariotomies, dont deux doubles, pratiquées en 1878 par M. Kœberlé de Strasbourg, il y a eu un seul cas de mort survenue dix-huit heures après. Réunies à celles des quatre années précédentes, elles forment un total de 100 avec 89 guérisons. Sur les 78 dernières, faites à Londres par Spencer Wells qui en a pratiqué plus de mille, il y a eu 71 guérisons; Keith d'Edimbourg, le plus heureux de tous, en a obtenu 97 sur 100, dont 67 sans une seule mort. Bien mieux encore : 22 ovariotomies graves, faites à Paris par M. Terrier, dont cinq doubles, ont donné 20 guérisons; 25 pratiquées par M. Homans à Boston, dans l'année finissant le 28 novembre 1880, en ont donné 23. C'est 4 décès seulement sur 47 opérations, bien que la plupart aient été faites à l'hôpital. Si épouvantable qu'elle soit en apparence, cette mutilation offre donc maintenant aussi peu de danger de mort que les plus simples... entre des mains habiles.

Une maladie fréquente des ovaires expose les femmes à cette opération, non seulement pendant la période des règles, mais avant comme après. C'est leur dégénérescence kystique produite par la dilatation ou l'agrandissement de l'enveloppe même de l'ovule. Ces petites vésicules, analogues à la membrane interne de l'œuf ordinaire, prennent un si grand développement qu'il se forme une ou plusieurs poches remplies de liquide, acquérant un volume considérable, au point de simuler la grossesse ou l'hydropisie. Les progrès de cette espèce de végétation morbide sont indéfinis et ne cessaient autrefois que par la mort résultant de l'altération de toutes les fonctions et l'épuisement de l'organisme. On y met fin aujourd'hui en coupant de bonne heure le mal dans sa racine, c'est-à-dire en enlevant l'organe entier. Si un seul ovaire est malade, on respecte l'autre et l'opérée, guérie, continue à être réglée et peut avoir des enfants, comme de nombreux exemples le démontrent actuellement. Sa faculté de reproduction est sans doute diminuée, d'après les expériences de J. Hunter sur les truies. Ainsi privées artificiellement d'un ovaire, elles étaient six fois moins fécondes que celles du même âge ayant les deux ovaires intacts. Au contraire la femme mutilée partiellement reste féconde et peut avoir des enfants des deux sexes, même jumeaux, comme plusieurs exemples en sont rapportés. L'opérée de Granville Bantock eût ainsi un garçon et une fille à la fois, comme celle de Fergusson.

Assez souvent, les deux ovaires sont atteints simultanément et, par leur extirpation, la femme cesse d'être réglée, à moins qu'un fragment soit abandonné. Elle devient immédiatement stérile, tout en restant femme et accomplissant ses devoirs d'épouse comme auparavant.

Quoique se développant d'ordinaire pendant la vie

sexuelle, ces tumeurs kystiques sont sans influence sur la stérilité, d'après l'étude faite à ce sujet par le docteur Terrier sur 25 de ses opérées, dont l'âge variait de dix-sept à soixante-deux ans. Entre ces extrêmes limites, 17 avaient eu des enfants et 8 n'en avaient pas, dont deux vierges. L'une des six autres, âgée de vingt-deux ans, mariée et restée stérile jusqu'au 24 avril 1878, date de l'opération, est devenue enceinte aussitôt, car elle accouchait le 17 mars 1879. Des six opérées après l'âge de retour, une seule, la plus âgée, était restée stérile. Ces rares exceptions ne montrent donc aucun rapport direct avec la fécondité ni la stérilité. (*Revue de chirurgie*, mai).

La pratique courante de cette nouvelle opération a démontré qu'elle n'éteint ni les désirs, ni la volupté amoureuse de la femme, comme on le croyait autrefois. La ressemblance physique et fonctionnelle des ovaires avec les testicules et l'excitation mensuelle des règles qu'ils provoquent, avaient fait croire qu'ils étaient le siège des désirs vénériens. De Graaf, qui en découvrit les vésicules, proclama que toutes les femelles qui en sont privées par la castration sont non seulement stériles, mais dépourvues des appétits de la volupté vénérienne. Il cite même à l'appui l'exemple d'un châtreur de porcs qui, irrité du désordre dans lequel vivait sa fille, lui extirpa les ovaires et éteignit du coup le feu qui la dévorait auparavant.

Toutes les histoires semblables ou analogues ne sont que des exceptions ou des erreurs ; et, s'il est vrai que les femelles châtrées n'entrent plus en chaleur, c'est qu'elles ne font en cela qu'obéir instinctivement au rut pour satisfaire au besoin de la reproduction. Dès qu'elles sont privées de cette faculté, elles n'ont plus à éprouver ce rut et se trouvent destituées ou dénuées de l'un et de l'autre à la fois.

Il en est tout autrement de la femme, qui puise dans son cœur et son imagination le sentiment de l'amour, et qui peut l'exprimer et le manifester à l'exclusion même des organes de la génération. Preuve éclatante qu'il n'y a pas d'assimilation à faire sous ce rapport. Des milliers d'exemples témoignent actuellement des effets de cette opération radicale chez de jeunes femmes et des filles, et la plupart des survivantes affirment et démontrent hautement qu'elles ressentent les mêmes désirs et éprouvent d'aussi ardentes voluptés du coït après qu'avant cette mutilation. Preuve que le siège ou l'origine de ces désirs ne réside ni dans ces organes, ni dans la menstruation.

Un autre fait le confirme vulgairement aux yeux de tous. L'âge critique ou de retour, marqué par la disparition des règles, est l'effet bien connu de l'atrophie ou fonte des ovaires, qui équivaut presque à leur absence. On sait que le sens génésique ne suit pas les lois de ce dépérissement organique, puisqu'on voit tous les jours des femmes dont les règles ont disparu depuis longtemps, goûter les plaisirs de Vénus avec une ardeur dont maintes femmes bien réglées ne jouissent pas.

Pratiquée après la puberté, cette castration de la femme ne la change pas plus de sexe que l'homme, dit Goodell, le célèbre ovariotomiste américain. L'un et l'autre sont frappés de stérilité, mais non d'impuissance ni d'anaphrodisie ou de frigidité. Les sentiments sexuels sont ressentis par la femme autant qu'avant l'opération, comme M. Kœberlé l'a constaté dans plusieurs cas, et d'autres ovariotomistes ont pu s'en assurer. Des faits contradictoires peuvent s'observer exceptionnellement, mais ils sont ordinairement causés par des erreurs signalées aux *déplacements ou hernies des ovaires*, déterminant la stérilité par obstacles.

Règle générale, la castration n'amène des changements physiques et moraux chez la femme que si elle est pratiquée dans le jeune âge, avant la puberté. De même que l'absence originelle des ovaires arrête le développement du bassin, des seins et des organes génitaux externes en particulier, comme on l'a vu, et même des poils, suivant quelques observateurs, rien ne démontre que la frigidité ou anaphrodisie sexuelle en soit le résultat fatal. Ce problème sera probablement résolu prochainement par la nouvelle modification apportée à l'ovariotomie, dont il reste à dire un mot.

* * *

La menstruation étant pour la femme une source continue de souffrances et de maladies de toutes sortes, on a pensé l'en délivrer à volonté en supprimant l'organe et la fonction qui la déterminent. Instruit par la pratique de l'ovariotomie à ciel ouvert, l'un de ces hardis chirurgiens yankees, Battey, a imaginé de l'exécuter sans cet appareil aussi dangereux qu'effrayant, c'est-à-dire en extirpant simplement les ovaires par le vagin. C'est l'ovariotomie normale, appliquée facilement chez toutes les filles et les femmes nerveuses, hystériques, mal réglées et dont la menstruation est une cause de souffrances périodiques, sinon continuelles. Telles sont les douleurs atroces et névralgiques de l'ovaire, déterminant des accès d'épilepsie, de folie même chez certaines femmes, et ces métrorrhagies ou pertes qui les anémient, les épuisent et les conduisent souvent au tombeau.

C'est contre ces accidents et tous les désordres menstruels attribués invariablement à l'ovaire, dès qu'ils se lient à des troubles douloureux de cet organe, que l'ovariotomie vaginale, ou *oöphorectomie*, est couramment pratiquée aujourd'hui. Le docteur Braithwaite de Leeds a tout récemment enlevé l'ovaire douloureux d'une femme de 30 ans, pour des accès d'oppression qui lui étaient attribués. Elle n'en fut pas guérie, bien entendu, mais une autre femme de 22 ans, souffrant de l'ovaire gauche depuis son premier enfant et devenue très hystérique, en fut débarrassée avec une guérison complète en quelques jours. (*Soc. obstétricale de Londres*, 5 avril 1882.)

Tels sont les excès, les abus auxquels a conduit une opération très utile et recommandable. La castration de la femme est devenue si fréquente qu'elle surpasse actuellement celle de l'homme. Mais la suppression des règles en étant la principale indication, elle manque son but dès qu'elle est incomplète et ne l'atteint même pas toujours quand elle est double. Il suffit, comme on l'a vu précédemment, du moindre lambeau ou moignon laissé en place, par la ligature ou le couteau du chirurgien, sur l'un ou l'autre de ces organes, pour que la menstruation persiste. Un ovaire supplémentaire est aussi à craindre, et si cet aléa s'est réalisé avec l'ovariotomie faite à découvert, combien n'est-il pas plus redoutable quand elle s'opère par le vagin, sans y voir et à l'aveuglette ! Les règles se sont ainsi représentées chez une femme de 24 ans dont les deux ovaires avaient été excisés par le docteur Homans, le 26 novembre. Le 25 juillet suivant, l'opérée lui écrivait : « Depuis ces huit mois, j'ai été réglée cinq fois, les trois dernières ayant été aussi régulières que jamais, mais je souffre beaucoup plus qu'avant d'être opérée. »

Devant ce retour aléatoire de la menstruation et des accidents, ainsi que de la mortalité assez considérable de cette opération, plusieurs chirurgiens anglais et américains, M. Goodell entr'autres, ont déjà protesté contre son emploi trop facile et fréquent contre les troubles de la fonction menstruelle. C'est aux femmes dignes de ce nom, aux vraies mères, à résister à cet entraînement de se faire castrer à la moindre souffrance.

Lésions des trompes. Ces deux organes symétriques, dont le nom indique exactement la forme et le rôle, sont les intermédiaires indispensables pour la communication des deux germes mâle et femelle. Situés sur les côtés supérieurs de la matrice, au-dessus des ovaires, dont ils forment comme les ailes, ils s'ouvrent à son intérieur par un tube filiforme de 12 millimètres de long et évasé à son extrémité flottante. Ils sont chargés de conduire les animalcules spermatiques à la rencontre de l'ovule se détachant de l'ovaire, sinon d'aller l'attendre sur leur pavillon pour le saisir au passage, comme des esprits trop ingénieux l'ont imaginé. Personne n'a jamais pu se convaincre du fait, et c'est à la forme frangée et contractile de ce pavillon que l'on a supposé qu'il servait à saisir l'ovule, comme l'éléphant saisit tout ce qu'on lui offre avec l'orifice de sa trompe.

Quoi qu'il en soit, c'est dans ce tube étroit que s'opère le mystère des mystères : la fécondation, par la fusion et l'absorption réciproques des deux germes. C'est l'œuvre d'un instant, et cependant il s'écoule plusieurs jours avant que l'œuf humain arrive dans la matrice pour s'y fixer et s'y développer. On est donc autorisé à faire de cet intervalle, variable de quatre à six jours, la durée de la conception, pendant laquelle le sexe se décide. C'est la distinction établie par nous.

L'absence des trompes est une cause absolue de stérilité. Aussi ne se rencontre-t-elle qu'avec celle de l'ovaire correspondant ou de la matrice tout entière. Il suffit qu'il existe un simple rudiment de celle-ci pour qu'il y ait au moins une trompe, d'après les lois mêmes de l'organogénie. Elles ne forment parfois que de simples cordons solides en totalité ou tubulés seulement en partie et imperforés à leur extrémité. Une stérilité complète en est la conséquence, quand cette imperforation existe des deux côtés.

La menstruation peut se manifester néanmoins dès que l'ovaire existe avec la matrice. Leur influence sympathique suffit à la déterminer sans cet intermédiaire. Au printemps de 1877, Spencer Wells enleva les deux trompes à une femme et une partie de l'ovaire gauche seulement. L'opérée fut néanmoins réglée régulièrement ensuite, malgré l'absence de communication avec la matrice. Le sang en provenait donc directement sous l'influence de la portion restante de l'ovaire. On en a la preuve positive par le fait de M. Tillaux, relaté page 184, et il serait même présumable, d'après cela, que ni les obstacles, ni les maladies limitées de ces petits tubes aient aucune influence sur ce phénomène. Plusieurs observations démontrent, au contraire, que l'imperforation du pavillon suffit à la supprimer.

L'*oblitération* ou l'*obstruction* de ces conduits déliés, dont Mercier a remarqué la fréquence chez les filles publiques, est une cause incurable de stérilité par l'impossibilité de s'assurer de leur présence réelle en introduisant une sonde pour les dégager, malgré l'assertion contraire de quelques chirurgiens. Elle doit résulter assez fréquemment de la tuberculisation des organes génitaux, qui débute ordinairement à l'intérieur de ces petits tubes, comme les recherches récentes du docteur Brouardel l'ont prouvé.

La compression accidentelle de ces tubes flottants dans le bassin, par les organes voisins, doit être produite fréquemment aussi par leurs déplacements; mais l'impossibilité de la constater ne permet que de supposer ou prévoir cet accident par la stérilité qui en résulte. Divers obstacles par rétrécissement de leur calibre doivent aussi rester ignorés pendant la vie.

La *division* ou la *rupture accidentelle des trompes* produit de même la stérilité absolue. Heureusement, elle ne se rencontre guère que d'un seul côté. Sa réalité était mise en doute, en dehors des grossesses qui se développent dans leur intérieur, lorsque le docteur Fisher en observa un exemple à l'autopsie d'une femme de 40 ans, qui succomba au sixième jour de son accouchement. La trompe droite était rompue à deux pouces environ de la matrice. Ce fut également la rupture spontanée des veines variqueuses de la trompe gauche qui détermina la mort subite, à Paris, de Miss Neilson, en août 1880, par l'hémorrhagie en résultant. (*Dict. annuel des progrès des sciences médicales*, 1879 et 1880.) Cet accident est donc bien plus grave que la stérilité; il entraîne presque fatalement la mort.

STÉRILITÉ CURABLE.

Malgré la situation profondément cachée des organes qui déterminent la stérilité chez la femme, leur disposition spéciale permet à l'art d'intervenir souvent pour la modifier et la guérir. Plusieurs causes originelles par vices de conformation, anomalies ou difformités de ces derniers, et qui resteraient des obstacles absolus à la fécondation, sont ainsi utilement atténuées, corrigées, et même détruites. Dès que l'organe existe, il est toujours possible d'essayer de le modifier et lui rendre son fonctionnement. D'absolue, la stérilité est restreinte, réduite à certaines conditions, comme en créant une ouverture artificielle chez la femme.

A bien plus forte raison, quand ces causes sont accidentelles et résultent du fonctionnement exagéré de ces organes, comme c'est souvent le cas, de leurs déplacements, leurs altérations ou leurs maladies. Il s'agit simplement d'y remédier, et c'est là le rôle naturel du médecin.

Par leur symétrie, les organes séminifères, ovaires et trompes, sont les moins exposés à ces causes locales. Quand l'un est atteint, l'autre y supplée; mais il est des causes générales, constitutionnelles, qui les frappent simultanément. L'étroite sympathie de ces organes similaires crée d'ailleurs entre eux une solidarité fonctionnelle, égale à celle de l'œil. Quand l'un souffre ou est frappé organiquement, son congénère fonctionne toujours imparfaitement et se trouve menacé. D'où l'indication de les traiter très activement quand ils sont malades ou lésés, et même d'enlever le plus malade dès qu'il est hors de service, comme on extirpe un œil perdu, afin qu'il ne retentisse pas sur l'autre et n'entraîne également sa perte. Telle est la raison de l'extirpation fréquente de l'ovaire douloureux, chez les jeunes filles et les femmes, en prévision du danger qu'en les perdant tous deux, elles ne deviennent absolument stériles.

Centre unique de communication avec ces organes, la matrice est le siège principal et le plus fréquent de ces obstacles et de ces maladies. Dès qu'elle est fermée, obstruée, embarrassée, malade, la stérilité passagère devient inévitable, absolue. La grossesse en est un exemple, et il semble que l'écoulement des règles, la présence de caillots, de corps étrangers, comme les polypes qui se forment et se développent dans son intérieur, en soient également des causes très fréquentes. Aussi est-elle rendue directement accessible au toucher et au regard du médecin, beaucoup plus facilement que ses annexes ou dépendances. Elle devient le siège principal de son action opératoire, pour prévenir et guérir de nombreux cas de stérilité.

Afin de les rendre aussi appréciables que possible aux femmes qui en sont atteintes, nous distinguerons ces cas par un signe très sensible : la douleur. Sans être absolu, ce caractère différentiel peut être d'un grand secours. Dès que la stérilité existe sans souffrance, elle dépend ordinairement d'un obstacle à la libre circulation des germes générateurs. Et lors même que le sang des règles s'écoule facilement, c'est dans les conduits étroits et déliés de son parcours qu'il faut en chercher la cause. Elle ne peut guère exister que là, dès qu'elle ne vient pas de l'homme. La souffrance est toujours un signe de maladie, au contraire, et dès qu'elle se fait sentir dans une partie quelconque de cet appareil, et même les parties environnantes — la vessie et le rectum en particulier par la miction et la défécation — la stérilité doit toujours lui être rapportée. Qu'elle existe d'une manière continue, durable ou passagère, par le fonctionnement des organes ou à la suite, c'est par la guérison du mal ou de la maladie qui détermine cette souffrance que la stérilité disparaîtra le plus souvent. Elle est toujours symptomatique, en pareil cas, et ne réclame aucun traitement spécial que la disparition de l'obstacle qui la produit, ou la guérison de la maladie qui la détermine. C'est au médecin de s'appliquer à les distinguer et les traiter convenablement.

Deux formes de stérilité curable, ou plutôt deux catégories de cas sont donc à distinguer : par obstacles et par maladies. En voici la description séparée pour en fixer d'une manière précise le siège, les signes et le traitement.

STÉRILITÉ PAR OBSTACLES

C'est la forme la plus fréquente, ainsi que nous l'avons signalé dès le début. Plusieurs de ces obstacles, cachés profondément dans les tissus et inaccessibles aux moyens d'action, sont absolument incurables, inconnus qu'ils sont le plus souvent pendant la vie et ne pouvant se découvrir que sur le cadavre. Mais la plupart sont heureusement abordables et cèdent à un traitement local.

La pénétration lente des animalcules spermatiques dans les conduits étroits et les défilés qu'ils ont à parcourir ensuite chez la femme constitue certainement les principaux obstacles à sa fécondité. Elle n'est pas seulement tenue, comme l'homme, d'émettre simplement le principe générateur qu'elle est chargée d'élaborer. Elle reçoit l'autre et doit en plus le conduire à destination de celui qu'elle conserve à travers mille obstacles. Déposé dans le vagin par l'éjaculation, le fluide séminal n'est encore qu'à mi-chemin pour rencontrer l'ovule, et de nouveaux obstacles s'élèvent aussitôt pour le recevoir. L'ouverture étroite de l'orifice externe de la matrice, chargée de ce soin, est souvent mal disposée à cet effet, rétrécie, déviée, embarrassée ou bouchée par des mucosités ou des caillots venant de l'intérieur. Tels sont les dangereux récifs de ce port.

Il ne faut pas confondre ici, comme beaucoup d'auteurs le font, les obstacles qui se rencontrent dans le vagin. Ce sont de simples causes d'impuissance, déterminant la stérilité, il est vrai, mais indirectement. La fécondation se réalise aussi malgré elles. Ces causes étant décrites à l'*Impuissance féminine*, il n'y a pas lieu d'y revenir.

Ce premier obstacle du col est assurément la principale cause de la stérilité féminine, car, dès que la *bouche* de la matrice, comme l'appellent les

Anglais, a saisi, aspiré une partie du sperme, si minime soit-elle, les animalcules qu'il contient peuvent toujours, en vertu de leur faculté de progression, franchir l'orifice interne de ce canal, si délié soit-il, dès qu'il donne passage au sang des règles, et s'insinuer dans l'intérieur de la matrice. Mais s'ils n'y rencontrent pas l'ovule à féconder, il leur faut de nouveau s'engager dans l'un ou l'autre orifice des trompes pour aller à sa recherche, comme on l'admet, et s'avancer jusque sur leur pavillon, où leur présence a été constatée.

Dans ces pérégrinations aventureuses, ils doivent se diriger au hasard, conduits et guidés par leur attraction pour l'ovule. L'homme ne peut rien, dans ces étroits défilés absolument cachés à ses regards, pour éclairer ou déblayer leur route. Le cathétérisme de l'orifice utérin des trompes est un tour de force dont les charlatans sont seuls capables. L'affinité réciproque de ces deux organismes peut seule les rapprocher. Il n'est donc pas étonnant qu'un si grand nombre ne s'égarent et succombent en route sans arriver au but.

Le col ou ouverture de la matrice est ainsi la partie la plus importante à considérer dans la stérilité de la femme par l'obstacle qu'il forme, le plus souvent, à l'introduction ou la réception du sperme. Il importe donc essentiellement d'en faire connaître la configuration. Rien ne saurait donner aux gens du monde une idée plus exacte de son aspect caché que l'organe visible, apparent, qui y correspond au point de vue de la génération chez l'homme : c'est le gland normal dans son état de demi-érection. Il subit comme lui tous les genres de déformation. Malade, gonflé, il acquiert parfois un volume considérable, égal à celui d'un œuf de poule et même du poing, tandis que l'atrophie le réduit à un petit tubercule à peine sensible. Sa forme varie également.

Placé au fond du vagin, le col de la matrice forme un canal charnu, cylindroïde, de deux à trois centimètres de long, légèrement aplati d'avant en arrière. Son extrémité libre, lorsqu'elle est découverte avec le spéculum, apparaît sous la forme d'un cône plus ou moins volumineux et aplati, variable comme le gland et recouvert comme lui des plis du vagin simulant le prépuce. Une ouverture existe au centre dont le diamètre et la direction, la forme varient tant, avant et après l'accouchement, qu'elle n'est pas reconnaissable.

Chez la jeune fille pubère, réglée, cette ouverture est arrondie, circulaire ou légèrement ovoïde transversalement. Son diamètre varie de 2 à 4 millimètres. C'est toute la différence avec la direction de la fente verticale du méat urinaire chez l'homme.

Avec des proportions normales, le col de la matrice présente, dans sa texture et sa forme, des conditions favorables à sa fonction. Constitué par des fibres musculaires concentriques qui se dilatent et se contractent alternativement, il offre un accès et une progression des plus faciles au sperme, et sa forme allongée, en allant au-devant du gland qui lui ressemble tant, établit un canal continu qui permet au liquide fécondant de passer presque directement de l'organe mâle dans la matrice. Ils s'abouchent si étroitement, qu'il est presque impossible au liquide de s'égarer et se perdre ; d'autant moins que l'ouverture du col occupe souvent le fond d'une petite cupule ou un léger enfoncement, une excavation qui semble très favorablement disposée pour en retenir, en aspirer une quantité quelconque, toujours suffisante à la fécondation. Tel est le col normal, régulier, appelé col virginal.

Mais le contraire existe aussi. Le col est souvent atrophié, et il suffit qu'il n'ait pas sa longueur ordinaire, ou que la matrice soit très élevée, pour qu'il ne se trouve plus en rapport immédiat avec le gland, surtout si le pénis est court. Que dans ces conditions anormales, l'éjaculation ne soit pas très énergique et abandonne sa direction ordinaire, et la fécondation sera très difficile, sinon impossible.

Il n'est pas rare non plus de rencontrer le col allongé, effilé en pointe, comme une toupie. L'ouverture placée à la pointe n'est pas déprimée et ses bords sont marqués simplement par une légère saillie. Elle est aussi étroite parfois qu'un simple trou d'aiguille, fait à l'emporte-pièce sur une surface unie sinon convexe. Ou bien, au lieu d'occuper le centre, elle se trouve située au sommet du cône arrondi, à sa base ou reléguée sur l'un des côtés, absolument comme l'ouverture de l'urèthre chez l'homme a lieu en dessus ou en dessous du gland. Que le pénis se rencontre dans des conditions analogues de longueur et d'exiguïté, et en voilà assez pour que les ouvertures s'entrechoquent et se dépassent réciproquement, que des fausses routes vaginales en résultent et que la stérilité soit fatale. L'abaissement de la matrice produit le même résultat, et c'est ainsi que le coït debout, dérobé, devient une condition favorable à la fécondation par le défaut d'intromission.

Toutes ces diversités, ces anomalies, originelles ou accidentelles, sont autant de difficultés pour la menstruation et la fécondation surtout. La stérilité est la règle dans ces conditions, chez les femmes grasses en particulier. Au médecin seul appartient le pouvoir de les découvrir, les constater et y apporter remède, en les corrigeant ou en guidant le mari pour les surmonter.

Cette ouverture est toute différente après l'accouchement, par la distension, la dilatation extrême, sinon la rupture ou la déchirure qu'elle subit pour livrer passage à l'enfant. Ses bords, appelés lèvres, forment ainsi une véritable fente transversale avec saillie, renversement extérieur, surtout au milieu. Le gonflement, le boursouflement de ces lèvres l'ont ainsi fait comparer grossièrement autrefois au *museau de tanche*. D'où le nom consacré qui lui est resté en médecine.

Des déformations nombreuses et variées de cet orifice succèdent à l'accouchement, par la cicatrisation vicieuse des déchirures en résultant. Il est ainsi contourné en zigzags, à opercules simples ou multiples, pouvant l'obstruer, l'oblitérer même et entraîner la stérilité.

Tous ces obstacles, quoique sans douleur, entretiennent d'autant plus la stérilité qu'ils altèrent la santé, en retentissant sur le physique et le moral de la femme, par la menstruation souvent difficile, insuffisante ou irrégulière en résultant. Le système nerveux en est particulièrement troublé; le nervosisme en résulte, ainsi que des dyspepsies, des gastralgies qui, en diminuant l'appétit, en altérant la nutrition, déterminent la maigreur et l'anémie chez tant de femmes stériles. De là l'importance de les découvrir, de les reconnaître et les traiter activement et sans retard.

Un avertissement préalable est utile à ce sujet. Beaucoup de femmes redoutent la douleur à en provenir et se refusent à tout examen, autant par pusillanimité que par pudeur. C'est une grande erreur. En portant surtout sur le col, les investigations du toucher et de l'examen sont à peine senties; elles ne sont pas plus douloureuses que le coït même. L'insensibilité de cet organe à la cautérisation, au fer et au feu, ne doit faire redouter aucune souffrance exagérée; la maladie seule le rend sensible et douloureux.

La différence du tissu du col ou museau avec celui du gland le rend plus ferme, dur et facilement appréciable au toucher, lorsque la pointe du doigt indicateur, introduit au centre du vagin, le rencontre d'emblée sous la forme d'un cône aplati et divisé en deux par son ouverture transversale. Tel est le col maternel, bien plus apte, en raison même de cette disposition, à la réception et l'introduction du fluide séminal.

En représentant ces deux formes du col normal, avant et après l'accouchement, les deux planches ci-dessous aideront à comprendre et apprécier les divers obstacles originels et accidentels qu'il peut offrir.

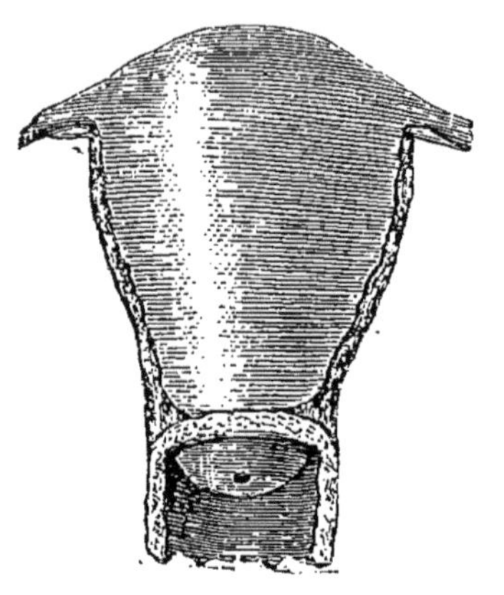
Col virginal.

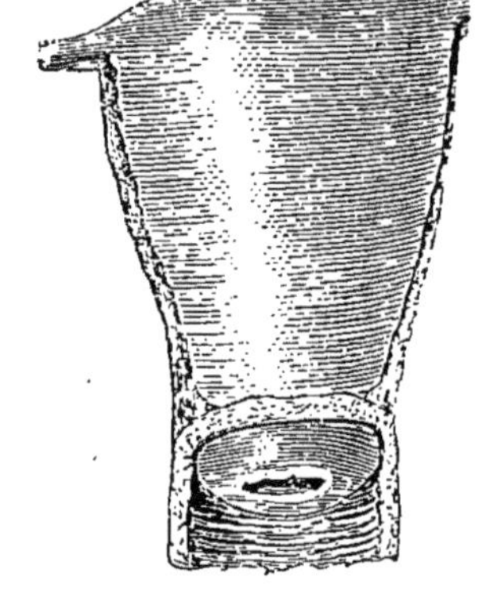
Col maternel.

Oblitération de la matrice. Conséquence ordinaire d'un arrêt de développement, cette difformité est grosse d'accidents redoutables par la rétention du sang, quand les ovaires et les trompes existent. Elle peut alors être reconnue de bonne heure, et doit même être soupçonnée et recherchée chez la jeune fille lorsque, arrivée vers l'âge de la puberté, elle éprouve quelques accidents de la menstruation, sans écoulement de sang, ni d'aucun liquide. La rétention du sang et les douleurs qui en sont la conséquence font ordinairement découvrir cette occlusion. C'est le signe positif de l'oblitération de la matrice ou l'atrésie de son col.

Il est facile de comprendre la stérilité en pareil

cas. Dès que l'ouverture du col est bouchée, le sperme ne peut pénétrer dans l'intérieur de la matrice, car ce canal est la seule et unique voie qui lui soit permise, à moins qu'une communication fistuleuse ne se soit établie accidentellement. Il faut donc rétablir le passage dans son intégrité ou sa viabilité pour que la jonction des deux germes puisse s'opérer.

Bien que très rare, elle se distingue en deux formes différentes : l'imperforation congénitale ou de naissance et l'oblitération accidentelle par suite de blessure, déchirure, plaie de l'ouverture naturelle dont la cicatrisation a fermé complètement l'orifice. Elle succède ainsi à l'accouchement laborieux, mais pour être la plus fréquente, celle-ci est certainement la moins grave par la facilité qu'il y a toujours à rouvrir la cicatrice.

L'imperforation de naissance est la plus grave en entraînant fatalement la stérilité. Elle se complique même le plus souvent de l'impuissance féminine par l'imperforation du vagin, comme plusieurs exemples en sont rapportés à l'*Impuissance féminine*. Elle se présente sous deux formes bien distinctes : avec ou sans ouverture du vagin. De cette différence naît la gravité même de l'opération à faire et la nécessité de les décrire séparément.

L'incision superficielle, suivie du décollement des parties profondes, pour éviter plus sûrement de blesser, d'ouvrir la vessie ou le rectum, est le meilleur procédé curatif de cette infirmité. Flescher, chirurgien anglais, l'avait employé avec succès vingt ans avant Amussat, à Paris, dans un cas semblable, et l'opérée eut deux enfants ensuite. Elle est infiniment plus sûre que l'incision directe et profonde, faite instantanément, comme le docteur Debrou, d'Orléans, la pratiqua en 1848, chez une fille de dix-neuf ans, souffrant tous les mois, depuis deux ans, de douleurs dans les reins, le siège et les cuisses, sans que les règles apparussent. Leur rétention formait une tumeur volumineuse au bas-ventre et une membrane d'un tissu résistant et fibreux fermait le vagin. Une incision de deux pouces mit le col de la matrice à découvert, mais il était fermé. Le bistouri fut plongé dans le point le plus aminci, et une ouverture de cinq à six lignes en résultant, deux verres de sang noir et coagulé s'en écoulèrent. La dilatation, maintenue avec des mèches et une sonde élastique, permit une menstruation régulière ensuite. Mariée bientôt après, cette femme devint presque immédiatement enceinte et eût une bonne grossesse, mais l'accouchement fut laborieux et l'enleva en 1851.

Ainsi se trouvent fixés les signes et le traitement de cette infirmité. Mais il faut s'assurer préalablement que la matrice existe intégralement avec ses annexes, car à quoi servirait d'exposer la vie de la femme, par cette opération délicate, si ce n'était dans le but de la rendre mère? De même qu'il n'est pas permis au chirurgien d'ouvrir un vagin artificiel, lorsque la matrice n'existe pas, celle-ci n'a pas à être découverte, ni ouverte, lorsqu'elle est dépourvue de ses annexes indispensables pour remplir son rôle. C'est un organe inerte qui ne peut et ne doit pas servir.

Tel était le cas de cette fille de dix-huit ans, entrée à l'hôpital de la Pitié en 1864 pour des douleurs dans le bas-ventre et qui n'avait jamais été réglée. La matrice ne formait pas de saillie, mais s'étant assuré qu'elle existait, M. Richet incisa crucialement l'hymen extrêmement épaissi qui avait mis obstacle jusque-là aux rapports sexuels. Le col de la matrice ne put être découvert que plusieurs jours ensuite, et l'on s'aperçut alors qu'il était sans ouverture. On attendit pour l'ouvrir que les accidents provoqués par les règles en fissent une indication. Aucun n'apparut. Cette matrice était dépourvue d'ovaires, et cette fille ne fut jamais réglée. Aussi quand elle se représenta au chirurgien, deux ans après, l'état local était bien changé. Son œuvre avait été si bien continuée par d'autres, qu'au lieu du conduit étroit qu'il avait créé, il était assez large pour admettre un spéculum de très gros calibre. La cause en était dans le métier de cette femme. Sachant qu'elle ne pouvait devenir mère, elle s'était faite fille publique.

L'ouverture artificielle de la matrice n'est donc justifiée, en pareil cas, que par la présence évidente du sang dans sa cavité et les douleurs que sa rétention provoque toujours dans le bas-ventre, le siège, les reins et les cuisses. Le développement du ventre par la stagnation du sang derrière l'obstacle, ou son accumulation dans la matrice, et la saillie de cet organe, comme chez la femme enceinte, permettent seulement de la tenter par l'assurance indirecte que ces signes donnent de la présence des ovaires. Autrement l'opération ne servirait qu'à mettre la vie de la femme en danger.

Sa gravité ne permet donc d'y recourir que par nécessité ou d'urgence, lorsque les accidents la commandent impérieusement. L'âge de la puberté, de la nubilité même, en y donnant lieu, est l'époque la plus favorable. C'est à ce moment que les filles se présentent au chirurgien. Mais un examen préalable est toujours indispensable, car des troubles menstruels, comme maux de tête, fluxions, angines, maux de gorge, érysipèles, saignements de nez, peuvent se rencontrer en l'absence même de la matrice. Il suffit qu'un ou deux ovaires existent, même à l'état rudimentaire, pour produire ces accidents. Il n'y a qu'à les combattre par les moyens ordinaires, comme nous l'avons indiqué, sans penser à une opération inutile.

Imperforation avec ouverture vaginale. Outre l'imperméabilité entière, absolue du col, qui se rencontre seulement avec l'absence même de la matrice, il est fermé parfois à l'une des extrémités de son calibre. C'est l'orifice externe ou inférieur qui est le plus souvent imperforé, ou bien il est bouché par une membrane externe plus ou moins lâche et formant ampoule à l'extérieur. Il est facile, dans ce dernier cas, de constater la nature de l'occlusion à l'éépoque menstruelle. Le doigt sent, au milieu du col, une saillie externe formée par le sang accumulé à l'intérieur de la matrice. C'est l'exemple le plus fréquent.

Ce vice de conformation est facile à découvrir par le toucher, surtout à l'époque des règles, par la tumeur que forme la matrice remplie de sang au fond du vagin. On le pratique, suivant le précepte de Courty, en faisant rapprocher les jambes à la jeune fille, au lieu de les faire écarter comme chez la femme. Le doigt bien graissé déprime l'hymen et pénètre facilement dans le vagin. Quel que soit l'obstacle, c'est au médecin de le lever, en opérant un débridement avec le bistouri ou par une simple ponction, s'il n'y a qu'une membrane mince à traverser. On évite sûrement les accidents résultant de l'entrée de l'air dans la matrice en aspirant le sang avec l'appareil Potain ou Dieulafoy et en en nettoyant la cavité ensuite, sauf à agrandir l'ouverture, s'il est nécessaire, après l'établissement régulier des règles.

Il s'est pourtant rencontré des cas où, malgré cette issue du sang après l'opération, les accidents et les douleurs de la rétention des règles ont persisté comme auparavant ; c'est lorsque la matrice est bifide, c'est-à-dire divisée par une cloison en deux cavités avec une seule ouverture. Il s'agit alors de les faire communiquer ensemble pour obtenir la cessation des accidents.

Il y a urgence, quand la rétention du sang à l'intérieur de la matrice est manifeste, à l'évacuer au plus tôt. Outre les accidents, les douleurs menstruelles en résultant, sa présence pendant des mois et des années peut développer des modifications et des lésions des trompes et des ovaires rendant impossible une fécondation ultérieure. Le docteur Puech a relaté plusieurs exemples d'opérées qui sont restées définitivement stériles, comme une conséquence fatale de cette négligence.

Une règle à suivre pour cette évacuation est de n'ouvrir qu'une issue étroite au sang, de telle sorte que l'écoulement s'en fasse lentement. L'évacuation subite d'une grande quantité, accumulée lentement et distendant la matrice et même les trompes, les empêche de revenir immédiatement sur elles-mêmes et peut provoquer des inflammations locales et des fièvres de mauvais caractère, dit Velpeau. Des observations relatent ainsi que le sang fut lancé à plus d'un mètre de distance et que trois ou quatre pintes jaillirent par un large jet dans la cuvette et hors du lit. La mort en fut le triste résultat, tandis que par une évacuation lente, durant plusieurs jours, la guérison est presque infaillible.

C'est en négligeant d'agir ainsi que les accidents vont en s'aggravant à chaque époque menstruelle. En s'accumulant dans la matrice, le sang la distend chaque mois davantage au point de simuler la grossesse. Il ne faut jamais compter sur la rupture spontanée de l'obstacle, comme il en existe quelques exemples ; d'autant moins que l'ouverture incomplète, insuffisante en résultant, serait toujours un cause fatale de la stérilité. Si mince que soit la membrane à diviser, elle est ordinairement dense, serrée et résistante au point de ne pas céder. La mort arrive presque toujours avant cette terminaison dont voici un exemple.

Une fille de seize à dix-sept ans était souffrante depuis quelques mois, surtout depuis trois à quatre époques correspondantes aux règles. Mauvais teint, maigreur considérable, appétit nul, bas-ventre volumineux, chaud et douloureux au toucher, sans former de véritable tumeur. L'examen du col de la matrice n'offrit aucune trace d'ouverture, sauf un point saillant au centre donnant au doigt la sensation d'un corps mou et presque fluctuant.

Le docteur Bertet, d'accord avec le médecin ordinaire, demanda à pratiquer la ponction, assurant à la malade et à ses parents qu'il n'y avait ni douleur ni danger à craindre et une guérison presque certaine et immédiate à en espérer, tandis que l'aggravation, la mort même pouvait suivre leur refus. La peur de toute opération et la douleur redoutée de l'introduction du doigt dans le vagin, par la présence d'un hymen épais et résistant, les empêcha néanmoins d'accéder à ces sages conseils et, quelques mois plus tard, cette jeune fille succombait victime de sa pusillanimité.

L'*oblitération accidentelle* est la moins dangereuse, l'ancienne ouverture pouvant toujours être rétablie. L'inflammation et l'ulcération du col en sont les plus fréquentes causes par l'adhérence totale ou partielle résultant de la cicatrisation des parties en rapport, comme on le voit souvent des lèvres à la suite des brûlures de la bouche. Les cautérisations au nitrate d'argent ou de mercure la déterminent parfois et si elle ne se produit pas plus souvent entre ces deux lèvres en contact permanent, c'est que les eschares de ces cautérisations d'une part, le mucus qu'elles sécrètent de l'autre, remplissent l'office de corps isolant entre elles.

Elle succède, le plus souvent, à un accouchement laborieux, par les déchirures en résultant, et est d'autant moins une cause de stérilité absolue que l'écoulement du sang ou des liquides de la matrice ménage ou réserve le plus ordinairement un pertuis qui suffit parfois à une nouvelle fécondation. L'oblitération ne se découvre qu'à l'accouchement consécutif à celui qui l'a provoquée. La dissection de la cicatrice est alors nécessaire, et c'est à en prévenir la reproduction qu'il faut s'appliquer en maintenant la dilatation de l'orifice.

Dans un travail récent sur ce sujet, couronné par la Société médico-chirurgicale de Liège, le docteur Piron a rapporté 22 exemples de cette occlusion accidentelle. Il l'avait rencontrée au second accouchement d'une femme de vingt-deux ans, dont le premier, terminé au forceps, avait provoqué cet accident. Des granulations ayant été cautérisées avec le nitrate d'argent, une cicatrisation adhésive réunit les lèvres du col, après la conception, et oblitéra complètement l'ouverture. Au moment de l'accouchement, l'application du spéculum permit de constater seulement une espèce de sillon à la place normale du col. Il essaya de l'érailler avec l'ongle, mais en vain; il dut faire une incision avec le bistouri, en divisant les fibres transversalement, et l'agrandit ensuite. (*De l'occlusion de l'utérus*).

Qu'une oblitération aussi complète se rencontre en dehors de la grossesse et il faudrait nécessairement l'ouvrir pour l'écoulement du sang des règles et remédier à la stérilité consécutive, qui s'ensuivrait fatalement, comme dans l'oblitération de naissance.

Cette opération, sans être grave, a ses dangers : 3 femmes sont mortes sur 41 opérées, l'une par péritonite et les deux autres d'infection purulente. Mais la récidive est bien plus à craindre. 52 opérations ont été faites sur ces 41 femmes dont 3 chez une seule et 2 chez 7. Des 38 guérisons, 25 succédaient à l'imperforation originelle. L'oblitération accidentelle est donc moins fréquente que la première.

Orifice interne. Tout canal ayant deux ouvertures, celle qui s'ouvre à l'intérieur de la matrice peut subir des lésions analogues à l'ouverture externe. Plus étroite que celle-ci, elle est spécialement une cause fréquente de la rétention du sang des règles ou des hémorrhagies à l'intérieur de la matrice, surtout quand le sang est épais, visqueux, caillebotté. Le catarrhe utérin si ordinaire, en l'obstruant de ses mucosités abondantes, est encore une cause fréquente de stérilité, comme on le verra à *Maladies*.

Sans insister ici sur la constitution et l'étroitesse de ce conduit, servant au passage du germe mâle, on peut juger qu'il en est la plus fréquente barrière et le point d'arrêt principal. Il suffit que le col soit dévié ou déplacé, rétréci ou courbé, pour que le calibre de son canal en soit altéré, effacé, aussi bien que par l'oblitération ou l'obstruction de ses orifices. C'est donc la principale cause mécanique de la stérilité de la femme. L'impossibilité de la démontrer sur le vivant en diminue seule l'importance, mais les altérations précédentes de ses orifices, comme celles qui vont suivre, suffisent bien à en donner une idée exacte.

Le cathétérisme avec la sonde en gomme élastique ou une baleine pleine et la dilatation progressive de ce canal sont les moyens à préférer pour prévenir cette cause de stérilité. Il faut toujours avoir crainte de laisser porter le bistouri ou tout autre instrument tranchant pour agrandir cette ouverture, comme certains chirurgiens, trop expéditifs, sont dans l'habitude de le faire. Le recours à la fécondation artificielle est bien préférable et sans danger. L'imperforation originelle du col ou son oblitération accidentelle justifient seules l'emploi de l'instrument tranchant, quand les accidents de la menstruation font un devoir pressant de créer une voie artificielle à l'issue du sang.

Obstruction du col. Sans être fermée, ni oblitérée, l'ouverture de la matrice peut être obstruée, embarrassée par des corps étrangers, fixes ou mobiles, qui, en remplissant son calibre, sont autant de causes de stérilité par l'obstacle qu'ils forment au passage du sperme. Celle-ci n'a rien d'absolu sans doute et se trouve subordonnée au volume et à la consistance de ces corps étrangers. Le sang et les mucosités, les fausses membranes et les produits semi-liquides versés par la matrice dans ce conduit étroit, l'obstruent aussi bien souvent. Ce sont des causes fréquentes de stérilité passagère qui disparaissent du jour au lendemain, comme on le verra à *Stérilité par maladies*.

Il en est de même des granulations, des ulcérations et des bourgeons charnus remplissant le col d'une véritable végétation de fongosités, de brides ou de fausses membranes en résultant. Mais toutes ces lésions ne peuvent exister sans se faire sentir et manifester leur présence par des maladies, des écoulements ou des douleurs, surtout aux époques menstruelles. Tôt ou tard, l'obstruction détermine sûrement des désordres fonctionnels. C'est à la femme de se soumettre à l'examen du médecin qui pourra toujours, à l'aide du spéculum et du passage d'une sonde, juger de l'obstruction du canal ou de sa perméabilité.

Il est facile, dans toutes ces obstructions, d'établir un diagnostic certain. Leur pronostic n'a en général rien de bien grave, quant à la stérilité, puisqu'il suffit d'enlever la production anormale pour la faire cesser. Les femmes doivent pourtant être soucieuses de ne pas laisser pénétrer dans cet orifice pour le fourgonner, le ramoner, le curer, le brûler ou le couper, comme Récamier et Lisfranc l'avaient mis autrefois à la mode en France et dont l'usage s'est transmis aux Etats-Unis. La guérison de la stérilité n'exige jamais des moyens aussi brutaux : le danger de mort permet seul d'y recourir.

Mais il en est autrement lorsque des corps organiques viennent former un obstacle à demeure, imperméable et fixe, au passage et à la progression des animalcules spermatiques. Des opérations délicates et laborieuses sont toujours nécessaires pour les faire disparaître. Tels sont les calculs, les polypes, les rétrécissements, indiqués séparément pour mieux les distinguer.

Calculs. Des concrétions pierreuses ont été rencontrées sur le cadavre, mais très exceptionnellement constatées sur le vivant. Elles peuvent se former dans la matrice et tomber dans le col où elles sont arrêtées et s'incrustent. A l'obstacle que ces calculs forment et au bruit qu'ils rendent en les touchant directement avec un stylet ou une sonde métallique, ils ne peuvent être confondus avec aucun corps mou. Un tubercule cru, crétacé ou crayeux pourrait seul les simuler. Et encore celui-ci étant toujours enchatonné dans les tissus ne pourrait simuler qu'un calcul de même nature.

L'extraction est le seul traitement et si, par son volume, il y avait danger de déchirer ou contondre les tissus, mieux vaudrait le broyer préalablement sur place, comme on le fait dans la vessie.

Polypes. Il se développe spontanément à l'intérieur du col de la matrice, et surtout à la partie supérieure et interne de ce canal, de petites granulations sous forme d'excroissances charnues, de végétations pédiculées, absolument comme de petites groseilles rouges ou blanches, dont l'accroissement graduel l'obstrue parfois complètement. Ce sont des polypes muqueux. Ils sont mous et se décèlent ordinairement à l'extérieur par un suintement de sang, plus ou moins abondant, selon leur volume et leur vascularité. Ils n'acquièrent jamais qu'un développement très limité, en raison de leur siège, et s'écrasent facilement sous le doigt.

D'autres se développent à l'intérieur même de la matrice et végètent aux dépens de son tissu en formant de véritables tumeurs globuleuses, ovoïdes, qui, du volume primitif d'un grain de chènevis, s'accroissent plus ou moins lentement jusqu'à celui d'une grosse poire. Ils varient ordinairement entre celui d'une cerise et un œuf de poule ; adhérant au tissu même de la matrice par un pédicule, une queue plus ou moins grosse et longue comme celle d'un fruit.

Tels sont les polypes ou fibromes dont la présence et le développement se manifestent par un écoulement sanguin plus ou moins continu ou intermittent. C'en est le signe le plus fréquent et le plus grand danger, jusqu'à ce que, par leur poids ou leur volume, ils apparaissent à l'ouverture et descendent dans le vagin, soit périodiquement à l'époque des règles, soit d'une manière continue. Ils sont une cause de stérilité par l'obstacle qu'ils opposent à l'arrivée des spermatozoïdes sur l'ovule.

En rentrant et en sortant alternativement de la matrice, comme il n'est pas rare, ces polypes font méconnaître leur présence dans l'intervalle. Une dame de quarante ans, intelligente, instruite et très impressionnable, qui sentait et touchait même, en faisant sa toilette, un corps étranger descendant assez bas, se présente à l'un des plus éminents accoucheurs. Après examen, il lui affirme qu'elle n'avait rien du tout, sauf dans l'imagination. Peu de temps après, elle se présente à un autre qui constate un polype, en battant de cloche, gros comme une noix. Il prend jour pour l'opérer avec son médecin ordinaire et quand tout est préparé, la femme en place et découverte, il n'y avait plus rien d'apparent. Il fallut attendre l'époque suivante des règles, où elle fut opérée avec succès.

La stérilité toute mécanique, produite par la présence de ces polypes, est heureusement fort rare, car ils ne se manifestent ordinairement qu'à un certain âge, après que la femme a eu des enfants. Elle est d'ailleurs presque une faveur spéciale. Quand la femme conçoit dans ces conditions, elle avorte souvent par les contractions prématurées, provoquées par la présence du polype comme corps étranger; quand elle arrive à terme, sa délivrance n'a lieu souvent qu'au prix des plus graves complications et de grands périls, par les hémorrhagies qui sont le plus à craindre.

Une femme de trente-huit à trente-neuf ans était ainsi arrivée au dernier degré de l'anémie, épuisée par les suintements sanguins presque continuels qu'elle éprouvait depuis quatre ans. Elle n'avait plus que quelques semaines à vivre, d'après l'avis conforme de quatre médecins, lorsqu'elle fut opérée par le serre nœud, sans perdre une seule goutte de sang. L'anse fut serrée avec une telle lenteur qu'il fallut une heure et demie pour sectionner le pédicule. Aucun accident ne survint et, deux ans après, cette dame était devenue si grasse et si fraîche que son opérateur ne la reconnaissait plus. Elle était bien réglée et parfaitement susceptible de devenir enceinte.

Malgré l'apparence effrayante de cette cause de stérilité chez les jeunes femmes, elles ne doivent pas s'en alarmer outre mesure. L'instrument tranchant n'est plus indispensable pour enlever ces végétations. Leur excision est rendue de plus en plus facile avec l'anse métallique, l'écraseur, l'anse galvano-caustique, sans douleur ni danger d'hémorrhagie. Elles ne sont plus une cause de mort et ne déterminent jamais qu'une stérilité passagère.

Atrophie du col. La comparaison la plus exacte à donner de cet état originel de l'ouverture de la matrice est une bouche excessivement étroite, avec amincissement extrême des lèvres, comme on l'observe fréquemment chez les vieillards. L'ouverture, très petite, est plate, sans saillie, et coïncide avec un corps incomplet de l'organe. La stérilité en est la conséquence fréquente et quand la conception a lieu exceptionnellement, une fausse couche survient dès les premiers mois, faute d'espace pour le développement du fœtus.

Heureusement fort rare, ce vice de conformation originel ne comporte aucune modification. Éviter l'avortement en cas de grossesse est la seule précaution à prendre en gardant la position horizontale; des lavements et des bains tièdes servent à modérer l'irritabilité de la matrice.

Un état analogue a été observé accidentellement par le docteur Bertet sur cinq ou six femmes nerveuses, très maigres, ayant eu un seul enfant. Le col n'existait presque plus et se réduisait à une sorte de bourrelet à peine distinct, comme s'il avait été refoulé ou comprimé de bas en haut. Ainsi aplati, l'orifice était large, arrondi, en forme de godet, sans profondeur, le canal cervical n'existant plus.

La stérilité est d'autant plus fatale avec cette ouverture béante que le corps même de la matrice est raccourci, globuleux, arrondi et dur. L'orifice interne des trompes doit en être modifié et tout s'oppose à la conception. Un régime très nourrissant et tonique, sans être excitant, avec des douches locales est le meilleur traitement à employer.

Conicité du col. Signalée par Lisfranc le premier en France, il y a un demi-siècle, cette forme anormale est passée longtemps inaperçue. On en a fait un attribut transitoire des femmes vierges et nubiles, tendant à s'effacer par la défloration; d'autres médecins en ont nié l'existence, tandis que cette déformation est reconnue aujourd'hui par tous comme une cause fréquente de stérilité. « 19 fois sur 20, elle rend les femmes stériles, avait dit Lisfranc, et j'ai toujours appris, en les interrogeant, ajoute-t-il, que celles qui avaient été assez heureuses pour devenir enceintes n'avaient fait ordinairement qu'un enfant et très rarement deux. »

Cette forme aiguë ou pointue, dite en toupie, se retrouve très ressemblante sur le gland. Un nom spécial lui a même été imposé par Tardieu en le rencontrant chez les pédérastes, dont il a fait à tort le stigmate. Cette déformation spontanée chez la femme prouve qu'elle peut exister de même chez l'homme.

Aucun accident ne décèle ordinairement cette malformation, sinon quelque souffrance par la lenteur, la difficulté de l'écoulement des règles et à laquelle la femme ne fait pas attention. La stérilité persistante en est l'unique signe et l'examen peut seul déceler cette cause.

La stérilité est presque inévitable dans ces conditions. En s'effilant, le col s'allonge et l'ouverture rétrécie qui se trouve à la pointe ne peut retenir le sperme ni le laisser passer. Bien plus, le gland, ne se trouvant pas retenu par lui, glisse d'autant plus facilement à côté qu'il est aigu et crée ainsi une fausse route où il dépose la semence. Tel est le double mécanisme de cette stérilité, comme l'indique très bien le passage suivant :

« Les femmes atteintes de la conicité du col avec « un orifice ponctué sont pour la plupart stériles ; « non seulement les dimensions trop petites de « l'orifice constituent un obstacle sérieux à l'entrée « du sperme, mais encore, par suite de l'allonge-

« ment et de la conicité de la partie intra-vaginale,
« il se forme pendant la copulation une poche entre
« le col et une paroi du vagin, poche que M. le
« professeur Pajot a appelé avec beaucoup de jus-
« tesse *fausse route*, et dans laquelle la semence
« se perd inutilement. » (*Journ. de thérap.*, n° 19, 1880.)

Le hasard seul d'une intromission incomplète ou d'un pénis très court peut aider à la fécondation. La dilatation de l'ouverture est aussi indiquée et un moyen très simple, comme la promenade pendant l'écoulement des règles, peut la favoriser. Le poids du sang dans la position verticale et le mouvement peuvent faciliter la distension du canal étroit, s'il est dilatable par des fibres circulaires.

Autrement, le plus sûr moyen est une incision des deux côtés, comme Lisfranc l'a pratiquée avec succès. En agrandissant cette ouverture, on diminue la pointe, l'effilement du col et par conséquent son abaissement. Il se trouve alors dans des conditions presque normales.

Orifice semi-lunaire. L'une des deux lèvres du col est parfois originellement plus épaisse et volumineuse que l'autre et celle-ci lui cède forcément la place. A l'état normal, la lèvre antérieure est ordinairement plus volumineuse, tandis que dans la majorité des cas, c'est elle qui est coiffée, recouverte partiellement par la lèvre postérieure sur laquelle porte cet épaississement morbide. L'orifice ou ouverture est ainsi recourbé en forme de croissant, dont la concavité est en avant. D'où le nom de semi-lunaire.

Cette malformation est sans influence sur la santé et peut rester inaperçue, si l'écoulement des règles n'en est pas gêné. Mais elle est une cause puissante de stérilité, d'après Courty. Le gonflement ou l'engorgement hypertrophique de ces lèvres la détermine souvent, en diminuant ou obturant l'ouverture du col, sinon en la bouchant complètement. Des règles difficiles, douloureuses en sont le premier signe et si la dilatation mécanique ne peut être obtenue, il faut recourir sans hésiter à l'ignipuncture dans la partie la plus gonflée et volumineuse. Deux ou trois piqûres avec une fine aiguille, chauffée à blanc, en diminuant ce boursouflement, ont suffi à rendre l'ouverture plus apparente et en continuant ces applications à plusieurs jours d'intervalle, on obtient la disparition de cet obstacle à la fécondation.

Ectropion du col. A la suite des déchirures étendues du col de la matrice, restant inaperçues et sans soins après les accouchements laborieux, il se produit parfois un engorgement, un gonflement considérable des lèvres, qui, déchirées sur les côtés, se renversent en dehors en formant deux bourrelets. Des écoulements abondants en résultent et le relâchement de la partie interne ne tarde pas à faire hernie à l'extérieur en bouchant ou fermant complètement l'orifice. D'où une déformation considérable du col et la stérilité consécutive.

En entretenant des douleurs, des écoulements et des ulcérations locales avec des troubles variés des règles, cet obstacle se révèle surtout par l'anémie et les accidents nerveux qui en sont la conséquence. De véritables accès hystériques, des convulsions cataleptiformes ont ainsi été observés. On a même prétendu que le cancer pouvait s'ensuivre...

Découverte aux États-Unis, il y a vingt ans à peine, cette déformation du col y paraît très fréquente. Une importance considérable, exagérée, lui est accordée dans la stérilité et toutes les affections nerveuses des femmes, sans que cette opinion soit partagée en Europe. Il semble donc que l'habitude, si répandue en Amérique, d'inciser le col pour en agrandir l'ouverture contre la stérilité même, ait contribué à produire cette nouvelle lésion, comme des exemples authentiques en ont été relatés.

De là, l'opération grave et délicate, laborieuse, imaginée pour y remédier. C'est l'avivement des bords même de la déchirure et leur réunion par la ligature, avec des fils d'argent, après avoir réduit ou fait rentrer la portion exubérante. Des centaines d'applications en ont été déjà faites aux États-Unis, tandis que l'on en a trouvé seulement deux fois l'indication à la Maternité de Paris et autant à Londres dans ces dernières années. C'est la trachélorrhaphie ou opération d'Emmet. (*Dictionn. annuel*, 1882.) Elle ne doit donc pas être faite à la légère. Les cas seuls où cette lésion constitue une véritable maladie, douloureuse et incurable autrement, autorisent à tenter cette opération, en s'en gardant bien tant qu'elle ne provoque ni souffrance ni désordre, comme l'a jugé tout récemment la Société obstétricale de Londres.

Rétrécissements. Les conduits longs et étroits, sinueux et déliés, que les germes humains ont à parcourir pour se rencontrer font de cette altération une cause fréquente de stérilité. Si filiforme est leur calibre que la moindre étroitesse suffit à les oblitérer et la migration de ces organismes, aussi microscopiques qu'on les suppose, en est immédiatement suspendue, arrêtée. Dans l'impossibilité de les apprécier dans la profondeur des tissus, il est bien permis de juger des rétrécissements qui peuvent se former dans la continuité du conduit des trompes par exemple, d'après ceux qui se rencontrent à leur orifice interne après la mort.

Ils se forment et siègent de préférence, en effet, à l'ouverture ou aux orifices de ces canaux. Ceux du col de la matrice sont très manifestes et constituent une cause grave et assez fréquente de stérilité en s'opposant à la pénétration du sperme et de ses animalcules. L'écoulement du sang des règles, même sans douleur, n'est pas toujours une garantie que l'ouverture soit suffisante à leur introduction. Le sang, pressé et poussé par son propre poids, n'a qu'à descendre et peut distendre le canal, en effacer les brides, les replis, et s'échapper au dehors; le sperme, au contraire, doit lutter contre les lois de la pesanteur sans aucun soutien pour faciliter son ascension. Tel rétrécissement, permettant au sang de filtrer goutte à goutte dans la station verticale surtout, devient un obstacle, une digue infranchissable aux spermatozoaires dans la position horizontale.

Originels ou déterminés accidentellement par les contusions, les déchirures, les maladies de cet organe, ils doivent être distingués pour en établir plus clairement la gravité et le traitement.

Rétrécissements originels ou de naissance. Au-dessous de deux millimètres commence l'étroitesse de l'orifice externe du col de la matrice. Dans certains cas rares, la capillarité est telle qu'il est imperceptible, invisible à l'œil nu. La dépression manque alors et cet orifice est marqué tout simplement par un trou d'aiguille. C'est le véritable rétrécissement congénital.

Quand l'ouverture se trouve à son siège normal au centre du col, il est ordinairement facile d'en constater le rétrécissement par l'application du spéculum. Fut-il fin comme un cheveu, son existence se découvre au moment des règles par le suintement du sang qui en marque la place. Néanmoins, il est parfois si imperceptible qu'il faut y regarder avec un verre de loupe pour le reconnaître. Chez deux femmes déclarant avoir leurs règles, la surface saine du col était si unie que le professeur Pajot ne put distinguer sûrement à l'œil nu aucune ouverture.

L'écoulement difficile et douloureux des règles est souvent la conséquence de ce rétrécissement natif, originel, (V. *Dysménorrhée.*) mais la stérilité en résulte encore plus fréquemment. Il n'y a donc pas lieu, en pareil cas, d'imiter cet accoucheur qui, ne trouvant pas d'orifice chez une femme en travail, ni avec l'index, ni avec le spéculum, fit imprudemment une incision avec le bistouri pour la sortie du fœtus; la femme en mourut nécessairement. Dès que le sang a coulé ou qu'il y a grossesse, une ouverture existe ; si filiforme soit-elle, il s'agit de la chercher avec soin, car elle peut être déplacée et même fermée. A la suite d'ulcérations du col, les bords peuvent s'agglutiner, se cicatriser et se fermer complètement, comme des exemples s'en sont rencontrés chez de jeunes vierges, sinon au moment de l'accouchement. Mais la cicatrice, par sa blancheur, est toujours apparente et peut être ouverte sans danger avec l'ongle aiguisé ou autrement.

Malgré l'écoulement normal et sans douleur du sang des règles, cette sténose ou étroitesse extrême de l'orifice externe du col de la matrice est une cause de stérilité réelle chez certaines jeunes femmes. Il suffit de le dilater, l'agrandir par l'introduction d'une sonde en gomme élastique ou en baleine, pour que la grossesse en résulte immédiatement. Les exemples authentiques suivants, relatés par M. Pajot, en témoignent suffisamment.

Une dame de 25 ans, grande, bien constituée, d'une bonne santé habituelle et parfaitement réglée, était mariée depuis près de trois ans à un homme de 30 ans, de taille ordinaire, mais vigoureux, bien portant, et n'ayant jamais eu de maladie vénérienne. Pas de fausse couche, ni grossesse. Le vagin est étroit et ferme au toucher, sans humidité exagérée. L'utérus, bien en place, est de volume normal, sans aucun point douloureux. La vue confirme le toucher, mais on ne trouve aucune ouverture. Une ligne blanchâtre, de deux millimètres d'étendue environ, se voyait au fond de la cupule de l'extrémité du col, sans trace d'ouverture même au stylet. L'instrument éprouve de la résistance à pénétrer et rend évident que la ligne nacrée, très apparente, est une cicatrice des bords de l'orifice, soudés ensemble, soit avant la naissance, soit après.

Cependant cette dame était régulièrement réglée depuis l'âge de 15 ans, sans retard et surtout sans souffrance ni douleur. L'examen est dès lors renouvelé à la loupe qui permet d'apercevoir tout à fait à la commissure gauche de la cicatrice, un orifice capillaire, imperceptible à l'œil nu par son exiguïté. Le stylet y pénétra et témoigna de la perméabilité du col. La stérilité ne pouvait donc être attribuée qu'à cet état très insolite de l'orifice utérin.

La dilatation fut faite d'abord avec un stylet de plus en plus volumineux, puis avec un dilatateur métallique et c'est après six semaines seulement que l'ouverture avait l'étendue d'un centimètre. Dès lors la défense absolue, faite au mari, fut levée à l'époque des règles et ce fut la dernière. Une grossesse survint immédiatement. L'accouchement a eu lieu en 1872 avec issue heureuse pour la mère et l'enfant.

Mme X..., âgée de 24 ans, est une belle jeune femme, cheveux blond chatain, peau blanche, magnifique constitution, bonne santé, bon appétit, bon sommeil, pas de maladies antécédentes, fonctions régulières, caractère placide, mariée depuis quatre à cinq ans, sans enfants. Menstruation régulière, sang rouge, jamais de douleurs. L'orifice externe est invisible à l'œil nu.

Mari jeune, vigoureux, spermatozoaires abondants et vivaces.

Dilatation graduée de l'orifice. Grossesse immédiate, accouchement heureux et kyrielle d'enfants ensuite.

Mme de C..., 32 ans, est mariée depuis quatre ans, sans enfants. Tempérament lymphatique, maigre, bien réglée, jamais de douleurs pendant la menstruation, sang rouge deux jours. Orifice externe presque invisible.

Dilatation graduée après un examen très satisfaisant du mari. Grossesse deux mois après, second enfant depuis.

Mme T..., habitant la province, assez maigre, nerveuse, a quatre ou cinq ans de mariage sans enfants. Elle est bien réglée, sans douleurs. Orifice de un millimètre à peine.

Dilatation graduée après examen suffisamment satisfaisant du mari. Dans les trois mois suivants, grossesse et accouchement heureux ensuite. Second enfant depuis.

La stérilité peut donc exister sous l'influence unique d'une étroitesse extrême de l'ouverture externe du col, sans déterminer aucune douleur pendant la menstruation. Elle suffit dès lors à justifier la dilatation de cet orifice et à y recourir avec précaution. C'est par ce moyen simple et inoffensif de la dilatation instantanée de l'orifice externe, pendant deux à trois minutes seulement, pratiqué exclusivement depuis de nombreuses années contre la stérilité, que l'auteur a donné des enfants à bon nombre de gens mariés depuis quatre, cinq, six et jusqu'à quatorze ans d'une union stérile. La dilatation latérale, dirigée sur les côtés, s'est montrée des plus utile et fructifiante. En créant ainsi une fente transversale, de un à deux centimètres d'étendue, l'orifice prend la forme qu'il a après l'accouchement par deux petites lèvres ou rebords saillants : disposition la plus favorable à la rétention d'une petite quantité de sperme entre les deux lèvres artificielles.

Arrivée graduellement à ce point, la dilatation obtenue sans déchirure ni hémorrhagie, ne revient que lentement sur elle-même. Il ne s'agit dès lors pour le mari, dont la richesse spermatique a été constatée, qu'à prendre ses mesures pour s'engager sans relâche dans les voies qui lui sont ouvertes.

Il n'est jamais nécessaire d'aller jusqu'à l'incision du col, pour le débrider plus vite et l'ouvrir largement *d'un seul coup*, comme le font encore quelques chirurgiens américains. Cette audace est injustifiable et condamnée par les nombreux insuccès et les malheurs qui en sont résultés. Les plus légères opérations pratiquées sur la matrice exposent les femmes impressionnables aux plus grands dangers et même à la mort. Quand la santé ni la vie ne sont en jeu, il n'est pas permis au médecin de les compromettre pour cause de stérilité ; d'autant moins que la grossesse ne résulte pas à coup sûr de ce procédé et que la dilatation suffit à l'obtenir, comme le démontrent les exemples précédents.

La simple dilatation amène parfois des accidents redoutables. L'inflammation de la matrice et des péritonites en ont été la suite par des efforts trop prolongés pour produire une dilatation immédiate, soit avec l'éponge préparée ou d'autres corps étrangers, fixés à ce dessein dans le col. La sonde, poussée trop loin, s'est aussi perdue en perforant le fond de la matrice. D'où est résulté le terme de *sonde perdue*, créé pittoresquement par l'illustre Récamier, rendant compte à l'Académie de médecine, en 1846, de plusieurs cas de cet accident. Il faut donc se résigner à ne pas y recourir, malgré toutes les précautions, chez les femmes dont la matrice irritable ne permet pas d'y toucher sans provoquer des accidents nerveux ou inflammatoires.

Dans un cas de stérilité par étroitesse de l'orifice externe, une tige de laminaire canaliculée, introduite dans l'après-midi par le professeur Pajot, ne tarda pas à provoquer des douleurs si violentes pendant la nuit qu'il fut mandé en toute hâte. Un frisson avait eu lieu et de la sensibilité profonde existait au-dessus du pubis. Le corps étranger fut immédiatement retiré et des injections émollientes et narcotiques, un bain de son prolongé, des cataplasmes laudanisés conjurèrent heureusement ces premiers accidents. En pareil cas, que n'eût pas produit la moindre incision?

Quand la stérilité persiste, après la dilatation de l'orifice externe, il est indiqué de pénétrer plus profondément pour dilater ou déboucher l'orifice interne dont l'étroitesse ou le rétrécissement peut seul l'entretenir. Du sang, des mucosités ou des fausses membranes provenant de l'intérieur de la matrice suffisent à cet effet. La dysménorrhée membraneuse exige ainsi spécialement le cathétérisme des deux orifices interne et externe du col à la fois, avec des précautions toutes spéciales.

Rétrécissements acquis. L'accouchement laborieux, en contondant ou en déchirant l'ouverture de la matrice, détermine parfois son rétrécissement par la cicatrisation, au point de l'oblitérer, comme on l'a vu précédemment. La cause la plus fréquente est l'inflammation de ce canal dont l'influence, en le courbant, le déviant, le gonflant, en diminue le calibre jusqu'à ne plus laisser passer le fluide spermatique. Toutes les ulcérations, chancres ou ulcères survenant dans ce conduit, comme toutes les plaies qui y sont faites, incisions ou scarifications, peuvent en rétrécir consécutivement le calibre. Les cautérisations au fer rouge, dont on abusait autrefois pour guérir ces ulcérations, contribuent surtout à produire un rétrécissement cicatriciel.

Ils se manifestent par la difficulté de l'écoulement des règles et les douleurs, les coliques en résultant. Ce signe et la stérilité suffisent à en faire préjuger l'existence.

La dilatation progressive et persistante avec les

sondes, les éponges ou autres dilatateurs sont les plus sûrs moyens à employer. Il suffit d'une si petite ouverture pour la pénétration des spermatozoaires qu'en recommandant des tentatives de fécondation à l'époque propice, aussitôt après la dilatation, on peut en obtenir le succès immédiat.

Déviations ou changements de situation. Beaucoup de femmes stériles n'offrent d'autre lésion apparente qu'une version ou flexion du corps de la matrice, déterminant le déplacement de l'extrémité inférieure de son col ou ouverture. Au lieu de se trouver dans sa situation normale, au centre même du fond du vagin — de manière que la femme étant couchée sur le dos, les jambes fléchies, il est dans la position la plus favorable pour que le pénis bien conformé projette directement le sperme sur son ouverture pour la fécondation — cet orifice se rencontre fléchi ou arc-bouté contre les parois du canal vaginal en avant, en arrière ou latéralement.

Il y a déviation de la matrice chaque fois que la pointe du doigt trouve le col placé de la sorte. Son ouverture externe en est ainsi obturée, bouchée et perd fatalement ses rapports avec l'organe mâle. Elle ne peut dès lors recevoir, aspirer le sperme, à moins qu'une contraction spasmodique favorable, produite sous l'influence du spasme cynique, ne les rétablisse soudainement. De là le rôle important que ces déviations jouent dans la production de la stérilité féminine.

Il n'en faut pourtant pas faire, comme Roubaud,

une cause à tout expliquer dans les cas douteux. Mais ces déviations, plus ou moins accentuées, sont très fréquentes, en raison même de la situation de la matrice. Suspendue par des ligaments susceptibles d'altération, entourée et soutenue par des organes creux, comme la vessie et le rectum qui se remplissent et se vident alternativement, exposée de plus à toutes les excitations, les congestions, les secousses, les chocs, les distensions, les tiraillements, les déplacements et surtout les maladies de son emploi, elle perd facilement son équilibre. Que l'une de ses parties s'engorge, s'hypertrophie ; que l'une de ses attaches faiblisse, se relâche, ou que l'un de ses soutiens naturels fasse défaut, et voilà le berceau du genre humain entraîné deci, delà, par son propre poids à la dérive. De là des abaissements, des chutes ou prolapsus, des inversions de la... mère à tout le monde, qui en font autant de causes de stérilité.

Aucune souffrance ni symptômes morbides ne résultent ordinairement de ces déviations. Beaucoup de femmes, qui en sont atteintes à un degré extrême, ne s'en doutent même pas. D'autres n'ayant qu'une déviation insignifiante sont dans un état nerveux alarmant, avec tristesse et hypocondrie, idées noires, qui dépendent le plus souvent d'autres causes concomitantes, sinon de la stérilité lorsqu'elle existe. C'est principalement par ce symptôme qu'elles méritent d'attirer leur attention.

Heureusement, ces causes ne sont pas aussi absolues à cet égard que beaucoup de médecins le pensent. Une opinion différente sépare ainsi les deux gynécologistes français à la tête de l'enseignement sur ce sujet. Les flexions sont des causes de stérilité pour le professeur Courty de Montpellier, tandis que d'après le professeur Pajot, de Paris, les déviations ne sont qu'une difficulté pour la fécondation, jamais une impossibilité, quand les époux ne présentent pas d'autres causes de stérilité. Des grossesses, dit-il, ont été observées avec tous les genres de déviations, aussi extrêmes que possible. En voici un exemple frappant.

Une dame étrangère le consultant, avait la matrice dans un tel état de rétroflexion qu'elle ressemblait à une cornue. Le fond se trouvait de beaucoup au-dessous du col, dans le cul-de-sac recto-vaginal.

Toutes les célébrités de Prusse et d'Autriche consultées, l'éminent professeur Scanzoni entre autres, l'avaient avertie de la difficulté d'une grossesse avec une pareille déformation, et l'accoucheur parisien fut du même avis. Heureusement, il n'employa pas l'instrument alors fort à la mode pour redresser l'utérus et se borna à attendre.

Malgré la continuité des soins, M. Pajot ne pensait pas à la grossesse, lorsqu'une syncope et des douleurs abdominales furent le signal du redressement brusque de la matrice. C'était l'effet d'une grossesse absolument méconnue jusque-là et qui était arrivée à cinq mois. Cette dame accoucha naturellement et, par son séjour au lit pendant les deux mois consécutifs à sa délivrance, la matrice se rétablit dans sa position normale.

Est-il bien utile, dès lors, d'insister ici sur toutes ces différentes déviations du col de l'utérus, produites par la bascule même de son corps dans le sens opposé? Les causes en sont si diverses et leurs variétés si nombreuses, les degrés si différents, qu'il faudrait entrer dans une foule de détails techniques, incompréhensibles à nos lecteurs. Que par la version ou flexion du corps en avant ou en arrière, le col soit dévié dans le sens opposé, son orifice externe sera également hors de la portée de l'éjaculation. Il en sera à peu près de même s'il est déjeté à droite ou à gauche, et la stérilité sera en rapport avec le degré et l'intensité de ces déviations, sans que maris ni femmes puissent rien en savoir que par sa manifestation.

La cause en est toute mécanique par les changements de situation de l'ouverture de la matrice et son opposition avec celle du pénis. Le sperme ne pouvant plus passer directement de celle-ci dans celle-là est versé inutilement et perdu dans les profondeurs du vagin. Que le col soit porté en avant ou de côté, l'éjaculation se fait au-dessous et en arrière, en produisant ces fausses routes vaginales, amples et profondes, où le sperme est déposé habituellement. Une position inverse des conjoints et quelques précautions à prendre pour corriger ces rapports anormaux dans le coït, sont dès lors les moyens les plus simples et naturels d'empêcher cette stérilité fatale.

Les époux pourraient sans doute, par le toucher avec l'index, pourvu du tact explorateur, parvenir à sentir et distinguer le col à sa forme conique et sa consistance ferme, lorsqu'il occupe sa place normale; mais il n'en est plus de même s'il est déplacé. L'homme de l'art éprouve parfois bien de la difficulté à le découvrir, caché qu'il est souvent dans les replis du vagin, ou perdu profondément en avant ou en arrière, sinon hors d'atteinte par son élévation, son imperceptibilité. Le gland, dépourvu du tact, le touche, le heurte, le choque même ou passe à côté, sans en percevoir ni en transmettre aucune sensation; ce n'est que dans l'état morbide : engorgé, enflammé ou ulcéré, qu'il transmet ces attouchements à la femme par la douleur qu'elle en éprouve.

L'examen du médecin peut donc seul découvrir ces causes fixes, stables, persistantes de stérilité et indiquer les moyens convenables pour y obvier. On ne guérit pas, en effet, les déviations utérines, enseignait Velpeau il y a quarante ans, lorsqu'on inventait et l'on appliquait le plus de machines et d'instruments pour y remédier. Les pessaires de toutes sortes : en gimblettes, bilboquets, huit de chiffres; ballons à air, sachets, éponges, redresseurs, ont tour à tour été imaginés et appliqués topiquement sans succès; heureux quand les femmes n'ont pas éprouvé d'accidents par la présence, le séjour de ces corps étrangers.

L'argument le plus convaincant à invoquer contre le traitement mécanique de ces déviations est la grossesse. Un enfant en se développant dans la matrice, la redresse forcément en s'élevant dans l'abdomen. Elle reprend alors presque toujours sa position normale et le remède à la stérilité devient ainsi le meilleur moyen de guérir la déviation qui l'entretenait. Mais, si l'on examine la femme un an après son accouchement, on retrouve à peu de chose près la déviation au même degré qu'avant la grossesse. Le prolapsus ou chute de la matrice et les versions latérales droites font seules exception à cette règle. (*Pajot.*)

Des opérations graves, dangereuses, ont aussi été tentées pour réduire ces déviations en introduisant dans la matrice des instruments pour la redresser et la maintenir. Ce sont les redresseurs et les tuteurs utérins. On a même essayé de fixer chirurgicalement le col déplacé dans sa situation normale. Mais ces tentatives audacieuses pour guérir une légère infirmité, dans la plupart des cas, n'ont tourné qu'à la confusion de leurs auteurs en amenant des résultats opposés à leur but. En voulant sonder la matrice pour mieux déterminer la cause de la stérilité, on s'expose à détruire une grossesse commençante de quelques semaines, dont on ne peut avoir aucune présomption, comme dans l'exemple précité.

Toutes ces méthodes exploratrices, ces agents contentifs sont aujourd'hui à peu près abandonnés. L'expérience a servi et ils sont passés de mode avec justice. On n'y recourt plus guère que dans les déplacements graves de la matrice, sa descente, comme simple moyen de contention et de soutien. Dans toutes les autres déviations, le toucher simple ou l'examen au spéculum suffisent ordinairement à reconnaître ces lésions, et une femme prudente, soucieuse de sa santé et de sa vie, ne doit jamais se laisser introduire ces divers instruments, sans l'avis préalable d'un consultant expérimenté.

Une règle aussi simple que sûre peut et doit être observée quand le cathétérisme ou sondage de la matrice est jugé absolument nécessaire : c'est de ne le pratiquer *jamais* que huit à dix jours après les règles, avec abstention absolue de rapports conjugaux dans l'intervalle. Il faut s'en priver dans tous les cas où les règles manquent, et attendre au moins jusqu'au quatrième mois pour juger s'il y a grossesse ou non. Un gynécologiste américain fort distingué, M. Gaillard Thomas, qui préconise avec enthousiasme sa pratique personnelle du cathétérisme utérin, dans tous les cas où il examine les malades pour la première fois, n'a jamais eu d'accidents, dit-il, que dans deux cas où l'avortement a été provoqué parce que la grossesse était ignorée. En s'exposant à un pareil malheur, des femmes stériles ne doivent donc jamais le permettre qu'en suivant la règle ci-dessus.

Au point de vue spécial de la stérilité toute mécanique résultant de ces déviations, par le défaut de rapport des orifices qu'elles entraînent, c'est dans les efforts mutuels des conjoints pour les rétablir artificiellement, pour ainsi dire, que sont les plus sûrs et les meilleurs moyens de la détruire. C'est en ramenant, autant que possible, le col de la matrice dans l'axe du vagin et en faisant dévier le pénis dans sa direction, de manière à rétablir l'opposition harmonique des deux organes, que consiste ce traitement naturel. L'influence des positions réciproques est si puissante à cet égard qu'en sachant la direction à leur donner et le but à atteindre, il n'est pas de miracle impossible à réaliser. On sait qu'à défaut d'autre route, chez une femme complètement impuissante, son amant réussit à la féconder par l'anus, ce qui fit admettre et légitimer cette voie par l'Église, ainsi que nous l'avons relaté dans l'*Impuissance physique et morale*.

Huguier a préconisé le premier la plénitude ou la vacuité préméditée de la vessie et du rectum pour corriger ces déviations et concourir à la fécondation. Sans examiner si ces conditions peuvent nuire aux élans conjugaux de certains maris et opposer d'humiliants empêchements à la conjonction des centres, si absolument indispensable ici, la femme doit toujours agir secrètement à cet égard, comme le mari de son côté. Chacun doit opérer séparément dans le sens de la réussite, sans se communiquer mutuellement les procédés employés. C'est une condition même du succès.

Sur 27 unions stériles depuis deux, trois, quatre et jusqu'à treize ans de mariage, par cause de déviations diverses compliquées de fausse route, le professeur Pajot assure que, par ces moyens simples, 15 femmes sont devenues fécondes dans un temps qui a varié de quinze jours à dix-huit mois. Des 12 insuccès, huit couples n'avaient pas donné de leurs nouvelles et quatre continuaient avec ferveur leurs tentatives laborieuses pour décrocher la layette une nuit ou l'autre.

Il y a donc lieu d'indiquer en détail les voies et moyens propres à réaliser la fécondation, dans ces diverses formes de déviations, en en décrivant les types principaux et les plus fréquents. Souvent appréciables à la femme par les accidents et les souffrances qu'elles lui occasionnent, elles pourront être combattues efficacement, même au hasard. Ce sera le plus sûr moyen d'obtenir la grossesse. En étant le redresseur naturel et infaillible de ces dérangements de la matrice, elle devient le meilleur agent mécanique pour en opérer parfois la guérison radicale. Ce traitement est supérieur à tous les autres.

Antéversion. Elle est constituée par l'exagération même de la position normale du corps de la matrice en avant. Il est alors appuyé contre l'arcade du pubis au-dessus de la vessie, et fait même parfois saillie à travers les parois du ventre, par éventration, chute, ou autrement, comme il en existe des exemples. Son ouverture, au lieu d'être dirigée d'arrière en avant dans l'axe du vagin, est portée en arrière dans un sens diamétralement opposé à la projection naturelle du sperme. En reposant sur le plancher du bassin, elle peut même en être obturée et comme fermée ; ce qui détermine une cause fatale de stérilité.

Des envies fréquentes d'uriner sont le meilleur signe de ce déplacement. La vessie, en étant plus ou moins comprimée, ne peut se remplir ni s'élever sans que la femme, en se levant et au moindre mouvement, éprouve aussitôt le besoin pressant d'uriner, absolument comme dans la grossesse, quoique à un moindre degré. Cette déviation en est même la conséquence ordinaire et y succède le plus souvent. L'obésité peut aussi y contribuer par le poids exercé sur la matrice, de la masse intestinale chargée de graisse. Hippocrate expliquait ainsi la stérilité des femmes chargées d'embonpoint.

L'usage d'une ceinture abdominale bien faite, pour maintenir et comprimer, repousser même le bas-ventre, est prescrit en pareil cas, comme le meilleur moyen de s'opposer aux progrès de cette déviation. On ne manquait pas autrefois d'appliquer un pessaire ou anneau sur le col pour l'empêcher de se porter en arrière et le maintenir au centre. Mais ce corps étranger se déplace facilement, et les inconvénients de son contact sur les parties ont fait renoncer à son emploi comme absolument inefficace.

Une condition toute simple favorise la fécondation dans ce cas. C'est la plénitude de la vessie. En formant une tumeur d'un certain poids sur la matrice, on comprend que dans la position couchée, sur le dos surtout, elle ne tende à replacer cet organe dans sa situation normale, s'il est libre et exempt d'adhérences. Ce mécanisme ramène d'autant plus le col dans l'axe du vagin, que la femme élève le siège en fléchissant les cuisses le plus possible. Elle a plus de chances d'être fécondée dans cette position, quand le mari s'est frayé une fausse route dans ce sens et creusé un pied-à-terre où le sperme est éjaculé.

La femme doit donc choisir cette position spéciale dans ses rapprochements conjugaux, après être restée cinq à six heures sans uriner. Cette tolérance de la vessie est rendue plus facile par la chaleur et le séjour prolongé au lit. Un grand bain d'eau tiède pris par précaution, avant de se coucher, peut favoriser cette tolérance, quand la vessie est très irritable.

Un artifice particulier de la femme peut encore contribuer à la fécondation. C'est un mouvement d'élévation, un saut du bassin en haut, au moment même de l'éjaculation, en exagérant le spasme naturel de la matrice pour la recevoir. Les deux orifices étant mis par cette manœuvre dans un rapport plus immédiat, il y a autant de chances que la fécondation s'effectue, qu'il y en a de contraires. Les femmes adroites au coït et intéressées à des rapprochements stériles empêchent qu'elle n'ait lieu par un mouvement opposé, détruisant le parallélisme des deux ouvertures. C'est au mari d'y répondre en se dirigeant surtout en bas. Par ces efforts réciproques, bien entendus, combinés et exécutés, la fécondation naturelle doit en résulter presque sûrement.

Selon le docteur W. Williams, l'antéflexion est une plus fréquente cause de stérilité que toutes les autres déviations ensemble. Mais il ne fait pas la preuve de cette proposition, car, dans les deux seuls exemples qu'il relate à l'appui, l'antéversion était compliquée d'accidents qui expliquaient à eux seuls la stérilité. La première femme, âgée de vingt-trois ans, mariée depuis trois à quatre, sans enfant, n'avait jamais été réglée avant son mariage et ne l'était depuis qu'avec de grandes douleurs dans le bassin pendant deux à trois jours avant, et ne cessant que par le passage des caillots. Un écoulement abondant, fétide, et des souffrances pendant le coït, indiquaient un état morbide de l'utérus, que la courbure du col en arrière aggravait sans doute, sans pouvoir expliquer ces accidents.

La seconde femme, âgée de vingt-huit ans, mariée depuis six, sans enfant, n'avait cessé de souffrir dans le bassin à chaque époque, surtout depuis son mariage, avec évacuation de caillots et un écoulement blanc considérable ensuite. Le fond de la matrice était derrière la symphyse avec inflammation du vagin et excoriations du col. (*Lancet*, 19 février 1881). L'état morbide de l'utérus et des ovaires, rendu manifeste par la menstruation, expliquait donc plus clairement la stérilité que l'antéversion; la dysménorrhée et l'état catarrhal suffisaient bien à la produire.

Ces deux femmes sont devenues enceintes quelques mois après, par l'emploi d'un redresseur particulier — *stem and shield*. Le traitement médical, employé concurremment, a plus contribué sans doute au succès que l'instrument. En pareil cas, les femmes stériles ont plus à attendre d'un traitement général bien dirigé que des appareils mécaniques.

Rétroversion. C'est l'opposé et tout le contraire de l'antéversion. Au lieu de tomber en avant, le corps de la matrice se porte, se déjette en arrière, et le col basculant vient s'arc-bouter contre l'arcade du pubis qu'il ne peut franchir. L'engorgement de la matrice en est la plus fréquente cause par la pesanteur en résultant. Une femme traitée pour une affection de ce genre, par le docteur Bertet, sentit tout à coup le col se porter en avant et s'appliquer si fortement contre le pubis qu'il oblitéra complètement l'ouverture de la vessie, au point d'amener une rétention d'urine. Il fut obligé de la sonder à plusieurs reprises; ce qui pouvait faire croire à une maladie de la vessie. On rencontre alors le col en haut du vagin, comme soulevé de sa situation normale. Son ouverture n'a pas perdu sa direction en avant et cette déviation est ainsi moins souvent que la première une cause de stérilité.

Au contraire, la rétroversion est presque toujours consécutive à l'accouchement, à l'avortement ou à une maladie locale qui altère le tissu de la matrice en diminuant sa consistance, en relâchant ses fibres et ses ligaments. De là la douleur locale qu'elle détermine et l'impossibilité d'efforts de redressement, d'élévation des bras, le défaut de soulagement par le décubitus sur le dos. La tendance à se coucher sur le ventre permet d'en présumer l'existence. La compression des ovaires provoque souvent des douleurs névralgiques, surtout à gauche. L'état de malaise ou de maladie qui s'y joint en fait une des plus graves déviations. Une fois commencée, elle s'accroît fatalement et ne guérit jamais spontanément.

La stérilité, quand elle existe, résulte ordinairement de la fausse route que le pénis se fraye sous le col relevé. A un degré peu marqué, il le rencontre, le choque, le contusionne et, par la douleur qui en résulte pour la femme, il prend une autre direction au-dessous ou à côté qui, en le dépassant, produit également la stérilité. C'est en connaissant cette disposition que les époux ont à combiner leurs efforts dans le coït, la femme en abaissant le bassin afin que les mouvements et l'éjaculation soient surtout dirigés en haut.

Il est aussi important d'assurer la plénitude du gros intestin, afin que l'accumulation des matières dures dans le rectum corrige d'autant la rétroversion en abaissant le col. L'usage continué pendant quelques jours d'un centigramme d'opium, trois fois par jour entre les repas, suffira à assurer ce résultat. Au contraire, si la femme est habituellement constipée, ce qui n'est pas rare, les rapprochements sont le plus efficaces quand il n'y a pas eu de selle depuis deux ou trois jours.

La position renversée ou couchée sur le ventre peut être plus efficace pour certains hommes à atteindre le but, notamment ceux dont le pénis est d'une longueur démesurée. Soit que la copulation s'accomplisse à la manière des animaux, soit que l'homme se place dessous, il est d'autant plus important de recourir à cette position couchée sur le ventre qu'elle convient le mieux à la femme et la soulage le plus avec cette infirmité.

La grossesse est d'autant plus désirable et à rechercher qu'elle seule peut redresser sûrement la matrice, comme le prouve l'observation précitée.

Tous les moyens mécaniques préconisés à cet effet par M. Courty, jusqu'à son tuteur galvanique utérin et l'introduction de l'air dans le vagin, ne sont sans doute que des adjuvants bien incertains, car il y joint toujours comme essentiels : le décubitus sur le ventre, l'usage interne et externe des moyens locaux et généraux propres à tonifier la matrice. Tels sont le seigle ergoté, l'hydrothérapie, l'électricité et les astringents. Les bains de siège et les lavements froids avec une décoction d'espèces aromatiques sont aussi d'un emploi efficace en pareil cas.

Déviations latérales. Elles s'opèrent indifféremment à droite ou à gauche, par les mêmes causes et un mécanisme identique aux déviations d'arrière en avant. Leur seule différence est de donner lieu plus facilement aux fausses routes déterminant la stérilité.

Elle était si prononcée chez une dame, que le col, très conique, se trouvait porté dans la fosse iliaque droite. Il était même impossible de le placer au centre du spéculum, sans qu'aucune tumeur appréciable déterminât ce renversement. Cette dame, restée stérile depuis plus de dix ans de mariage, n'eût pas d'enfant ensuite. (Bertet, *de Cercoux*.)

Une constipation persistante, opiniâtre, comme chez certaines femmes nerveuses, sèches, hystériques, n'allant à la garde-robe que tous les huit à dix jours, sauf les débâcles intermittentes, est parfois la cause mécanique de cette déviation latérale et partielle du col de la matrice. Elle est déterminée par l'obstacle que forme à gauche le dépôt de matières durcies, de scybales, faisant l'office d'un corps étranger permanent. Des lavements fréquents, un régime évacuant et des selles régulières avec un granule d'aloès ou de podophylin est le premier remède à cette stérilité.

C'est en se couchant sur le côté opposé à la déviation, pour accomplir l'acte, que la femme a le plus de chances d'être fécondée. On arrive, par ce simple artifice, à des résultats surprenants ; à une condition toutefois : le mari doit comprendre que les paysans font plus d'enfants que les diplomates. Preuve évidente, contrairement au préjugé général, qu'il n'est pas nécessaire, pour cette besogne, quand on est jeune et vigoureux, d'une extrême pénétration, surtout au moment suprême, afin de favoriser la profusion de la semence sur le col.

Un jeune ménage était uni depuis quatre ans sans enfant, quoique les époux fussent jeunes et bien constitués. La femme, bien réglée, présentait au toucher une latéroversion gauche de la matrice, le col étant appliqué sur la paroi latérale droite du vagin. Le doigt reconnut tout de suite, en la parcourant, une fausse route à gauche faite par le mari dans ses efforts inutiles.

Un simple conseil au mari, donné à l'insu de sa femme, suffit à le remettre dans le droit chemin et amena une grossesse en quinze jours.

L'*abaissement de la matrice* entraîne rarement la stérilité, parce qu'elle remonte spontanément lorsque la femme est au lit. Quelques précautions sont parfois nécessaires quand l'ouverture, au lieu d'être au centre du vagin, se dévie ou se porte à droite ou à gauche. Le gland, en passant du côté opposé, peut entretenir longtemps la stérilité, et c'est aux époux à prendre la position la plus convenable, comme dans les déviations latérales, pour atteindre leur but, en ayant soin de ne pas pousser l'intromission trop loin au moment de l'éjaculation.

Il ne faut pas confondre avec ce déplacement simple la descente, la chute ou prolapsus de la matrice ormant obstacle au coït. Ce sont là des cas d'impuissance, comme l'allongement hypertrophique du col, dont les exemples sont consignés à l'*Impuissance féminine*. La stérilité infaillible n'est que la *conséquence de l'impossibilité d'un coït normal.*

Déviations mobiles. Telle est la mobilité de la matrice dans le bassin ample et amaigri de certaines femmes, après l'accouchement surtout, qu'elle y flotte pour ainsi dire, en changeant de situation selon la position que prend la femme. L'extrémité inféeure et effilée de son col ballotte et se déplace à volonté. Il est ainsi d'usage, pour mieux l'explorer, de toucher la femme debout, afin que par le seul poids de la matrice, il se présente verticalement. La descente de celle-ci, son abaissement ou chute, cause fréquente de stérilité dans la position horizontale ordinaire du coït, au contraire, facilitent la fécondation s'il est pratiqué debout ou verticalement.

Cette mobilité est produite: tantôt par la laxité, le

relâchement des ligaments qui maintiennent la matrice en place ou la disparition du tissu graisseux, sinon des chairs qui la soutiennent, tantôt par l'engorgement de son tissu. Les femmes à chairs molles, lymphatiques, amaigries, ou qui ont eu plusieurs enfants, sont spécialement exposées et atteintes de ces déviations mobiles qui les rendent stériles ou fécondes suivant les positions qu'elles prennent. Roubaud a connu une dame, mère de quatre enfants, dont les rapports sexuels ont toujours été négatifs dans la position horizontale. Dès qu'elle se couchait, il constatait une version très prononcée en avant ou en arrière, selon qu'elle se plaçait sur le dos ou le ventre; elle se manifestait également sur les côtés en se couchant sur les flancs. C'est seulement dans la position verticale du bassin que cette dame a été fécondée les quatre fois qu'elle est devenue mère. La laxité des ligaments suspenseurs était d'autant plus probable, dans ce cas, que la femme était très lymphatique avec une extrême mollesse des chairs.

Est-ce à dire — comme il cherche à l'établir et prétend même le démontrer, à l'appui de sa théorie de l'irritabilité vitale de la matrice — que sous l'influence seule de la volupté vénérienne, cette mobilité, ces déplacements s'opèrent également pendant le coït chez les femmes nerveuses, impressionnables, passionnées, hystériques, au point de déterminer aussi la stérilité ? L'amour, la passion, la volupté, en exaltant la sensibilité générale, agissent sans doute avec une intensité d'autant plus grande qu'elle est directe. Mais quand on se refuse d'admettre la part du conjoint dans cette excitabilité vitale, on ne peut assimiler ces spasmes insensibles, fibrillaires, aux mouvements actifs des déviations organiques, mécaniques. Celles-ci ressortent de la stérilité essentielle et celles-là de la stérilité relative. Toute la différence en est là.

Le meilleur remède, contre les déviations mobiles, est de guérir l'affection locale, s'il en existe ; de combattre le lymphatisme par les toniques, comme le quinquina, le fer, l'huile de foie de morue, et de favoriser l'engraissement par une nourriture abondante et un exercice mesuré. Les injections vaginales avec des décoctions d'écorce de quinquina, de chêne ou de plantes aromatiques, faites à froid, comme les lavements et les bains de siège, seront utiles en tonifiant les tissus. L'eau de mer peut être également employée pour tous ces usages, en même temps qu'en bains, avec de grands avantages. Il n'y aura plus ensuite qu'à varier et changer les positions, sinon de suivre, avec plus de sécurité, celle qui sera indiquée par le médecin après examen.

Fausses routes vaginales. Au lieu d'admettre par induction, comme on le faisait avant lui, que les déviations utérines, même les plus légères et les moins apparentes, étaient la cause de la stérilité, le professeur Pajot en a démontré la réalité par un procédé aussi simple que facile en précisant les conditions mêmes de ces déviations. Quand on fait pénétrer lentement et avec douceur, dit-il, le doigt indicateur dans le vagin d'une femme jeune, bien conformée, d'une bonne santé, régulièrement réglée, sans maladie vaginale ni utérine, mariée depuis longtemps et néanmoins stérile, il n'est pas rare de constater à la fois l'existence d'une déviation utérine et d'une fausse route vaginale qui se décèlent de la manière suivante.

En laissant le vagin guider le doigt, on dépasse presque toujours l'orifice du col pour aller tomber directement dans une cavité ou cul-de-sac antérieur, postérieur ou latéral. On constate alors, chez un certain nombre de femmes, la dépression plus prononcée du cul-de-sac antérieur dans l'antéversion, du postérieur dans la rétroversion, de l'un des deux latéraux opposé au côté où se rencontre le col. Dans ces versions latérales par exemple, on trouve même le col fortement appliqué sur l'un des côtés du vagin et son orifice externe comme obturé par la paroi du canal.

Il devient dès lors évident que la fausse route suivie par le doigt est le pied-à-terre habituel du mari. Et comme tous les hommes, consultant pour la stérilité de leur femme, avouent que, poussés par le désir d'avoir un enfant, ils portent leurs vœux aussi loin que possible avec la pensée de les réaliser plus sûrement, presque tous dépassent le but sans l'atteindre. D'où la formation de la fausse route reconnue et le développement consécutif de la déviation légère du col ainsi que la stérilité de ces rapports.

Dans toutes les déviations constatées au spéculum, il faut donc rechercher par le toucher s'il n'y a pas coexistence d'une amplitude extrême du cul-de-sac opposé à la déviation. C'est le meilleur signe de la fausse route. Mais ni l'une ni l'autre ne sont des causes de stérilité absolue, quels que soient le degré de la déviation, la direction et la profondeur de la fausse route. Des conseils judicieux du médecin aux époux, donnés séparément et à l'insu l'un de l'autre, peuvent le plus souvent amener la fécondation et la disparition, par la grossesse, de ces deux altérations.

Acidité des écoulements. Tous les obstacles mécaniques précédents peuvent manquer, sans aucun vice de conformation, et la stérilité se rencontrer d'une manière persistante. Un obstacle, agissant chimiquement, suffit à la déterminer et à l'entretenir. C'est la présence d'un liquide acide dans le vagin au moment où le sperme y est déposé. En s'écoulant ordinairement de l'intérieur de la matrice d'où il provient, il s'oppose à l'introduction des animalcules spermatiques, qu'il tue immédiatement sur place. Il doit donc être signalé ici, quoique constituant une maladie dont il s'agira plus loin, pour mettre les femmes en garde contre cette cause peu connue de stérilité.

Les écoulements blancs ou leucorrhée sont si fréquents chez les femmes que très peu en sont exemptes ; la plupart n'y font même pas attention, tant qu'elles n'en sont pas sérieusement incommodées ou souffrantes. Il leur est si commun d'avoir des enfants avec un écoulement abondant qu'elles ne supposent jamais que celui-ci, très rare ou médiocre, puisse être une cause de stérilité. Elle est cependant très réelle, grave et fréquente par la nature même de cette sécrétion. Tant qu'elle reste alcaline, son contact est sans influence sur les spermatozoaires; dès qu'elle devient acide, au contraire, elle est toxique pour ces animalcules. Il suffit d'en imbiber un petit morceau de papier de tournesol bleu pour le reconnaître. Dès qu'il rougit, c'est le signe caractéristique de cette altération. Le remède en est aussi simple et facile à employer, comme nous l'indiquerons à la *Stérilité par maladies*.

Fécondation artificielle. Elle s'ajoute assez fréquemment aujourd'hui aux divers moyens indiqués contre les précédents obstacles à l'introduction naturelle du fluide séminal dans la matrice. Devant l'insuccès de toutes les précautions prises et l'inutilité des efforts renouvelés pour arriver à ce but tant désiré, ce moyen mécanique offre un précieux secours, surtout avec les perfectionnements que des tentatives répétées ont imprimés au procédé opératoire. Les conditions imposées aux époux sont assez simplifiées pour que leur pudeur ni leur amour-propre ait rien à en souffrir. C'est après l'acte naturel, consommé dans le secret et comme à l'ordinaire, que le médecin intervient pour achever artificiellement ce que le mari n'a pu réaliser naturellement. C'est donc une simple suppléance, sans que la moindre défiance ni la plus légère inquiétude puissent en résulter sur l'authenticité de la paternité.

Expérimentée en 1767 par l'abbé Spallanzani, le

premier, sur une chienne qui mit bas, soixante-deux jours après, trois petits: deux mâles et une femelle, ayant tous plusieurs traits de ressemblance avec le chien sur lequel avait été recueilli le sperme, cette opération a été réalisée en 1799 sur la femme. Sur le conseil de Hunter, célèbre chirurgien anglais, un homme hypospade, qui ne pouvait arriver à féconder sa femme, la rendit enceinte en lui injectant son sperme dans le vagin avec une seringue.

Ce procédé imparfait et grossier, tout en démontrant irréfutablement la passiveté de la femme dans la fécondation, n'est applicable qu'à ce cas particulier et peut souvent échouer dans d'autres. Dès que le moindre obstacle existe dans la direction ou le calibre de l'ouverture inférieure de la matrice, ou que le piston de la seringue est mal dirigé, le coup peut rater. Il n'offre donc aucune garantie de succès ni sécurité.

C'est en le perfectionnant par l'introduction directe d'une sonde dans l'orifice de la matrice, que le docteur Girault réalisa les premiers succès authentiques de cette opération.

« En 1838, dit-il, je fus consulté par le comte de L... pour sa fille, âgée de vingt-trois ans, mariée depuis trois ans, et ayant un tel désir d'avoir un enfant qu'elle menaçait de se livrer au premier venu, afin d'avoir le bonheur d'être mère. Je l'examinai et reconnus que le col de la matrice était mince, plus long que dans l'état normal, et que l'ouverture était étroite. Pensant que ce motif pouvait empêcher la fécondation, je conseillai le cathétérisme tous les deux jours avec une sonde de plus en plus grosse pour dilater le canal. Ce moyen déplut promptement, et je conseillai la fécondation artificielle, ce qui fut aussitôt accepté. Le mari, âgé de trente-cinq ans, s'y refusait; mais la volonté de la femme fit céder tout le monde, et, le 27 avril, je fis la première injection avec une sonde d'homme redressée et percée d'un trou à son extrémité. Après l'avoir lavée, je fis passer à l'intérieur une dissolution de gomme et je la remplis du sperme du mari. La dame étant couchée sur le bord du lit, comme pour l'introduction du spéculum, je portai l'indicateur gauche sur le col de l'utérus; de la main droite, j'introduisis la sonde dans l'ouverture du col et je soufflai avec ma bouche. Le soir même, je fis partir les deux époux pour un voyage; mais ils revinrent au bout de vingt jours, la dame ayant ses règles. Le 5 juin, les règles étant passées, je pratiquai de nouveau l'opération, et les époux allèrent passer cinq mois à Nice. La dame devint enceinte et accoucha, le 1er mars 1859, d'un garçon bien constitué qui fut nourri par une Normande. Il suivait son père, dont les fonctions nécessitaient des changements de résidence. J'ai vu ce jeune homme en 1859; il commençait alors ses études de droit, et c'est aujourd'hui un avocat distingué. » (*De la fécondation artificielle dans le règne animal et de son emploi contre la stérilité*, Paris, 870.)

En répétant ce procédé chez onze autres femmes, au moyen de vingt-cinq injections, il obtint sept nouvelles grossesses consécutives, dont une de deux jumeaux. C'est donc deux succès sur trois opérations. En Amérique, où le procédé a été aussi employé, Marion Sims n'aurait réussi qu'une fois sur dix. Aussi, dans les cas de stérilité persistante, avec étroitesse ou rétrécissement de l'orifice du col, ce chirurgien l'a remplacé par l'incision pour livrer un plus libre passage aux spermatozoaires. Mais les accidents et même les morts, résultant de ce mode de traitement, l'ont bientôt fait abandonner.

Lesueur a obtenu quelques succès en introduisant au fond du vagin et sur le col même des sachets recouverts de sperme. Ce procédé n'a guère été imité que par les charlatans et les industriels peu scrupuleux, promettant la guérison de la stérilité par les sachets médicamenteux. Ils sont préalablement enduits de sperme, illégitime, à l'insu de leurs dupes, et des conceptions bâtardes en sont ainsi résultées parfois. Pour être authentique, ce procédé peu sûr devrait donc être employé en présence même du mari et sous son inspection.

Ces manœuvres répugnantes et improposables ont été heureusement modifiées et perfectionnées. Pour que le sperme fût introduit, soufflé avec la sonde, injecté avec la seringue de Roubaud, ou déposé sur le col au moyen du sachet, il fallait le faire émettre manuellement par le mari d'une part et l'employer aussitôt chez la femme de l'autre, ce qui était absolument répulsif. Toutes ces pratiques se réduisent aujourd'hui, pour le mari, aux rapports conjugaux ordinaires et pour la femme à une simple application du spéculum immédiatement après. La pudeur de la femme et la dignité du médecin sont ainsi sauvegardées.

Le professeur Courty a imaginé et employé avec succès le procédé suivant. On revêtira, dit-il, le membre viril d'un condom bien confectionné, en ayant soin de ne pas l'enfoncer complètement, de manière que le cæcum ne s'applique pas entièrement sur le gland. Le coït étant terminé, le produit de l'éjaculation restera dans ce cæcum. Un coup de ciseau, donné à la baudruche, permettra de l'en faire sortir en le recueillant dans une petite seringue de verre préalablement chauffée; munie d'une sonde utérine, métallique ou élastique, elle le fera parvenir et pénétrer dans la cavité de la matrice. Le repos complet de la femme pendant vingt-quatre heures facilitera la pénétration des spermatozoaires.

Le moyen du professeur Pajot est encore plus simple et immédiat avec son fécondateur, mais à la condition expresse de ne l'employer, suivant l'auteur, qu'après l'échec de toutes les autres méthodes rationnelles de traitement. C'est le point fondamental de son application. Évidemment, il ne s'agit pas des opérations chirurgicales, comme l'incision du col et son amputation pratiquée dans ce seul but. M. Pajot les repousse et les blâme absolument en pareil cas, et se borne à la dilatation avec de grandes précautions. Voici ce procédé.

Rendez-vous ayant été pris avec le mari, après l'examen de son sperme au microscope pour en constater les qualités fécondantes, on lui recommande de pratiquer le coït quelques minutes avant l'heure convenue. Le médecin, après avoir fait placer la femme sur son lit qu'elle n'a pas quitté, introduit dans le vagin un petit instrument métallique formé de deux valves glissant l'une sur l'autre, de façon à simuler un tube dans lequel se meut un piston. Il suffit alors de faire glisser la valve supérieure pour transformer l'appareil en une véritable cuvette qui sert à recueillir le sperme déposé dans le vagin.

Mis bientôt en équilibre de température avec ce canal par ces préliminaires, l'instrument n'a plus qu'à être fermé en faisant glisser de nouveau la valve, et l'indicateur de la main gauche étant introduit jusqu'au contact du museau de tanche, on fait pénétrer le tube à deux ou trois centimètres dans le col. Dès lors le pouce de la main droite qui tient l'instrument n'a qu'à presser sur le piston pour le faire mouvoir et projeter le sperme dans la cavité de la matrice. On retire l'instrument après une ou deux minutes, et l'opération est accomplie ainsi en moins de temps qu'il n'en faut pour le coït normal. La femme doit rester immobile au lit, couchée sur le dos, pendant plusieurs heures, pour assurer la progression des spermatozoaires.

Le docteur Eustache laisse même le soin de cette opération simplifiée au mari. S'inspirant de l'action topique du sachet, il conseille au mari, le coït terminé et sa retraite opérée, d'introduire l'index dans le vagin, d'en charger l'extrémité ou la pulpe du sperme éjaculé et de la porter ensuite sur le col à plusieurs reprises en l'en badigeonnant. C'est dire implicitement que des leçons de toucher seraient indispensables auparavant pour en oindre exactement l'orifice externe. Le médecin le remplacerait donc bien plus sûrement, quand ce procédé peut être efficace.

Quel que soit le mécanisme employé, la fécondation artificielle réussira d'autant plus sûrement qu'elle sera pratiquée immédiatement avant ou après les règles, et, pour plus de sécurité, pendant les deux ou trois jours consécutifs, surtout si c'est le mari qui opère. Il peut ainsi commencer pendant les trois ou quatre jours qui précèdent l'apparition des règles, afin que si la fécondation n'a pas lieu, on puisse renouveler la tentative après, c'est-à-dire durant la semaine qui suit leur cessation. Le médecin saura toujours varier ces opérations aux époques les plus favorables.

Il ne faut pourtant pas abuser de cette ressource extrême, malgré ces perfectionnements, et ne l'employer qu'en dernier ressort. Quand une femme est bien réglée et que le mari a des spermatozoaires en quantité et en qualité convenables, on réussit à peu près toujours, avec un traitement rationnel et les précautions voulues, à obtenir la fécondation naturellement. On n'a pas besoin d'y recourir plus de deux à trois fois sur 100 couples stériles, selon M. Pajot, quand la stérilité est curable. Dans les 97 autres, les époux intelligents parviennent au but par les procédés naturels, comme ils le préfèrent d'ordinaire.

L'intervention du médecin est toujours indispensable pour réaliser cette opération avec sécurité. Lui seul peut connaître et distinguer les causes de la stérilité, par l'examen séparé de l'homme et de la femme, juger s'il sont aptes l'un et l'autre à la fécondation et indiquer les moyens de la réaliser. Il est toujours plus rationnel de commencer par une tentative de fécondation artificielle, d'une innocuité absolue, plutôt que de s'exposer à une opération chirurgicale préalable pour l'obtenir plus sûrement; mais il est des conditions de santé où la fécondation est absolument contre-indiquée. Il serait dangereux de féconder une femme mal conformée, atteinte de rétrécissement du bassin s'opposant à l'accouchement, comme d'injecter un sperme vicié, altéré, ne pouvant donner lieu qu'à un produit malade. Une diathèse tuberculeuse, cancéreuse ou scrofuleuse, syphilitique surtout, chez le mari ou la femme, sont aussi des contre-indications formelles. De tels individus ne pourraient procréer que des êtres imparfaits, et c'est souvent par une sage prévoyance que la nature leur a refusé la conception.

Sauf ces restrictions, la fécondation artificielle est un moyen pratique et inoffensif, quel que soit le procédé employé, de remédier à la stérilité par obstacles visibles de la matrice. Elle mérite même d'être recommandée et tentée comme pouvant éclairer certains cas douteux d'obstacles des annexes dont il va être question.

Déplacements, hernies des ovaires. Les annexes de la matrice, en s'opposant à la réunion des deux germes générateurs, sont ordinaire ment une cause de stérilité absolue. Les obstacles formés par les trompes sont ainsi considérés comme incurables par l'impossibilité de les apprécier, les vérifier, les corriger ni les détruire. Il n'en est pas de même des ovaires, placés au-dessous et tenant à la matrice par un simple pédicule ou cordon. Mobiles et flottants au milieu de l'intestin qui les entoure, ils en subissent toutes les fluctuations, suivent tous les changements de la matrice dans la grossesse et ses nombreuses maladies, ses fréquentes déviations surtout. Dès que l'un s'abaisse d'un côté, l'autre s'élève du côté opposé, absolument comme les deux plateaux d'une balance. Leur engorgement, leur gonflement ou les tumeurs dont ils sont le siège suffisent même à entraîner la matrice du côté où ils existent. De là la fréquence de leurs déplacements.

Le danger de la stérilité est d'autant plus grand qu'ils perdent leurs rapports avec le pavillon de la trompe et que les ovules, s'en détachant, tombent et se perdent dans le ventre, à défaut d'être saisis par ce pavillon. Si les cas en résultant de ce chef ne sont pas plus nombreux, c'est que l'extrême prévoyance de la nature a su proportionner la valeur de ses assurances à la gravité du danger. La symétrie de ces organes est à la fois une double garantie de l'exécution de leur importante fonction et une ressource thérapeutique. Que l'un d'eux se déplace, et le poids ou les mouvements de l'autre peuvent ramener le premier dans sa position normale et lui permettre de reprendre sa fonction interrompue.

Ce mécanisme, dû à la mobilité dont les ovaires sont doués, est tout le secret, pour Roubaud, de la conservation de la fécondité de beaucoup de femmes. Admettant dans un de ces organes l'une de ces affections communes qui en accroît le volume et en augmente le poids, un tiraillement va se produire à coup sûr qui fera pencher tout l'appareil du côté malade, tandis que son congénère, obéissant à la force qui le sollicite, s'éloignera de la trompe correspondante et ne pourra plus lui confier les ovules qu'il sécrète ; mais s'il en était déjà séparé, ce mouvement de bascule peut l'en rapprocher et rétablir leurs rapports indispensables.

Simples ou compliqués, ces changements de position varient de gravité, suivant que l'organe reste mobile et flottant, ce qui lui permet de reprendre sa position normale, ou qu'il est fixé par des adhérences, suite d'inflammation. Ses rapports avec la trompe sont alors définitivement altérés, sans que l'art puisse rien tenter pour les rétablir. De là le danger des inflammations du bas-ventre, déterminés si fréquemment par les excès et les abus vénériens, les refroidissements, les règles et l'accouchement.

Ces déplacements sont encore bien plus graves quand l'ovaire s'engage dans une des ouvertures normales ou accidentelles, qui se rencontrent dans son voisinage, comme le canal inguinal ou l'anneau crural, l'ouverture ischiatique. Il constitue alors une hernie au même titre que l'intestin, et en détermine les mêmes accidents par l'étranglement qui en résulte. Ils se confondent ainsi parfois ensemble. Heureusement, ces hernies sont rares, quoique devenant plus fréquentes depuis qu'on les a distinguées de celles de l'intestin par le libre cours du ventre. L'observation suivante, rapportée l'une des premières par Percival Pott, chirurgien anglais, en 1757, permettra de s'en faire une idée exacte.

Une fille de 23 ans entra à l'hôpital Saint-Barthélemy pour deux tumeurs situées aux aines qui lui causaient des douleurs si vives, depuis plusieurs mois, qu'elle ne pouvait se livrer à ses occupations ordinaires. Vigoureuse, d'une bonne santé et bien réglée, cette fille avait le ventre libre et n'éprouvait d'incommodité qu'en se baissant ; ces tumeurs étaient douloureuses par la compression en résultant ou quand elles se trouvaient gênées par d'autres mouvements. Au toucher, elles étaient molles, d'une surface inégale, très mobiles, et placées à l'extérieur des orifices tendineux des muscles costo-abdominaux.

Des tentatives de réduction, faites par plusieurs chirurgiens, étant restées sans effet, malgré les saignées et les purgatifs, la peau fut incisée et découvrit un sac membraneux mince contenant un corps si ressemblant à l'ovaire qu'il était impossible de se tromper. On lia le pédicule près de l'anneau et on le coupa. La même opération, répétée de l'autre côté, confirma la première impression par l'examen des parties extirpées. La femme jouit ensuite d'une bonne santé, mais ses seins s'affaissèrent, les règles ne vinrent plus et à la place de l'embonpoint qui diminua, il s'établit une prédominance virile du système musculaire qui la fit ressembler à l'homme.

C'était donc une castration complète. Le remède est alors pire que le mal, puisque la femme perd tous ses attributs. Il est vrai que, le plus souvent, cette hernie de l'ovaire existe d'un seul côté et si l'on enlève celui-ci, l'autre pourra y suppléer. Sur neuf faits de ce genre, trois seulement, le tiers, étaient des hernies doubles, compliquées de celle des trompes et des intestins. Cette difformité, analogue à la rétention originelle des testicules chez l'homme, doit donc être traitée autrement, surtout quand elle est découverte de bonne heure chez les jeunes filles. Elle se compliquait d'un abcès de l'aine chez une enfant de quatre à cinq ans. L'ovaire peut même descendre dans la grande lèvre, comme un exemple en a été rapporté par Guersant en 1851.

A part ces exceptions, la hernie de l'ovaire apparaît dans l'aine par une petite tumeur ovoïde, dure comme un noyau ou une amande, sensible au toucher, à la pression et tous les mouvements des membres ou du corps exerçant une pression, une compression sur elle. Une sorte de tiraillement dans le bassin s'y joint aussi. Quand le corps est libre avec ce symptôme, il faut consulter le médecin qui pourra, dans certains cas, réduire l'ovaire dans le ventre et faire cesser aussitôt les accidents, comme dans la hernie de l'intestin. Si cette réduction ne peut s'opérer, mieux vaut encore chercher à diminuer la douleur par un bandage ou un appareil quelconque que de recourir à la castration, surtout si la hernie est double.

Sans entraîner la stérilité, la hernie d'un seul ovaire constitue toujours un obstacle à la fécondité normale et une source d'accidents redoutables. Son analogie avec l'ectopie ou hernie du testicule permet de se demander s'il n'est pas préférable d'en faire l'excision, comme chez l'homme, dès qu'elle se manifeste, plutôt que de la maintenir par un bandage. Une femme de 48 ans, offrant une tumeur grosse comme une pomme de terre, dure et légèrement bosselée, dans l'aine gauche, se présentait ainsi récemment à la clinique chirurgicale de Florence avec tous les accidents d'une hernie étranglée: douleurs dans tout le ventre, vomissements, rétention des matières fécales. Cette tumeur datait de la naissance et avait grossi progressivement, malgré l'usage d'un bandage. Réglée péniblement à 15 ans, cette femme avait eu trois grossesses dont un avortement et, chose remarquable, la hernie disparaissait à partir du septième mois, sous l'influence de l'élévation de la matrice.

Le professeur Rosati opéra, croyant avoir affaire à une hernie épiploïque irréductible. Les bosselures étaient formées par autant de petits kystes dont il s'échappa un liquide gluant. C'était l'ovaire gauche, dont le pédicule se prolongeait dans le ventre. Il fut sectionné entre deux ligatures et cette femme guérit parfaitement. (*Lo Sperimentale.*)

En coïncidant avec d'autres difformités apparentes des organes génitaux, celle-ci peut cacher une erreur de sexe jusqu'à un âge avancé et simuler l'hermaphrodisme masculin par la rétention des testicules.

Marie Germain, enregistrée et élevée comme fille, devint ainsi homme à seize ans par la descente subite des testicules en sautant un fossé. Sans cet événement, elle fut restée fille et ses testicules eussent été pris pour des ovaires. Un exemple authentique récent, présenté à la Société obstétricale de Londres, le 1er octobre 1879, montre que cette erreur peut être commise en pareil cas.

Une fille de 24 ans présentait dans chaque aine, depuis son enfance, une petite grosseur sensible aux coups et aux chocs portés dessus. Elle n'avait jamais été réglée, sans éprouver aucun accident se rapportant à cette fonction. Un vagin conique, petit et court, existait avec l'ouverture de l'urèthre au-dessus. Le toucher par le vagin et le rectum constatait l'absence de la matrice. Ces tumeurs ne pouvant être repoussées dans le ventre ni changées de place, le docteur Chambers en fit l'excision en endormant cette prétendue fille. Mais pendant qu'il enlevait l'un de ces corps, l'autre remonta spontanément à travers l'anneau inguinal.

L'examen microscopique de ce corps glanduleux montra la structure, non des ovaires, mais de testicules imparfaits. On constata les petits tubes séminifères de ces organes et leur apparence externe. D'où la conclusion que ce n'étaient pas des ovaires, surtout par la difficulté d'admettre qu'ils puissent former une hernie originelle. Au contraire, les testicules la produisant naturellement, par l'arrêt dans leur descente le long du canal inguinal, cette prétendue fille de 24 ans fut convaincue d'être un garçon.

Il est assez probable que beaucoup d'erreurs de ce genre ont pu être commises. C'est l'indication d'y regarder de très près, dans tous les cas analogues de hernies congénitales des ovaires, avant de les enlever.

STÉRILITÉ PAR MALADIES

Toutes les maladies des organes génitaux de la femme sont, à divers degrés, des causes directes de stérilité passagère. Souvent elles naissent ou procèdent des obstacles précédents, mais leur action est essentiellement différente. Elles ne la déterminent plus en empêchant mécaniquement les animalcules spermatiques de passer les détroits, les isthmes qu'ils sont tenus de franchir, comme les obstacles organiques et matériels, mais en les altérant, en les tuant sur place. C'est la distinction fondamentale de ce genre de causes, indispensable à bien comprendre pour les combattre efficacement. C'est en offrant un milieu nuisible, nocif ou toxique, aux germes générateurs, mâle et femelle, que ces affections déterminent surtout la stérilité.

Les maladies se confondent souvent avec les obstacles, en étant alternativement et à la fois cause et effet les unes des autres. Le rétrécissement, la malformation du col de la matrice provoquent et entretiennent la dysménorrhée, l'inflammation chronique de la cavité utérine, sa dilatation même et des sécrétions muqueuses ou purulentes. Par leur écoulement, leur contact avec ces orifices surtout, en raison de leur abondance ou leur acidité, celles-ci sont de nouvelles causes de stérilité venant encore aggraver les premières. Toutes ces affections locales retentissent à leur tour sur l'état général de la femme. Elle devient alors nerveuse, dyspeptique, chloro-anémique, hystérique et, par l'enchaînement fatal des faits, la cause première de tout ce désordre : une simple conicité du col ou l'étroitesse de l'orifice, insignifiante en apparence et au début, peut amener une débilitation générale, profonde et dangereuse.

Par un effet inverse, les affections ou maladies générales la produisent de même indirectement. Leur action est d'autant plus immédiate qu'elle se manifeste sur le signe le plus évident de la fécondité : la menstruation. Dès qu'elle s'altère dans sa régularité, sa quantité ou sa qualité, la stérilité est fatale comme dans l'âge critique. Et l'on sait qu'il est bien peu de maladies aiguës et chroniques qui n'aient une certaine influence sur cette fonction. D'où le danger constant de marier une jeune fille mal réglée, sans en connaître la cause ni l'avis du médecin. C'est toujours l'exposer à la stérilité de son union et à toutes les maladies qui peuvent en résulter.

Certaines affections générales entraînent surtout la stérilité passagère par l'appauvrissement ou l'altération du sang qu'elles déterminent. Telle est l'anémie et la chloro-anémie, dont les jeunes femmes sont si souvent frappées. L'aménorrhée ou défaut des règles, un sang pâle et aqueux en est le meilleur signe, et c'est dans un régime nourrissant et tonique, au grand air de la campagne, qu'en est le remède, de préférence au mariage.

La *folie* la produit de même en altérant aussi la menstruation. Sur 200 aliénées, de dix-sept à quarante-six ans, observées pendant six mois consécutifs par le professeur Skene, 27 seulement étaient réglées régulièrement et normalement ; 30 ne l'étaient pas du tout. Toutes les autres l'étaient irrégulièrement, toujours plutôt en moins qu'en plus. La métrorrhagie était toujours un signe de maladie locale. Les troubles du système nerveux, l'anxiété, la tristesse et toutes les causes déprimantes suspendent les règles. La menstruation normale n'est compatible qu'avec une folie douce, et c'est dans ce cas que la fécondation réussit parfois comme moyen de guérison.

Le *cancer* en est aussi souvent la cause. Sa fréquence sur les seins et la matrice est bien connue et les ovaires n'en sont pas même exempts. Par son caractère d'ulcération, de destruction et de propagation surtout, il entraîne l'ablation des organes essentiels de la génération. L'amputation des seins et surtout de la matrice entraînent aussi fatalement la stérilité.

Toutefois, il peut ne la déterminer que tardivement. Celui du col de la matrice, où il débute le plus souvent comme pour en empêcher l'accès, existe parfois depuis des mois, même des années, sans que la malade ni son mari s'en doutent. Des cancéreuses sont devenues enceintes pendant leur maladie. L'impossibilité de l'accouchement, dans un cas semblable, a conduit tout récemment Spencer Wells, en ouvrant le ventre pour l'effectuer, à enlever la matrice entière après l'enfant, pour obtenir plus sûrement la guérison.

A défaut des douleurs lancinantes qui annoncent ordinairement ce terrible et redoutable mal, les pertes sanguines ne manquent jamais au début. Les femmes encore réglées les prennent souvent pour des présages de l'âge de retour. Elles doivent y faire la plus grande attention, dès qu'elles persistent en coïncidant avec des douleurs sourdes dans les reins et quelques incommodités dans leurs rapports conjugaux. L'hérédité en est la plus grave menace.

La menstruation est aussi le signe initial et final de cette maladie. Sa précocité, en indiquant une suractivité de l'appareil génital, annonce ou plutôt menace de cette disposition au cancer. Kussmaul ayant observé un cancer de l'ovaire chez une enfant de deux ans, dont le développement était celui d'une fille de douze à quinze, a constaté par ses recherches que, sur six cas de cancer, la puberté précoce s'était montrée trois fois. Sur 28 cas de cancer, 19 fois la menstruation avait précédé l'âge de quatorze ans, d'après Elleaume. (*L'Association médicale*, 1863).

La stérilité est souvent produite ou entretenue par d'autres causes aussi graves. A l'autopsie d'une femme de quarante-deux ans, mariée sans avoir jamais eu d'enfants, morte d'un cancer généralisé, on trouva la matrice remplie presque entièrement par une tumeur fibreuse énorme, avec un kyste de l'ovaire droit et un second dans l'ovaire gauche. Sa mère était morte d'un cancer de la matrice.

La *tuberculose*, dont le siège de prédilection est dans les poumons, envahit aussi secondairement les organes génitaux, ensemble ou séparément, et en détermine la stérilité locale par obstacle ou par les désordres qu'elle produit. Elle débute le plus souvent dans les trompes, puis la matrice et les ovaires ensuite. Sur 45 cas examinés par M. Brouardel, les trompes étaient atteintes 30 fois, dont 8 isolément; la matrice 23 fois, dont 4 fois seule, et les ovaires 20 fois. Les organes passifs y sont plus exposés, en raison de leur activité fonctionnelle. On verra plus loin que le col n'en est pas aussi exempt qu'on le croyait: le cancer y pullule.

Sa marche est ordinairement lente, insidieuse, et coïncide toujours avec une menstruation rare et irrégulière. Elle se manifesta par une tumeur de l'abdomen, que l'on prit pour une grossesse, chez une fille de vingt-trois ans, petite et délicate, très mal réglée et souffrant beaucoup à chaque époque. Traitée pendant plus d'un an, sans connaître la nature du mal, elle succomba presque subitement avec les symptômes d'une rupture abdominale. Du pus fut rencontré en effet dans le péritoine, produit par une tuberculisation complète et entière des organes génitaux. Elle avait commencé du côté droit où la tumeur s'était montrée et faisait saillie. (*Courty*).

Elle peut être primitive et isolée dans la matrice

et y rester indéfiniment latente, comme M. Brissaud l'observa chez une femme de quarante-six ans, morte à l'hôpital Beaujon. Il y aurait même une tuberculose locale, isolée à l'orifice du col comme aux autres ouvertures naturelles.

C'est de vingt à quarante ans, c'est-à-dire pendant la période de l'activité sexuelle, que cette maladie se développe le plus souvent. Le dérangement des règles ou leur suppression, qui en est le signe le plus fréquent, n'éclaire guère sur sa cause que quand le développement ou la douleur du ventre coïncident avec la présence de tubercules dans les poumons ou ailleurs.

La *syphilis* en est une cause encore bien plus radicale, par le virus spécifique, invisible, dont le sang est infecté. En agissant sur les organes séminifères et même les germes générateurs, comme l'examen du sperme en est la démonstration positive chez l'homme, on peut prévoir que son influence stérilisante s'exerce également sur l'ovule. Ce dernier ne pouvant être soumis à des investigations directes, sinon par le sang des règles, on ne peut en juger que comparativement et par l'observation. Le fait d'une femme stérile, guérie par le mercure, a donc ici une importance de premier ordre pour servir de guide en pareil cas.

Une femme de trente ans, mariée depuis sept ans, s'étonnant de ne pas avoir d'enfants, s'adressa au professeur Thomas, médecin de l'hôpital de Sheffield, pour en savoir la cause. Ses règles étaient régulières, mais elle souffrait plus, depuis son mariage, pendant les deux ou trois jours qui les précédaient, surtout dans la région iliaque droite. Le col et le fond de l'utérus étaient dans un état normal ainsi que l'ovaire gauche, mais le droit était volumineux, dur et sensible au toucher. Peu de temps après son mariage, elle avait été traitée pour une éruption et un mal de gorge, avec chute complète des cheveux. Tout en se considérant guérie, elle ne se trouvait pas parfaitement bien et des taches de psoriasis, d'une teinte cuivrée, étaient encore visibles sur le corps.

Diagnostiquant une syphilis constitutionnelle, le professeur Thomas mit cette femme à l'usage d'un vingtième de grain de bichlorure de mercure trois fois par jour, pendant trois mois, avec des alternatives de repos, de manière à prévenir la salivation. L'éruption disparut d'abord, l'engorgement et la sensibilité de l'ovaire droit ensuite, et les forces revinrent. Dix-huit mois après, cette femme accouchait d'un enfant bien portant ; le mari ayant subi de son côté un traitement complet. (*Lancet*, août 1879.)

Le gonflement et l'induration de l'ovaire sont aussi, comme ceux du testicule chez l'homme, des signes directs de syphilis en coïncidant surtout avec d'autres antécédents ou des symptômes extérieurs. C'est en pareil cas qu'il serait important d'examiner le sang des règles au microscope pour savoir s'il présente des différences avec celui d'une femme saine. Si ce liquide pouvait révéler l'état des ovules chez la femme, un grand progrès serait acquis pour la démonstration de la stérilité féminine et peut-être aussi pour sa curabilité.

Dégénérescence kystique. Aucune partie du corps n'en est aussi susceptible que les organes de la génération chez la femme. Des kystes apparaissent dans les ovaires, les mamelles, la matrice et les trompes ainsi que le vagin et les ovules nouvellement fécondés. Cette prédisposition morbide n'a rien d'étonnant, car au lieu de remplir ses fonctions, comme les autres organes dont la nutrition balance toujours exactement la dépense d'action, le système générateur, habituellement endormi, est appelé subitement à jouer le rôle le plus actif. Loin d'être régulière, sa nutrition est soumise à de fréquentes altérations par la congestion à laquelle les organes du bassin sont soumis chaque mois. Si elle a lieu normalement, c'est toujours aux dépens des vaisseaux sanguins par l'écoulement dont ils sont le siège. Si cette congestion est insuffisante, soit par faiblesse ou pauvreté du sang, soit par le défaut d'influx nerveux ou toute autre cause, l'épistaxis manquera et la congestion peut devenir chronique. Si elle est excessive, au contraire, l'hémorrhagie en résultant l'aggravera ; du sang peut s'extravaser dans les tissus ou donner une impulsion dangereuse aux tumeurs ou aux organes malades environnants.

Ces dangers sont redoutables pour les ovaires surtout, dont la fonction normale est de produire des kystes et qui en sont entièrement composés à différents degrés de développement, depuis le premier moment de la vie jusqu'à la mort.

*
* *

La prédisposition, l'hérédité, la constitution sont les seules causes ordinaires de ces affections chroniques. Un tempérament sanguin expose au cancer utérin, comme nous l'avons signalé autrefois. Les religieuses vivant dans le célibat en sont aussi fréquemment victimes. Mais les excès, les abus vénériens et surtout les fraudes engendrent manifestement la plupart des maladies utérines aiguës et toutes leurs conséquences. La preuve en est dans les hôpitaux spéciaux des grandes villes pour le traitement des maladies vénériennes. C'est là que s'en observent les plus épouvantables exemples avec toutes leurs complications, entraînant fréquemment la mort. Et combien en sortent frappées de stérilité! Si les Maternités en renvoient aussi dans cette triste condition, le nombre en est infiniment moindre, montrant par cette différence toute la supériorité de l'usage sur l'abus.

Il y a cependant dans les suites de couches, ou plutôt dans la négligence que tant de femmes apportent à leur état durant les cinq à six semaines consécutives à l'accouchement, une des causes les plus fréquentes de stérilité, surtout chez celles qui ne nourrissent pas. Les refroidissements et les inflammations sourdes, lentes, qui en résultent, le catarrhe et les écoulements, sinon les engorgements, les abaissements et les déviations qui y succèdent, l'oblitération même, ne sont souvent que les suites de cette négligence coupable. Des calculs ont établi que la pelvi-péritonite, qui les engendre tous, était la suite d'accouchements, d'avortements et d'inflammations consécutives dans presque les deux tiers des cas. (*Courty.*)

La première condition de succès, de guérison, dès que la douleur se manifeste dans ces organes, c'est leur repos absolu, la suspension de tout exercice fonctionnel. Aucune pruderie ni fausse pudeur ne doit retenir la femme pour accuser cette souffrance. Les femmes galantes la cachent avec soin par métier, comme les hystériques par passion, et c'est les imiter que d'avoir cette faiblesse. Rien n'arrête, ne paralyse plus sûrement l'homme le plus empressé que cet aveu, cette franche déclaration, et c'est pour ne pas la faire, par excès de tendresse ou autrement, que tant de femmes s'exposent aux plus graves conséquences.

Cette souffrance exige particulièrement des soins et des précautions durant les époques menstruelles. La congestion locale, résultant de cette fonction, l'augmente presque fatalement. C'est par le repos absolu dans la chambre, sinon dans le lit, pour en faciliter l'exécution tranquille et en silence, que l'on préviendra de graves complications.

Tant que les sécrétions ou écoulements de la matrice restent à l'état normal, Lévy admet que les spermatozoaires peuvent cheminer à l'intérieur, malgré les déviations et les rétrécissements de son ouverture. C'est vrai quand ils y ont accès ; mais ces obstacles les empêchant de s'y introduire, la cause réelle de la stérilité reste souvent incertaine dans ces cas douteux. Le plus sûr, dès qu'elle persiste après le redressement ou la dilatation mécanique du col, est de diriger le traitement contre l'écoulement, leucorrhée ou catarrhe, par des injections détersives : alcalines si la sécrétion est acide, toniques si elle est neutre.

* * *

A ces indications générales, il faudrait joindre, pour être complet, toutes les maladies, affections ou lésions locales de chaque organe en particulier qui produisent ou entretiennent directement la stérilité. Ces détails techniques ne seraient ici d'aucune utilité et il suffira de signaler les maladies principales, appréciables à chacun, agissant directement, afin que l'on puisse y apporter les remèdes les plus convenables.

Maladies de la matrice. Cet organe central, siège principal des obstacles à la fécondité, est aussi, en vertu de ce même fait, le plus fréquent siège des maladies qui entraînent la stérilité. Dès qu'il est malade, enflammé ou engorgé, son milieu n'offre plus qu'un séjour dangereux pour les animalcules spermatiques, tenus de le parcourir pour arriver à leur destination. La température en est non seulement surélevée ou abaissée, ses sécrétions en sont modifiées, augmentées ou supprimées, changées en quantité et en qualité. D'alcalin, le sang devient acide en se décomposant et les écoulements blancs ou rouges, en provenant, sont essentiellement destructeurs de ces animalcules, comme les expériences l'ont démontré.

La *métrite* ou inflammation aiguë et chronique, totale ou partielle de la matrice, comme des parties qui l'entourent, est une cause indirecte de stérilité en provoquant dans son intérieur des sécrétions éminemment toxiques pour les animalcules fécondants. Elle en est une conséquence presque forcée, en empêchant cet organe d'accomplir normalement aucune de ses fonctions. L'avortement rapide en est le résultat fatal quand la fécondation a eu lieu auparavant. D'après le docteur Martineau, qui fait jouer à cette inflammation le principal rôle morbide de l'appareil génital, elle en serait la plus fréquente cause, soit directement comme maladie, soit indirectement par les obstacles dont elle est l'origine, dans la matrice et ses annexes.

Ce n'est pas le lieu de faire ici la description de ses causes ni de ses symptômes; mais nous devons dire que les excès vénériens, les abus et les fraudes, comme les avortements et les accouchements, par le défaut de soins consécutifs, en sont les plus fréquentes déterminations. La métrite subaiguë est ainsi un effet fréquent de la lune de miel, d'où la stérilité parfois persistante pendant des mois et des années ensuite.

La guérison est toujours très lente et difficile à obtenir. Des mois, des années de traitement sont le plus souvent nécessaires, surtout chez les femmes scrofuleuses, lymphatiques, rhumatisantes, herpétiques ou dartreuses. Heureux quand d'autres affections ne viennent pas la compliquer. Les troubles et les irrégularités des règles, des hémorrhagies, des retards en sont les conséquences ordinaires. L'engorgement en résulte aussi avec des douleurs névralgiques. Le plus dangereux accident, chez les femmes prédisposées, est la production de tumeurs, de végétations, sous forme de kystes, de polypes, de cancers.

Limitée fréquemment à l'intérieur du col, cette inflammation suffit à déterminer et entretenir la stérilité. Des ulcérations s'ensuivent souvent qui apparaissent à l'extérieur sur l'une ou les deux lèvres gonflées et saillantes. Cette saillie est parfois le facteur primordial de la stérilité. Le repos horizontal, le calme, la liberté du ventre, des cataplasmes, des révulsifs sur les jambes et les cuisses sont les meilleurs moyens de la faire disparaître ; au besoin, des sangsues, des scarifications locales et même des pansements topiques en sont le complément.

Un traitement énergique et rigoureusement suivi est d'autant plus impérieusement exigé que cette portion inférieure de la matrice, par sa conformation et son rôle, s'engorge facilement et devient le siège d'élection du cancer de cet organe. C'est là qu'il apparaît au début et, par son extrême gravité, il entraîne l'ablation ou l'excision immédiate de cette partie et expose fatalement par là à une stérilité définitive. On a vu que l'absence originelle du col entraîne la stérilité absolue, en raison même de son rôle spécial; sa résection artificielle doit donc avoir les mêmes conséquences, qu'elle s'opère par le fer ou par le feu. Les instruments employés à cet effet, en divisant les tissus par écrasement, pour éviter plus sûrement l'hémorrhagie qu'avec le bistouri, ont surtout le danger de provoquer l'occlusion de la matrice, ou de ne laisser qu'une ouverture fistuleuse insuffisante à l'aspiration du sperme, sinon à son passage.

L'engorgement simple de cette partie ne doit donc pas être soumis à l'amputation, comme le célèbre chirurgien Lisfranc en abusa tant, il y a un demi-siècle, par crainte du cancer. Ses indurations, s'accompagnant même d'hémorrhagies, ne doivent être enlevées qu'après l'insuccès d'un traitement topique. Une malade ayant refusé l'amputation dans un cas semblable, le docteur Houzé appliqua localement des tampons de coton, enduits d'onguent napolitain. Deux mois après, la tumeur avait disparu et n'a pas récidivé, bien que la syphilis ne put être soupçonnée. (*Soc. méd. de Lille*, décembre 1880.) Les dégénérescences cancéreuse et tuberculeuse justifient seules une aussi redoutable opération, chez les jeunes femmes surtout.

Une érosion superficielle du col, d'un demi-centimètre de diamètre au niveau du méat, a été constatée par M. Cornil, en 1879, chez une phthisique ayant des douleurs et des flueurs blanches. Les bords, taillés à pic sur un fond jaunâtre, comme les tubercules de la langue, étaient recouverts de trois petits grains jaunâtres un peu saillants. Des badigeonnages

d'iode en amenèrent rapidement la guérison, mais des granulations analogues apparurent aussitôt au frein de la langue pour les remplacer.

Cette ulcération spéciale a été rencontrée par M. A. Fournier chez huit à dix femmes tuberculeuses; n'en éprouvant aucune douleur, elles n'en ont pas été traitées. Elle serait donc aussi fréquente à cet orifice que dans la bouche et à l'anus. Ce serait une lésion locale des orifices naturels en particulier. Des végétations de cette nature ont même été rencontrées à l'orifice de l'urèthre chez trois femmes par M. Terrillon. Leur présence au col de la matrice exige donc une attention particulière, à cause de la stérilité.

Dysménorrhée *ou menstruation douloureuse.* C'est l'écoulement lent et difficile du sang des règles. Des causes générales, comme un refroidissement, une émotion nerveuse, la faiblesse du sang peuvent la déterminer accidentellement; mais elle dépend le plus souvent de causes locales siégeant dans les organes génitaux, lorsqu'elle est habituelle ou persistante. Les plus fréquentes sont l'irritabilité, la contractilité exagérée de la matrice, se manifestant sous l'influence du détachement de l'ovule, la descente ou la présence de celui-ci, ainsi que le sang dont il provoque l'exsudation. De là des douleurs plus ou moins vives, des coliques utérines, parfois extrêmement violentes, analogues à celles de l'accouchement. Elles coïncident ordinairement avec le début des règles et retentissent dans les ovaires, en provoquant des vomissements, des attaques de nerfs, et divers autres accidents. L'inflammation de la matrice en est une cause directe, comme la rétention du sang à l'intérieur. Il peut ainsi s'introduire par l'orifice des trompes jusque dans le péritoine, où il se décompose et détermine fatalement la mort. Cet état, chez une jeune fille, contre-indique donc le mariage.

Tout ce qui provoque cette rétention mécanique : la coagulation du sang, l'étroitesse ou le rétrécissement de l'orifice interne de la matrice, sont les causes les plus immédiates de ces règles douloureuses, et aussi celles qui déterminent le plus souvent la stérilité par l'obstacle qu'elles forment à la réunion des deux germes générateurs au moment le plus favorable et propice à la fécondation.

Or, ce rétrécissement inappréciable à la vue et au toucher, dont la dysménorrhée est souvent le seul indice, ne peut être décelé que par le passage d'une sonde, d'une bougie en baleine. Sa perméabilité existe sans doute dès que le sang s'écoule, mais s'il est constitué par un pertuis filiforme, il peut rester obstrué, embarrassé par le sang ou le mucus pendant plusieurs jours après les règles, et former un obstacle infranchissable à la progression et au passage des spermatozoaires. C'en est assez pour entraîner fatalement la stérilité sans autre cause. Il est donc essentiel, quand elle coïncide avec une menstruation difficile ou douloureuse, de faire contrôler ce rétrécissement de l'orifice interne par le médecin, car il peut être assez étroit pour déterminer à lui seul la stérilité sans dysménorrhée, comme des exemples en sont relatés.

Sans prétendre régler la conduite du médecin, en pareil cas, il nous sera bien permis de donner un conseil à la femme, afin qu'elle n'expose pas sa vie pour en avoir une autre. C'est de ne jamais permettre que l'on se serve de l'instrument tranchant pour débrider et agrandir cette ouverture, si petite soit-elle. Les sondes élastiques, les baleines, les éponges, la laminaria, introduites avec prudence et habileté, amènent toujours une dilatation suffisante avec la patience et du temps, sans mettre la vie en danger. Couper, inciser le col pour combattre la stérilité et même la dysménorrhée, est une pratique anglo-américaine qui ne mérite pas d'être imitée en France par ses tristes résultats. Fendre le col d'un bout à l'autre n'étant pas plus certain que la dilatation pour obtenir la guérison de l'une et de l'autre, il faut s'en abstenir absolument.

La plupart des chirurgiens américains, au contraire, considèrent la dysménorrhée comme mécanique, par rétrécissement ou obstacle ; ce qui les a conduits à des opérations sanglantes pour agrandir l'ouverture. Au lieu de tenter préalablement la dilatation du canal, suivant la pratique française, ils divisent hardiment les deux côtés du col, soit avec les ciseaux, soit avec le bistouri, selon la méthode de Sims. Le docteur Hardon a rapporté six observations de femmes, âgées de vingt-huit à trente-quatre ans, ainsi opérées, dont quatre, mariées depuis un temps variable, étaient restées stériles ; les deux autres étaient célibataires. Les douleurs expulsives, apparaissant douze à vingt-quatre heures avant les règles, et l'évacuation douloureuse des caillots, remontaient à la puberté, excepté chez une qui n'en souffrait que depuis son mariage. Un col petit, long et conique, et une ouverture externe admettant à peine le stylet, étaient les seules difformités chez quatre, et cependant, chez toutes, il opéra également sur le col, sans tenter préalablement aucun autre moyen. Voici comme exemple la première de ces observations.

Une femme de trente-deux ans, ayant toujours eu des règles difficiles et douloureuses, l'obligeant à garder le lit deux ou trois jours, avec expulsion de gros caillots, était restée stérile depuis sept ans de mariage. L'examen ne révéla rien d'anormal qu'un col long et conique, dont l'ouverture externe admettait à peine le stylet. Le 28 juillet 1875, cinq jours après la cessation des règles, la femme fut éthérisée et le col divisé latéralement des deux côtés, jusqu'à la réunion vaginale. Un tampon de ouate fut placé dans la plaie et en renouvelant ce pansement tous les deux jours, la cicatrisation était complète le douzième. La menstruation apparut six jours après, fut exempte de caillots et à peine douloureuse. Une grossesse, survenue quatorze mois plus tard, compléta le succès de l'opération.

Rien n'est plus simple, comme on voit, que ce traitement, si les choses se passaient toujours de cette manière; mais les accidents, les complications les plus graves en résultent parfois, la mort en a même été la conséquence. Et s'il est vrai que, dans les cinq autres cas, cette opération ait fait cesser les douleurs et les caillots, la persistance de la stérilité, chez les trois autres femmes mariées, montre qu'elle n'est pas toujours un remède contre cette infirmité.

Cette chirurgie utérine est si fort à la mode, aux Etats-Unis, que dans un de ces cas, le col étant allongé de cinq huitièmes de pouce, l'auteur en excisa la partie exubérante. Dans un autre, ce col étant courbé à angle aigu sur lui-même, avec l'ouverture placée en avant contre la paroi vaginale, il divisa la lèvre postérieure au milieu, selon la méthode de Sims, pour rendre l'ouverture plus directe. Ce dernier cas était donc une simple rétroversion, et l'autre un allongement hypertrophique donnant lieu à la dysménorrhée. Loin d'être essentielle, elle était simplement produite par ces deux altérations. C'est en les confondant que l'on s'expose à menacer les jours d'une femme stérile pour la rendre féconde ou pour faire cesser des douleurs qui lui sont habituelles. Mieux avisées par la connaissance des périls qu'elles courent, les Américaines ne devraient-elles pas préférer, au lieu de se soumettre à des examens et des opérations si dangereuses, choisir un enfant, pour celles qui n'en ont pas, parmi les orphelins qui peuplent les asiles d'enfantstrouvés ?

La même pratique ne saurait avoir d'autres résultats en France, comme un exemple récent en a fourni la preuve devant la *Société de chirurgie*. Une femme de trente et un ans, mariée depuis cinq ans à un homme fort et vigoureux, sans aucune trace d'infécondité ni d'impuissance, consulte le docteur Eustache, de Lille, au sujet de sa stérilité. Réglée à douze ans, elle l'a toujours été régulièrement depuis, tous les vingt-huit à trente jours, en quantité moyenne, mais depuis l'âge de vingt à vingt-deux ans, des douleurs très vives ont lieu les deux derniers jours, et augmentent depuis un retard de deux mois survenu il y a trois ans. Le sang sort difficilement en caillots allongés et cylindriques avec douleurs violentes, expulsives, presque semblables à celles d'un accouchement.

L'examen montra, au lieu du col normal, un cylindre charnu de neuf centimètres de long sur deux de diamètre seulement. Cet allongement cylindrique, sans hypertrophie circulaire, faisait saillie jusqu'en bas du vagin, en reposant sur la paroi postérieure, et, pénétrant en avant, le mari avait créé une fausse route vaginale. Il s'agissait donc d'en retrancher une partie, ce que le chirurgien ne manqua pas de proposer et la femme d'accepter. L'opération eut lieu le 20 août 1879 avec le thermo-cautère. La section en fut rendue extrêmement lente par la fumée produite et atrocement douloureuse pour la patiente, qui n'avait pas été endormie, par la sensation de brûlure en résultant. Après quarante minutes de durée de cette opération laborieuse, on n'avait obtenu qu'une *section oblique, déchiquetée, mamelonnée et tout à fait irrégulière.*

Il ne survint heureusement aucun accident consécutif, mais cette femme est restée stérile depuis, quoique l'on ait enlevé sept à huit centimètres du col ; il en reste une saillie de un centimètre environ avec une ouverture centrale laissant couler les règles sans douleur. L'opération n'a donné que ce seul avantage, après avoir fait courir les plus grands dangers. Est-ce donc là une compensation suffisante, quand la dilatation simple eût pu donner le même résultat? La stérilité n'indique jamais d'aussi dangereux remèdes; l'essai de la fécondation artificielle est infiniment préférable.

La *dysménorrhée membraneuse*, consistant dans l'exfoliation, la chute de la membrane muqueuse qui tapisse la surface interne de la matrice, est fatalement aussi une cause de stérilité par l'obstruction non seulement de l'ouverture interne du col, mais de l'orifice des trompes. Devant la gravité de cette maladie, heureusement fort rare, et les douleurs atroces qu'elle détermine, la stérilité n'est plus qu'un épisode à négliger. La santé, la vie même en péril, ne permettent pas de songer à la maternité.

Il est impossible d'admettre que le rétrécissement des orifices soit la cause unique de ces douleurs, car, dans cette dysménorrhée membraneuse, elles persistent alors que les orifices interne et externe du col ont été largement dilatés, agrandis par l'expulsion, la sortie des produits membraneux. Les règles suivantes sont encore très douloureuses, quoiqu'il n'y ait parfois que du sang d'expulsé. D'où la nécessité d'admettre l'origine purement nerveuse de certaines dysménorrhées pouvant être rattachées à l'irritabilité et la contractilité morbide de la matrice, sous l'influence de la congestion ou la présence du sang dont elle est le siège.

Catarrhe, écoulements, flueurs blanches. Comme tous les canaux communiquant avec l'extérieur, les cavités génitales de la femme sont revêtues, tapissées à l'intérieur d'une membrane muqueuse sécrétante, donnant lieu à une exsudation de liquides de nature différente, suivant qu'elle est saine ou malade. Du sang, des glaires, du mucus et divers autres liquides sanguinolents s'écoulent de la matrice, en raison même de ses fonctions naturelles; la maladie y développe, au contraire, un mucus épais, visqueux, blanc, incolore, jaune ou vert, laiteux ou crémeux, de la sérosité et du pus, de nature et d'aspect différents.

Ces liquides ont des propriétés distinctes, suivant qu'ils proviennent de la matrice ou du vagin. Le mucus incolore qui humidifie simplement le vagin dans l'état normal est légèrement acide, tandis que celui qui s'écoule de la matrice, en plus ou moins grande quantité, avant et après les règles surtout, est alcalin d'ordinaire. Voici la raison de cette différence essentielle.

L'alcalinité est favorable à la vie des spermatozoaires, puisque le sperme est alcalin lui-même. Des spermatozoïdes vivants ont été trouvés dans la matrice de plusieurs femelles, sacrifiées expérimentalement plusieurs jours après avoir été couvertes; ce qui a servi à expliquer les fécondations et les naissances tardives. Les expériences de Liégeois et

Byasson ont confirmé ce fait. Ils ont pu conserver ces animalcules vivants pendant dix jours, en les plaçant dans de l'eau albumineuse tenant des phosphates alcalins en dissolution et maintenue dans l'étuve à une température constante de 36 degrés. Au contraire, ces animalcules sont frappés de mort au simple contact d'un liquide légèrement acide. D'où l'action des flueurs blanches acides sur la stérilité en tuant ces animalcules sur place.

La consistance est surtout le caractère distinctif de ces liquides. Au lieu de la fluidité du mucus vaginal, celui de la matrice est d'une viscosité considérable, comme le blanc d'œuf cru dont il a l'aspect plus ou moins coloré. De là son adhérence tenace, excessive dans l'ouverture du col de la matrice où il est parfois comme figé et dont on ne peut l'enlever qu'avec une extrême difficulté. Il faut l'arracher presque des canalicules des glandes qui le forment et où il pénètre encore par des filaments membraneux. Il se concrète même en un corps demi-solide, comme la colle de poisson, et peut simuler un corps étranger.

Cette sécrétion, de l'intérieur de la matrice et des glandes du col, acquiert parfois une si grande abondance, en se liquéfiant sous l'influence de l'inflammation chronique, qu'une humeur gris-perle, comme du blanc de baleine, ou opaque comme le verre dépoli, s'échappe en longs paquets glaireux. Mais c'est le caractère le plus rare et qui se montre à peine une fois sur cinquante observations.

Une actrice observée par nous pendant treize années consécutives, de vingt-deux à trente-cinq ans, très abondamment réglée pendant six à huit jours chaque mois, présentait ce caractère à un degré très prononcé. Le col de la matrice, un peu bas, était constamment obstrué à l'examen, malgré une grande propreté, par un bouchon muqueux incolore, extrêmement visqueux et adhérent; ce qui lui faisait craindre de communiquer des écoulements à ses nombreux amants. Elle resta constamment stérile durant sa vie galante, sans retards ni fausse couche.

Tels sont les signes évidents du catarrhe de la matrice et de son col. C'est la cause la plus commune et fréquente de stérilité par l'accumulation de ces matières visqueuses et adhérentes à son entrée. En formant un vrai bouchon à l'orifice externe, elles constituent un obstacle à la progression des spermatozoaires qui sont arrêtés au passage, sinon tués sur place par l'acidité de ces liquides; d'autant plus que cette sécrétion catarrhale se complique souvent d'érosions, de granulations et même d'ulcérations locales. Elle coïncide aussi avec les déviations et les rétrécissements dont elle est ordinairement l'effet ou la conséquence. La complication la plus commune à signaler est un retentissement douloureux parfois au-dessus des deux aines et le plus souvent d'un seul côté, surtout à l'époque des règles. Ces douleurs d'apparence nerveuse ou névralgique règnent dans les ovaires, sans augmenter à la pression, et elles acquièrent en certains cas une intensité considérable. C'est un des meilleurs signes subjectifs de ce catarrhe.

Des malaises, des pesanteurs dans le bassin, du gonflement, de la tension du bas-ventre s'y joignent aussi, surtout le soir, avec douleurs dans les membres inférieurs suivant le trajet des nerfs ou des veines. La constipation est la règle, avec crampes et tiraillements d'estomac. Les malades deviennent nerveuses, insupportables, pleurent et se désolent sans motifs avec des attaques de nerfs à la moindre émotion. C'est la névropathie générale, le nervosisme du catarrhe utérin, sans que la menstruation en soit modifiée, malgré la durée de la maladie.

Les causes aussi nombreuses que variées de cet état grave en font différer l'intensité. Les excès vénériens et surtout les abus employés pour la stérilisation, la disproportion des organes, les corps étrangers, les injections irritantes en sont les plus fréquentes, après celle des premières approches, compliquée de l'idiote habitude des voyages de noce. La nouvelle mariée n'ose pas se plaindre des rapprochements plus ou moins douloureux des huit ou quinze premiers jours ; elle dissimule même l'écoulement qui y succède inévitablement. Ce n'est qu'à l'apparition des symptômes locaux et généraux graves ou la persistance même de la stérilité que, devenue plus hardie, la jeune femme ose avouer son état à son mari ou à sa mère, et le médecin trouve un catarrhe utéro-vaginal des plus intenses ; c'en est l'histoire habituelle.

Le défaut de soins ou d'abstinence, de réserve après un accouchement ou un avortement, et toutes les irritations vives des parties par la marche, la danse, l'équitation, l'humidité, le froid en sont les causes les plus fréquentes ensuite. Elles agissent surtout chez les femmes lymphatiques, scrofuleuses, anémiques, herpétiques ou dartreuses. La plupart en sont atteintes et offrent le plus de résistance à la guérison.

Sans aucun danger pour la vie, cet état catarrhal est une cause permanente de stérilité. A ce point de vue, beaucoup de femmes robustes ne se préoccupent pas assez de cet écoulement glaireux, muco-purulent même, qui tache leur linge, sous prétexte que *toutes les femmes ont des flueurs blanches.* L'habitude de leurs pertes mensuelles, la conscience de leur rôle dans la copulation, les empêchent de s'étonner d'un écoulement par la vulve. Tandis que l'homme se préoccupe de la moindre humidité du méat urinaire, la femme admet cet écoulement comme normal. Cela ne la gêne ni ne l'émeut, tant qu'il n'est pas douloureux ni très abondant. On rencontre même des femmes, ayant de grands raffinements de coquetterie intime, avec d'effroyables catarrhes à faire reculer l'homme le plus intrépide.

Sur cent femmes qui consultent le médecin pour un écoulement, trente à quarante au moins sont frappées de la stérilité curable produite et entretenue par le catarrhe seul. Chez 60 femmes stériles, examinées par le docteur Lévy, 57 ont été reconnues atteintes de catarrhe de l'utérus, et il admet ainsi qu'il est la principale cause de la stérilité. Essentiellement chronique, il se perpétue indéfiniment et ne guérit jamais seul, à moins qu'une perturbation profonde ne soit apportée dans les organes par une hémorrhagie, une métrite aiguë, une grossesse, un avortement, un accouchement dont le repos et les soins hygiéniques prolongés modifient la muqueuse; autrement il persiste jusqu'à la cessation des règles, ou il tend à disparaître spontanément par le repos même de la matrice. Des femmes ayant eu toute leur vie des flueurs blanches, malgré de longs traitements, ont une grande sécheresse des organes en vieillissant.

Suivant la cause qui le produit et souvent l'entretient, comme les abus dans les rapports, ce catarrhe ne peut cesser qu'en y mettant fin. Les injections astringentes avec une décoction de feuilles de thé, de noyer ou de chêne, faites immédiatement avant de se coucher, afin que du liquide reste et séjourne sur les parties malades; les irrigations d'eau froide le matin, l'hydrothérapie, les bains de mer et les eaux minérales, les poudres peuvent modifier l'intensité ou diminuer les accidents sans jamais les guérir radicalement. Des applications topiques, des pansements, des cautérisations parfois, faites par le médecin, sont toujours indispensables. Tous les autres moyens ne sont que des palliatifs, et un traitement local, variant selon l'état des parties et fait à découvert, permet seul d'espérer une grossesse qui, en redonnant une nouvelle activité fonctionnelle à la matrice, procure la guérison radicale.

Cela est si vrai que les femmes guéries de catarrhes anciens sont plus exposées que les autres à devenir facilement enceintes, malgré leur âge, si elles sont encore réglées. Sur la recommandation de son médecin, de prendre des précautions contre la possibilité d'une grossesse, Mme de V..., âgée de 45 ans, bien conservée, femme d'esprit et mère de deux enfants de 21 et 19 ans, lui répond très sérieusement s'il se moque d'elle... à son âge, après dix-neuf ans de vacances! Elle devint néanmoins enceinte et accoucha d'un enfant vivant qui s'est élevé.

Une vieille demoiselle de 47 ans, en possession d'une ancienne liaison datant de vingt ans, déclare qu'il n'y a rien à craindre à son âge. Elle est réglée. Son catarrhe étant disparu, on lui observe qu'il est prudent de se méfier. « Je n'ai jamais eu d'enfants jusqu'à présent, dit-elle, et vous voulez qu'à 47 ans... Allons donc ! »

Elle devint enceinte, accoucha à terme en quinze heures, naturellement comme une jeune femme, sans pouvoir comprendre... comment on peut savoir ces choses-là.

Action sur les spermatozoaires. Il ne faut pas confondre le catarrhe avec la sécrétion vaginale, toujours plus fluide et acide, quoique la stérilité puisse en résulter également et souvent par la même cause : l'acidité du liquide tuant les spermatozoaires sur place. En examinant au microscope les spermatozoaires déposés par le coït chez les 57 femmes atteintes de catarrhe utérin, à divers intervalles après, un très petit nombre ont été trouvés vivants à l'intérieur. Tous étaient sans mouvements cinq heures seulement après le coït, tandis qu'ils étaient encore très mobiles chez les femmes exemptes de catarrhe vingt-six heures après leur éjaculation.

De là la démonstration de l'influence destructive de la sécrétion utérine sur les spermatozoaires, c'est-à-dire sur la stérilité de la femme. Se fondant sur ces données, le docteur Charrier en a fait récemment la contr'épreuve en neutralisant ces sécrétions utéro-vaginales sur place par des injections avec le liquide alcalin qui avait servi à Liégeois et à Byasson pour conserver ces animalcules. En voici la composition :

Eau	1000 grammes
Blanc d'œuf	N° 1
Phosphate de soude	50 grammes

Deux femmes stériles, soumises à ces injections, en ont éprouvé les effets suivants :

La première, âgée de vingt-trois ans, mariée depuis quatre, était sans enfant, quoique bien réglée, le mari étant jeune et robuste. Ecoulement du col de la matrice d'un liquide transparent et franchement acide.

Des injections tièdes de l'eau de Vichy des Célestins sont faites tous les jours, avec deux verres de la même eau à boire, ainsi que deux bains alcalins par semaine, de vingt minutes de durée. Après six semaines de ce traitement régulièrement suivi, l'écoulement utéro-vaginal n'est plus acide, les règles manquent, et une grossesse se manifeste. L'accouchement eut lieu en 1878, et une nouvelle grossesse suivit en 1879. Entre les deux grossesses, les liquides vaginaux examinés avec le papier de tournesol ne le coloraient plus en rouge.

La seconde dame, de vingt-quatre ans, était mariée depuis quatre, sans grossesse, en septembre 1879. Odeur aigrelette du mucus utéro-vaginal, acidité très prononcée. Injections alcalines tièdes matin et soir avec bains alcalins, et usage de l'eau comme précédemment. L'examen du liquide catarrhal est fait tous les quinze jours, et reste acide pendant cinq examens consécutifs, soit deux mois et demi.

Au milieu de novembre 1879, on remplaça les injections d'eau de Vichy par le liquide de Byasson, et, dix-huit jours après, l'écoulement ne rougissait plus le papier de tournesol. Au mois de janvier suivant, les règles manquèrent et une grossesse survint.

Un succès semblable a été obtenu, en 1870, par Martemucci, chez une femme de vingt-six ans, d'une santé florissante, et qui, remariée depuis un an, ne pouvait devenir mère. L'examen ayant découvert une leucorrhée vaginale et cervicale à réaction acide, pouvant donner lieu à cette stérilité en tuant sur place les spermatozoaires dont la semence du mari était très riche, l'usage du bicarbonate de soude à l'intérieur fut prescrit pour la neutraliser, avec une injection matin et soir de la solution suivante :

Phosphate de chaux basique porphyrisé, 4 grammes,
Eau commune. . . . . 400 —

Un mois après, cette dame devenait enceinte.

(*Dictionn. ann. des progrès des sciences méd.*, 1870-1871.)

En l'absence d'autres causes appréciables, ces faits démontrent que le moindre écoulement suffit à entretenir la stérilité chez la femme. Elle doit donc s'en occuper et les traiter, car tous les écoulements peuvent présenter une réaction acide. Une simple bandelette de papier de tournesol suffit à la déceler par son changement subit de couleur. En l'imbibant du liquide de l'écoulement, de bleu qu'il est, il devient aussitôt rouge, si le liquide est acide. Une cure aux eaux thermales alcalines de Vichy, Pougues, Vals, ou sulfo-alcalines, peut être un adjuvant nécessaire aux injections, si la stérilité persiste. Il est même probable que beaucoup de guérisons attribuées empiriquement à ce moyen, se sont opérées de cette manière toute rationnelle, comme les eaux ferrugineuses chez les chlorotiques et les anémiques.

Maladies des trompes. Elles forment une cause fréquente et positive de stérilité, qu'elles siègent à l'intérieur ou à l'extérieur de ces petits tubes. L'inflammation des tissus qui les entourent, comme la péritonite, la détermine souvent par les adhérences qu'elle provoque et en fixant les trompes dans une position qui en empêche le jeu régulier. L'impossibilité de vérifier cet obstacle ne permet que de le supposer ; toutes les autres altérations n'ont jamais été reconnues que sur le cadavre.

On ne peut juger approximativement de ces maladies que par celles de la matrice, plus facilement appréciables, et celles qui se propagent à l'intérieur du ventre. La tuberculisation des organes génitaux permet de préjuger ainsi celle de l'intérieur des trompes, qui en est le siège le plus fréquent. Isolées, localisées, ces maladies sont inappréciables sur le vivant, malgré l'intensité de leurs phénomènes. Le signe extérieur de la menstruation, si important pour appuyer les probabilités des maladies de la matrice et des ovaires, n'est ici d'aucune utilité, étant démontré qu'elle peut rester intacte après l'excision même de ces trompes. (*V. page* 184.)

Des hydropisies, des abcès, des tumeurs se formant à l'intérieur sont ainsi méconnus. On ne peut en fixer le siège précis que par exclusion des organes voisins. Ce fait les rend donc extrêmement graves par l'impossibilité jusqu'ici de leur opposer un traitement curatif direct, topique. La stérilité en résultant est toujours douteuse et presque fatalement incurable, à moins que la perméabilité de l'un ou l'autre de ces tubes ne se rétablisse spontanément.

Il n'est plus étonnant dès lors que, par le rôle indispensable de ces organes dans la fécondation, tant de cas de stérilité restent inconnus, impénétrables dans leurs causes et leur siège. Les signes les plus positifs ne servent parfois qu'à donner le change, car en l'attribuant à un obstacle apparent, elle réside souvent dans une maladie cachée. L'autopsie pourrait seule distinguer la cause réelle, positive, et la mort permet très rarement de la constater. De là son incurabilité si fréquente.

Maladies des ovaires. Ici sont les plus fréquentes causes de stérilité essentielle par l'altération des germes de la vie humaine ou leur défaut de développement. La texture vasculaire, spongieuse, érectile de ces organes les expose d'autant plus à la congestion, l'inflammation et ses conséquences, c'est-à-dire leur dégénérescence et leur destruction, que leur fonction mensuelle de l'ovulation est une cause incessante d'excitation, de persistance et d'aggravation de ces accidents. De là les nombreuses maladies et les altérations fréquentes que l'on y observe le plus souvent après la mort par la difficulté, l'impossibilité même de les constater d'une manière distincte et positive durant la vie. La douleur et le gonflement, par une augmentation considérable de leur volume, les rendant seuls appréciables à la main, au toucher, ils sont toujours gravement atteints, lorsqu'on les découvre, et dans l'impossibilité de leur appliquer aucun remède immédiat, direct, ils restent soumis aux seules forces médicatrices de la nature dans la plupart des cas.

Une douleur sourde, profonde et fixe, dans l'un des flancs ou dans les deux à la fois, à la partie inférieure surtout, augmentant au moment des règles pour diminuer ensuite, avec troubles de cette fonction et dérangements de l'estomac, vomissements, sont les signes les plus communs du début d'une maladie des ovaires. Ils doivent toujours appeler l'attention, surtout chez les jeunes filles et les jeunes femmes, car ce n'est que par un traitement actif qu'il est possible de prévenir les conséquences de leur inflammation, comme abcès, kystes, tumeurs, et toutes les altérations possibles. En compromettant toujours la vie par les graves complications dont elles sont la source, ces maladies ne sont ordinairement curables que par des opérations très dangereuses, comme l'ovariotomie, entraînant la stérilité.

Il est heureusement fort rare que les deux ovaires soient atteints simultanément. Mais, comme nous l'avons déjà dit, la maladie de l'un entraîne parfois sympathiquement celle de l'autre. Une menstruation régulière est le plus sûr garant qu'il existe encore des parties saines de l'organe, et il suffit de ce signe pour que la stérilité ne soit pas absolue, définitive.

Maladies des organes voisins. Celles de la vessie et du rectum en particulier peuvent amener indirectement la stérilité par la fluxion, la congestion ou les obstacles qu'elles entretiennent dans l'appareil génital. Les tumeurs vasculaires du méat urinaire, comme les hémorrhoïdes fluentes, ont été accusées de la déterminer par les pertes de sang et les troubles qu'elles apportent à la menstruation. Les fistules, le prolapsus, le cancer de l'anus en sont aussi des causes fréquentes. Les vers ascarides peuvent même la produire par les troubles nerveux qui en sont parfois la conséquence. Une jeune dame, restée stérile, avait une fissure à l'anus depuis longtemps méconnue. Elle fut traitée par le professeur Courty, et sa guérison, aussitôt suivie d'une grossesse, démontra qu'elle entretenait la stérilité.

Une hygiène mieux entendue, par le fonctionnement régulier de ces émonctoires naturels, suffirait à prévenir la plupart de ces causes de stérilité. Retenir volontairement ses urines pendant cinq à six heures consécutives, comme tant de femmes s'y astreignent par une pudeur exagérée, entraîne souvent la déviation de la matrice par la compression en résultant sur son fond. Son abaissement peut même y succéder. La constipation habituelle, si commune chez un grand nombre d'entre elles, notamment chez celles qui sont sèches, nerveuses, hystériques, détermine des accidents analogues. D'où l'indication spéciale pour elles de surveiller attentivement la régularité de ces fonctions.

Autrement, la paresse atonique de ces organes ne tarde pas à s'étendre, se propager à la matrice placée entre eux. Des troubles, des irrégularités de la menstruation en sont les premières conséquences. Puis ce sont des écoulements ou flueurs blanches, du catarrhe, sinon des engorgements, des tumeurs et d'autres néoplasmes pouvant s'ensuivre.

On le voit donc, la dilatation inconsciente de ces deux réservoirs, continue et progressive par le défaut de soins, entraîne la stérilité féminine par le même mécanisme qu'elle la détruit lorsqu'elle a lieu volontairement dans les conditions indiquées à *Déviations*.

STÉRILITÉ DE L'HOMME

La stérilité masculine est ordinairement aussi simple, positive et apparente que celle de la femme est obscure, compliquée, douteuse et même insoluble ; contraste résultant de la disposition diamétralement opposée des organes qui la déterminent, apparents ici, invisibles là.

Il ne faudrait pas, cependant, remonter bien loin dans l'histoire de l'art pour démontrer que les connaissances sur ses manifestations se bornaient à l'absence naturelle des testicules ou leur disparition accidentelle par maladie et surtout la castration. L'évidence même rendait cette connaissance très facile et positive par l'absence des germes humains ; d'où le nom d'agénésie qui lui fut donné. Aujourd'hui, ce terme radical exprimerait imparfaitement toutes les formes de cette stérilité, puisqu'elle existe avec la présence de ces germes.

L'ignorance était encore si profonde à ce sujet, au commencement de ce siècle, qu'une thèse soutenue à la Faculté de médecine, le 26 pluviôse de l'an XI, divisait la stérilité en sept classes ou espèces : naturelle, innée, acquise, relative, absolue, temporaire et perpétuelle. C'était au beau temps du nosologisme, où classer et diviser à l'infini était l'art suprême dans l'école. Toutes ces formes de la stérilité organique se réduisent maintenant à deux, suivant leurs causes et leur durée : passagère et permanente ou bien absolue et curable, la stérilité relative n'étant plus guère comptée que pour mémoire, comme on l'a vu.

Elle est d'autant plus facile à reconnaître et constater ici que les organes séminifères sont apparents, appréciables à la vue et au toucher, ce qui n'existe pas chez la femme. Elle se distingue aussi de l'impuissance qui la détermine toujours, tandis qu'elle existe souvent sans celle-ci. D'où l'erreur qui a fait croire si longtemps que tout homme puissant était viril, malgré l'exemple des grands animaux castrés, coupés, et néanmoins susceptibles d'érection. C'est la principale distinction à faire à ce sujet.

L'essence même de la stérilité masculine réside dans l'absence ou l'altération du fluide séminal sécrété, formé par les testicules. D'où le nom de sperme, semence, qui lui a été donné. Le défaut de fonctionnement régulier de ces organes, comme leur absence, en est une cause radicale; c'est dans leurs lésions, leurs maladies qu'il faut en chercher les principales causes accessoires. Si, par leur dualité symétrique, l'un peut toujours suppléer et remplacer l'autre, l'étroite sympathie organique et fonctionnelle qui règne entre eux les rend absolument solidaires dans leur état de santé comme dans celui de maladie. Dès que l'un souffre, l'autre est menacé d'être atteint et ne saurait fonctionner normalement.

*
* *

L'attention des plus ingénieux observateurs s'est

ainsi exercée de bonne heure à découvrir les altérations de ce liquide pour se rendre compte de la stérilité. Zacchias, premier médecin du pape, qui vivait à Rome au seizième siècle, estimait déjà, d'après son expérience, que la semence laissant sur le linge des taches noirâtres était trop froide, âcre ou brûlante, sans vigueur et impropre à la génération. Pour être fécondant, dit-il, le sperme doit être blanc, pesant et tomber au fond de l'eau. Quant à ses propriétés chimiques, la liqueur séminale, dit Fourcroy, a présenté le singulier phénomène de la cristallisation, jusqu'ici inconnue, du phosphate de chaux.

La découverte d'animalcules vivants dans ce liquide, faite à la fin du dix-septième siècle, acheva de fixer son importance. On supposait auparavant que son odeur, ou un gaz spécial désigné sans l'avoir reconnu sous le nom d'*aura seminalis*, s'en dégageant au moment de l'éjaculation, possédait seul la vertu fécondante. Avec ces animalcules mobiles, se mouvant et s'agitant en tous sens, la vie apparut à tous les yeux et le mystère se trouva définitivement éclairci, comme nous l'avons indiqué en détail dans la *Génération universelle*.

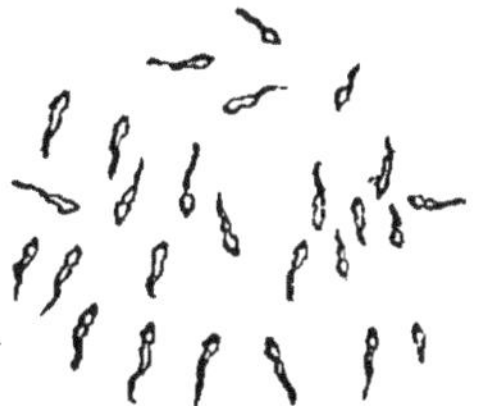

Spermatozoaires vus au microscope.

Il fut bientôt démontré que l'absence de la spermatose ou formation du sperme et toutes ses altérations étaient des causes de stérilité. « Un sperme froid, aqueux, privé d'animalcules, provenant d'organes faibles ou malades, n'ayant pas séjourné suffisamment dans les vésicules séminales pour atteindre la perfection de son élaboration, est stérile», disait Mestivier au début de ce siècle. L'altération de sa partie albumineuse et mucilagineuse a été reconnue nuisible aux spermatozoaires en en déterminant l'inertie. C'est en l'étudiant de plus en plus au microscope que la stérilité masculine, mieux connue, devient de plus en plus fréquente.

Il ne s'agit plus seulement, en effet, qu'il y ait des animalcules, même vivants, dans le sperme; ils peuvent être morphologiquement bien conformés, vivaces au moment de l'émission et cependant incapables de féconder. Balbiani a montré que la liqueur spermatique est en général d'une apparence irréprochable chez les mulets et les hybrides dont la reproduction est très exceptionnelle. Dans l'espèce humaine, les alliances consanguines sont rarement fertiles, sans que l'on en sache le pourquoi. Susceptibles d'altérations et de maladies, comme l'individu dont ils proviennent, les spermatozoïdes — hommes en miniature — sont stériles eux-mêmes isolément en vertu de ces lésions encore inconnues. Wagner et Pouchet ont signalé, dès le commencement du dix-neuvième siècle, la chute ou plutôt le renversement de leur épithélium comme une cause d'affaiblissement; mais les plus forts microscopes se sont montrés incapables d'en découvrir d'autres. Les réactifs sont indispensables pour en juger, et c'est ainsi que la fécondation artificielle a été récemment employée à cet effet.

Dans un cas de stérilité avec présence des spermatozoïdes, M. de Sinéty, ayant essayé et répété cette épreuve à différentes reprises, immédiatement avant et après l'époque menstruelle, toujours avec le même insuccès, examina le sperme un quart d'heure après son émission. Des spermatozoïdes existaient en effet, mais ils étaient animés de mouvements très lents, malgré les conditions favorables de température et d'humidité où ils se trouvaient placés. Trois autres observations semblables ont démontré que, doués ainsi d'une faible vitalité aussitôt après l'émission, ces animalcules sont frappés de stérilité. (*Société de biologie*, mai 1881.) La stérilité relative de certaines unions peut ainsi tenir à cette cause inconnue jusqu'ici.

Les éléments générateurs mâles peuvent donc être dénués de la faculté reproductrice, sans que rien le révèle au microscope. Effet de leur débilité ou d'une idiosyncrasie particulière, ces homuncules, que l'on ne consultait pas, décident en dernier ressort si la conception aura lieu. On ne comprendrait pas l'hérédité paternelle si ces petits êtres étaient toujours identiques, et les exemples authentiques de femmes empoisonnées de la syphilis pendant leur grossesse, exclusivement par le fœtus, montrent irréfutablement qu'ils participent, dès leur émission, à cette maladie constitutionnelle du père.

D'après les connaissances actuelles, cette épreuve capitale est absolument indispensable pour décider en dernier ressort de la virilité du mari. La fécondation artificielle est ainsi appelée à juger définitivement, en matière légale, des cas douteux de stérilité. Que le divorce revienne, la stérilité de la femme ne pourra plus être admise aussi facilement qu'autrefois pour l'obtenir contre elle. L'épreuve de la fécondation artificielle, absolument décisive, sera alors invoquée comme celle du congrès judiciaire. Les extrêmes se touchent.

De nombreuses causes occultes, cachées, d'infécondité existent donc chez l'homme, dont il ne peut s'assurer sans le secours du médecin. Dès qu'il a éprouvé quelque petit accident de jeunesse — et qui en est absolument exempt? — il peut en résulter une cause de stérilité sans signe apparent. Celles qui se traduisent à l'extérieur sont relativement plus rares, comme on peut en juger.

L'homme n'est plus admis dès lors à accuser sa compagne de la stérilité de leur union sur la seule émission appréciable du sperme. La sécrétion de ce fluide équivalant à la menstruation, comme signe extérieur de fécondité, n'en est pas plus démonstrative que celle-ci et l'on a vu toutes les restrictions dont elle est susceptible. La constitution, le tempérament, l'âge, le climat, les professions, la nourriture même font varier cette fonction de la spermatose, comme les passions, les maladies locales, générales, certains médicaments peuvent aussi l'altérer. L'examen microscopique de ce liquide ou une fécondation récente sont les seules preuves réelles de sa virilité.

Malgré l'appréciation facile que l'homme peut faire de ses organes séminifères et de leur fonctionnement régulier, il ne doit jamais s'en tenir à ces signes extérieurs, pas plus que la femme à ses règles. Tout en s'exécutant normalement, la spermatogenèse peut ne donner que des animalcules incomplets et inertes, en vertu de l'âge ou de la constitution, comme chez les enfants et les vieillards. Les excès ou les abus, les maladies même peuvent en être la cause. Les hommes faibles, débiles, cachectiques, ou dont le cerveau est mal équilibré, n'ont souvent qu'un sperme aqueux, diffluent et stérile.

Cette fonction varie d'ailleurs extrêmement suivant le développement de l'organe. L'examen du liquide séminal de 100 cadavres, fait à Pavie par le professeur Mantegazza, en 1865, a montré une absence complète des zoospermes dans dix cas avant dix-huit ans. De là à soixante-dix, ils existaient dans 78 cas, 69 fois des deux côtés et 9 fois d'un seul, sans que l'âge avancé parût exercer aucune influence à cet égard, selon la remarque générale.

La constitution ni le tempérament ne sont des causes de stérilité, mais tous les excès et les abus qui les altèrent peuvent la déterminer. Les ivrognes, et particulièrement les alcooliques, sont en général peu prolifiques, comme les grands fumeurs. Leur stérilité est moins remarquée que leur impuissance, mais celle-ci est souvent causée et entretenue par l'absence même du sperme. Les maladies locales et générales en résultant la déterminent d'ailleurs par les lésions, les altérations, sinon les obstacles qu'ils provoquent dans la fonction spermatique. A la sécrétion du sperme et des animalcules succède, en effet, leur circulation dans les canaux déliés qu'ils ont à parcourir de bas en haut contre les lois même de la pesanteur. Leurs mouvements de progression continue et leur vitalité sont dès lors indispensables à cette ascension. Leur séjour, leur accumulation dans le réservoir des vésicules séminales n'est pas moins nécessaire à leur perfectionnement, leur maturité, et ce n'est qu'après ces différentes étapes successives qu'ils peuvent être émis, éjaculés avec succès, pour leur destination définitive. C'est en troublant et en altérant ces divers actes que toutes les grandes perversions humaines sont des causes indirectes de stérilité.

Une santé parfaite est la condition essentielle de l'accomplissement complet et régulier de la spermatose. Le moindre dérangement de l'organisme la trouble ou l'annihile, en retentissant directement sur elle, comme la fièvre suffit à tarir la salive. Liégeois a montré que la sécrétion testiculaire est très variable selon l'état de santé ou de maladie. Les éléments essentiels à la formation du sperme manquant dans certaines maladies, comme l'anémie et le diabète, il peut faire complètement défaut. La copulation n'est ainsi compatible qu'avec la santé; c'est un précepte rigoureux pour tous les malades de s'en abstenir. L'infraction seule de ces lois si simples et faciles à observer expose l'homme à la plupart des causes de stérilité.

Les abus vénériens, sans mesure ni précaution,

en sont la plus fréquente. Toutes les maladies locales en proviennent presque exclusivement, surtout par le renouvellement exagéré, naturel ou artificiel, de l'éjaculation. A force d'en exciter la source, elle ne tarde guère à se tarir. La stérilité détermine parfois l'impuissance dans ces cas, par l'absence même de l'excitant le plus naturel de l'érection.

Toutes les causes d'impuissance physique de l'homme, quelle qu'en soit la cause, entraînent fatalement sa stérilité par l'impossibilité de rapports sexuels normaux. La copulation et l'éjaculation normales étant impossibles, il ne sert à rien qu'il y ait des pertes séminales ou des pollutions involontaires. Celles qui proviennent du pénis par vice de conformation, défaut ou excès de volume, ouverture anormale, en sont les plus fréquentes et les principales. Mais cela une fois énoncé, admis et reconnu, il serait superflu de les rappeler ici en détail, à l'exemple de la plupart des auteurs. C'est faire double emploi et établir une confusion fâcheuse entre ces deux infirmités. Il faut s'appliquer au contraire à les distinguer avec soin.

Quand la sécrétion du sperme s'opère normalement dans certains cas d'impuissance incomplète, comme dans le phimosis, l'épi ou l'hypospadias par exemple, à quoi servira-t-elle si ce fluide ne peut être émis naturellement par défaut, absence ou excès d'érection? La stérilité est absolue dans ces cas comme dans l'aspermatisme. On ne peut y remédier que si l'éjaculation est possible, en recourant à la fécondation artificielle, comme nous l'indiquerons à la *Stérilité par obstacles*. Pour toutes les autres causes, il suffit de se reporter à l'*Impuissance physique et morale* et aux planches représentant ces vices de conformation avec leur traitement chirurgical.

On peut se demander si, dans l'anaphrodisie ou impuissance morale, la stérilité radicale du sperme même n'existe pas par l'absence de désirs. Ceux-ci sont, comme on le sait à n'en pas douter, l'excitant, le stimulant principal de sa sécrétion, sa formation. Il n'est pas d'homme qui n'en ait éprouvé l'influence, sinon ceux qui en sont privés. Elle est aussi sensible et manifeste que le chagrin, la peine, la douleur sur l'écoulement des larmes. Les testicules correspondant aux glandes lacrymales, il est bien permis de se demander si le sperme est sécrété dans cette affection morale comme à l'état naturel, avec ses éléments indispensables et toutes ses qualités. L'anaphrodisie persistante semble indiquer le contraire, puisque la présence, la réplétion de ce fluide dans ses réservoirs éveille et provoque les désirs. Il est donc probable qu'il y a aspermatisme, raréfaction du sperme dans ces cas, ou que, plus fluide et altéré, il est réellement stérile. La stérilité relative en apparence de certains maris anaphrodites n'a peut-être pas d'autre cause, comme chez les syphilitiques. L'examen microscopique plus fréquent et minutieux de ce liquide permettra seul de résoudre cette question à l'avenir.

Equitation. En notant que la plupart des Scythes étaient stériles, le grand Hippocrate, plus observateur et perspicace que ceux qui attribuaient cette infirmité à leurs vices spéciaux, la rapporta simplement à leur habitude de monter à cheval. Cette observation s'est en effet confirmée depuis, et l'on rencontre fréquemment des cavaliers par état qui, avec toutes les apparences de la plus énergique virilité, sont peu féconds, sinon stériles. Il y a là en effet une cause de pression continue des testicules et même de froissement, de contusion, si l'on n'a la précaution de soutenir le scrotum dans un suspensoir. Autrement, des frottements et des chocs contre le pommeau de la selle sont inévitables, et il en résulte fatalement à la longue une irritation qui peut déterminer l'induration même de l'organe et devenir une cause temporaire ou définitive de stérilité. L'orchite se rencontre proportionnellement plus souvent chez les cavaliers que chez les piétons, surtout les jeunes soldats. Une étude attentive de cette affection, dans ses rapports avec les oreillons en particulier, mériterait donc d'être faite dans l'armée.

Fréquence. En se précisant par des investigations et des expériences, les cas de stérilité masculine augmentent tous les jours, sans que ceux de la femme diminuent. Si l'absence du fluide fécondant par la castration ou l'aspermatisme en est toujours la cause radicale, à tous les yeux, il subit dans sa composition des altérations si fréquentes et nombreuses le rendant inapte à son rôle, que les exemples s'en multiplient démesurément.

Sur 80 mariages stériles pour des causes diverses, M. Pajot rencontra six hommes dont le sperme ne contenait pas de spermatozoaires et cependant aucun n'avait plus de quarante ans. Trois étaient d'une stature et d'une force exceptionnelles, deux étaient des hommes ordinaires et le dernier était maigre, petit, avec un sommet suspect. Quatre avaient eu des orchites doubles ou gonflement douloureux des testicules, dont l'une remontait à vingt ans. Les deux autres étaient indemnes de toute affection vénérienne. Tous remplissaient leurs fonctions de maris avec succès, au dire de leurs femmes, surtout les trois grands gaillards. Aucune des femmes ne présentait ni maladie ni vice redhibitoire.

Malgré un traitement local et général par les frictions résolutives sur les testicules, l'exercice musculaire, la gymnastique, l'hydrothérapie, les bains de mer, le régime, etc., aucun n'a guéri. C'est la preuve que cette stérilité absolue est assez fréquente ; l'examen du sperme dans tous les cas, pourra en déterminer exactement l'influence. D'où l'importance d'exposer les caractères essentiels de ce liquide séminal. En voici les principales différences, d'après l'examen microscopique et comparatif, fait par le professeur Pajot avec un grossissement uniforme, sur de nombreux échantillons provenant de plus de deux cents hommes, âgés de vingt-cinq à soixante ans, de nationalités très diverses et de professions différentes.

Caractères du sperme. En formant le véhicule indispensable aux animalcules qui en sont l'élément essentiel, et dont le nombre, le volume, la longueur et les mouvements ne peuvent être appréciés qu'au microscope, ce fluide mérite d'être distingué d'abord extérieurement et à l'œil nu après son émission. Dans une première catégorie d'individus, il est granuleux, très blanc, d'odeur spermatique très forte, pénétrante, comme chez les hommes qui mangent beaucoup de poisson. La portion liquide en est peu abondante et il ressemble à de l'amidon délayé. Les spermatozoaires, en quantité innombrable, ont le volume le plus considérable que l'on observe, une progression et des mouvements vifs et rapides.

Les hommes qui l'offrent dans ces conditions sont les étalons par excellence. Au lieu d'être l'apanage des statures les plus élevées, des musculatures les plus puissantes, des constitutions les plus athlétiques, ce sperme riche s'est rencontré le plus souvent chez les hommes courts, trapus, maigres parfois et de taille ordinaire, plutôt dans la classe bourgeoise, commerçante, industrielle, que chez les hommes du monde.

Cette richesse extraordinaire est exceptionnelle. Combien les femmes auraient à rechercher ou fuir ces mâles d'une si puissante opulence, si elles pouvaient la prévoir. C'est ainsi qu'au milieu d'une tranquillité complète et presque sans contact, elles s'aperçoivent avec stupéfaction que les graines jetées sur le seuil ont pu s'introduire et fructifier dans la maison, comme un exemple frappant en est relaté par M. Pajot C'est le secret des grossesses avec intégrité de l'hymen.

Dans une seconde catégorie, le sperme est encore assez épais et odorant, mais sans grumeaux, moins blanc que le précédent, tirant sur l'opale, un peu gris. Au lieu de se distinguer uniformément, les spermatozoaires ne se rencontrent que par plaques, par bandes de 10, 20 ou 30; on peut les compter. Quoique ayant à peu près les mêmes dimensions que les premiers, leur vitalité est moindre et ils progressent moins vivement. Des cristaux facilement reconnaissables apparaissent dans ce sperme en plus ou moins grande quantité. C'est le sperme le plus ordinaire, comme il se rencontre chez le commun des hommes.

Dans une troisième catégorie, le sperme est fluide et presque sans odeur. Il empèse à peine le linge et n'accole que faiblement ensemble, en séchant, les deux plaques de verre où il est déposé pour l'examen, alors que des efforts sont indispensables pour les séparer avec les deux précédents. De rares, très rares spermatozoaires s'y rencontrent isolés, petits, diminués d'un tiers au moins en volume et en longueur sur les précédents. Ils oscillent sur place sans avancer et progressent à peine. Granulations et cristaux abondants. Ce sperme pauvre ou insuffisant se rencontre chez les vieillards et les individus épuisés par les maladies ou l'abus du coït.

Dans une dernière catégorie, le sperme est entièrement fluide, avec ou sans granulations, sans odeur ni aucun spermatozoaire. On le rencontre chez les individus ayant eu une orchite double ou dont les testicules sont tuberculeux ou atrophiés. Les hommes ayant de petits testicules le présentent aussi parfois sans avoir jamais été malades. C'est le sperme nul.

De là quatre catégories distinctes, dont les deux premières forment heureusement la grande majorité des cas. 180 individus environ s'y trouvent compris sur 200, soit les neuf dixièmes de la totalité des maris. La stérilité de leur union ne peut venir de leur côté, et c'est par un examen attentif des organes de la femme ou dans sa constitution que l'on en trouvera la cause. S'il n'existe que de l'étroitesse, un rétrécissement de l'ouverture du col de la matrice ou une fausse route vaginale, ces maris pourront arriver 99 fois sur 100 à féconder naturellement leurs femmes, en prenant les précautions indiquées pour leurs rapports, sans recourir à la fécondation artificielle. Au contraire, ceux qui se rencontrent dans les deux dernières sont à peu près fatalement stériles, soit dans un dixième des cas examinés. Il y a donc une grande importance à faire cet examen chez tous les maris des femmes stériles; la qualité de ce liquide primant toute autre cause. Il faut s'assurer tout d'abord dans quelle catégorie doit être rangé le mari, car s'il se trouve dans la dernière, il n'y a rien à tenter sur sa femme, puisque la cause principale de la stérilité ne vient pas d'elle. On ne peut se fier aux déclarations des maris à cet égard, même lorsqu'elles sont faites avec bonne foi et sincérité, sans s'exposer à de graves erreurs, comme en voici la preuve.

Un commerçant de Paris, que ses affaires appellent

chaque année en Amérique, où il séjourne plusieurs mois, se présente avec sa femme. Mariés depuis près de cinq ans, ils n'ont pas d'enfants. Le mari, d'environ trente-deux ans, est robuste et de taille moyenne. La jeune femme est atteinte d'un léger catarrhe utérin dont elle est guérie en deux mois. L'examen du sperme est réclamé. «*Oh! moi*, dit confidentiellement le mari, *mes preuves sont faites. J'ai eu deux enfants, avec une maîtresse, avant mon mariage.* » On insiste néanmoins et l'examen montre *un sperme nul, sans un spermatozoaire*. Après ses deux enfants, et environ un an avant son mariage, cet homme avait eu une orchite double ! Ce qui expliquait parfaitement l'absence absolue de spermatozoaires.

Traitement. L'homme, dont le sperme est privé de spermatozoaires, étant absolument incapable de féconder, et ce fluide ne contenant que de rares et chétifs animalcules, incomplètement développés, sans vitalité ni mouvements, n'étant presque jamais fécondant, il reste à savoir ce qu'il y a à faire et à espérer en pareil cas. Rien, si l'homme a dépassé la cinquantaine, et même chez les jeunes qui se trouvent dans la dernière catégorie. Mais il en est tout autrement chez ceux de la troisième qui sont encore jeunes, de 25 à 40 ans, sans vice rédhibitoire saisissable. Ils peuvent améliorer considérablement leur situation en se soumettant au régime suivant :

Continence la plus absolue. Bonne nourriture animale, coupée par l'usage des légumes frais et des fruits dans la saison; beaucoup de poisson de tous genres; pas d'excitants, ni thé ou café noir, ni vins blancs, ni liqueurs, mais du Bordeaux ou du vieux Bourgogne mouillé pendant le repas et pur, en petite quantité, avant ou après; on peut user aussi de la vieille eau-de-vie dans beaucoup d'eau après le repas.

Fumer sans excès, si l'on en a l'habitude. Régulariser les fonctions intestinales en se présentant tous les jours à la selle à la même heure, pour éviter la constipation. Exercice musculaire graduel, de plus en plus énergique, suivant la constitution et les forces du sujet. La marche, l'escrime, la natation en été, la gymnastique, sont des exercices excellents. Ces moyens améliorent parfois la situation en moins d'une année chez les hommes sédentaires, comme les bureaucrates et certaines professions artistiques. Avec la continence rigoureusement observée, le sperme de la fin est tout différent de celui du début.

Un banquier étranger a changé en six mois, par ces moyens, une semence des plus pauvres en un sperme de qualité au-dessus de la moyenne.

Un homme de 34 ans, vigoureusement bâti et de santé robuste, très adonné aux spiritueux et aux femmes, n'a pas d'enfants après cinq années de mariage. La jeune femme a un orifice externe très étroit, le mari un sperme fluide sans odeur, avec de rares spermatozoaires grêles et peu vivaces. Six mois de continence avec exercice musculaire, bonne alimentation, bains de mer, suppression presque complète des alcooliques, ont suffi à rendre le sperme au-dessus de l'ordinaire.

L'amélioration est si considérable, dans quelques cas, que la stérilité a cessé immédiatement, comme en voici un exemple frappant.

Un employé supérieur d'une grande administration, après treize ans de mariage stérile, ayant suivi l'hygiène précédente pendant une année, avec des bains de rivière très courts et une abstinence complète de rapports conjugaux, s'est montré fécond dès les quinze premiers jours qu'il les a repris. A ce premier enfant, deux autres ont succédé, et un avortement de quatre mois.

Tel est le résultat à peu près uniforme chez les hommes jeunes, c'est-à-dire de 30 à 38 ans. Il peut même être obtenu tant qu'ils n'en ont pas dépassé 45, dès qu'ils ont une bonne constitution. Il y a cependant des exceptions. Un grand homme maigre de 32 ans, suivant ce régime depuis deux ans et demi, ne présentait qu'un sperme médiocre, quoique amélioré sur celui du début. Employé par la fécondation artificielle sur sa jeune femme à plusieurs reprises, il s'est constamment montré stérile, sauf un retard de quinze jours chez cette femme, parfaitement réglée. C'est un exemple de plus que l'on ne peut planter des fœtus avec une semence imparfaite, même en l'injectant directement dans l'utérus conjugal.

De là l'imprudence, malgré les assurances du mari et l'excellence du certificat délivré par la femme elle-même, de croire à la prolificité de l'homme, sans l'examen du sperme. Ce n'est pas qu'il soit toujours possible au médecin, après cet examen, fût-il négatif, de lui affirmer que sa stérilité est absolue et incurable, d'abord parce qu'il serait profondément humilié et malheureux d'apprendre qu'il n'aura jamais d'enfants, et de plus parce que la femme, jeune encore, peut présenter plus tard une grossesse..... collatérale. En pareil cas, le médecin serait regardé, même par le mari innocent, comme un ignorant et un parfait imbécile, et ce jugement serait confirmé par la grossesse elle-même, sans appel possible. Le médecin imprudent, sous peine de devenir délateur, ne pourrait que lui répondre, comme Benserade : Je n'ai jamais parlé de Madame. Au contraire, le rôle du médecin doit être de sauver la situation dans ces cas embarrassants. Un chirurgien de la Charité affirma ainsi et fit croire, ce qui est plus fort, à l'un de ses clients, privé des deux testicules et justement ému de la grossesse de sa femme, qu'après tout il n'était pas impossible que la paternité lui fût permise. Et il le crut, tant est grande l'opinion que l'homme a de sa puissance.

La réserve et la circonspection sont d'autant plus impérieusement commandées au médecin, en pareil cas, que des faits incroyables peuvent se réaliser. Un mari maigre, petit, à sommet suspect, était frappé d'aspermatisme depuis douze ans de mariage, c'est-à-dire qu'il n'avait jamais eu d'éjaculation, bien que le coït eût lieu conjugalement, comme à l'ordinaire. Soumis à la continence et à un traitement tonique par M. Pajot, pendant six mois, cet homme put enfin achever pour la première fois la péroraison attendue depuis douze ans. Dès le second rapprochement, sa femme était enceinte. Elle a été accouchée au forceps d'un enfant qui s'est parfaitement élevé. D'où l'importance de définir explicitement cet état particulier.

Aspermatisme. Après l'exemple précédent, et ce n'est pas le seul, il est indubitable que malgré la présence des testicules, leur sécrétion peut être si minime, parcimonieuse et imparfaite que l'émission en est rendue impossible. C'est une cause absolue de stérilité par défaut, analogue à celle de l'enfant et du vieillard par la raréfaction du sperme. Tous les convalescents des longues et graves maladies, ayant profondément ralenti la nutrition, affaibli le système nerveux, diminué ou altéré le sang, en sont momentanément atteints. Les diabétiques en particulier en sont frappés si profondément que, par l'absence de désirs vénériens et l'impuissance en résultant, ce signe suffit à déceler des urines sucrées par la triple atteinte qu'elles portent à l'organisme. L'usage de certains médicaments, l'iode et les iodures, ceux de mercure notamment, produisent le même effet par la fonte des testicules en résultant.

La faiblesse, l'atonie de l'appareil séminifère ou l'absence même de contraction suffirait, d'après Roubaud, à empêcher le sperme d'arriver aux vésicules séminales. La contractilité insensible étant insuffisante à exécuter l'ascension du fluide dans les canaux déférents, il se résorbe sur place et manque dans les parties supérieures. L'homme est donc absolument stérile, lors même que la sécrétion locale de ces par ties supérieures, la prostate en particulier, lui procurerait une espèce d'éjaculation.

Mais il est difficile d'imaginer cet aspermatisme radical, de naissance, sans une altération physiologique des glandes séminales ou leurs dépendances. L'oblitération des voies séminifères, comme l'induration de l'épididyme dans l'orchite double, le détermine en réalité, sans que les malades s'en aperçoivent par la suppléance de sécrétion des parties supérieures. Si rudimentaire qu'il soit, un organe double suppose toujours un fonctionnement quelconque, et, dès qu'il existe, on peut l'augmenter en l'excitant et l'activant par l'usage. Nous ne l'admettons donc que comme une aberration organogénique, un vice de conformation. On ne peut concevoir un tel anéantissement que par les excès, les dépravations de toutes sortes ayant réduit ces organes à une inertie profonde et complète.

La sécrétion séminale se formant directement du sang de l'artère spermatique, son entretien régulier est subordonné au bon état de la circulation générale et à une composition normale du sang ; de même que chaque organe en particulier, comme l'organisme tout entier, ne peut s'entretenir qu'en lui empruntant les matériaux nécessaires à son fonctionnement régulier. Dès que le sang est diminué, altéré par l'âge, la maladie, le jeûne, la misère, la sécrétion spermatique en subit l'influence la plus sensible, en raison même de son exiguïté et sa parcimonie. Excités par le système nerveux, les désirs pourront bien se manifester et, en faisant affluer le sang vers les organes génitaux, suffire momentanément aux besoins de cette sécrétion ; mais c'est toujours au détriment de sa durée, de sa persistance et de sa valeur, comme des forces et de la santé du corps. Et de même que l'on voit l'amaigrissement et la faiblesse résulter inévitablement de la surexcitation de cette fonction, l'aspermatisme ou agénésie y succède bientôt par son anéantissement même. D'où la stérilité.

L'anaphrodisie essentielle, native et constitutionnelle, en privant l'homme du sentiment de l'amour, âme universelle du monde, dit Buffon, est parfois la cause déterminante de l'aspermatisme. En entraînant l'atonie générale des organes génitaux, souvent peu développés, par le défaut d'influence sexuelle dans la compagnie des femmes et même à leur contact immédiat, la sécrétion du sperme en est tarie, nulle ; les testicules ne fonctionnent pas ; et cet excitant naturel de l'érection manquant, l'organe copulateur est frappé d'impuissance en même temps que de stérilité. Celle-ci ne se distingue même, dans la majorité des cas, que par ce signe extérieur.

Une apparence et des habitudes féminines, relatées en détail à l'*Impuissance physique* et l'*anaphrodisie morale*, sont les caractères habituels de cette infirmité. Des individus sont privés de testicules par anomalies ou par rétention. D'autres les ont mous, petits, atrophiés ; parfois un seul existe. Leur fonction est si lente et obscure que la formation et la présence du sperme sont insensibles. D'où l'absence même des désirs et la manifestation naturelle de l'aspermatisme.

Un exemple type était cet étudiant brésilien de 19 à 20 ans qui se présenta à Roubaud en 1852. Stature grêle, voix féminine, sans muscles dessinés ni prédominance de tissu graisseux. Cheveux châtains, pâles, clair-semés et sans vigueur. Absence de barbe et de poils sur la poitrine, ceux du pubis étant rares, fins, courts et sans frisure. La verge, presque imperceptible, se terminait par un gland minuscule recouvert d'un prépuce long, à peine ouvert, et renfermant des matières sébacées et calculeuses qui en faisaient un cloaque infect. En érection, elle avait à peine la grosseur d'une plume sur deux pouces de long. Les testicules atteignaient le volume d'une aveline et les proportions de tout le reste de l'appareil étaient aussi lilliputiennes. Tels sont les caractères du féminisme dans toute sa laideur.

Ce sont en général des êtres isolés, apathiques, sans énergie morale ni physique, indifférents et insensibles à tout, comme leur extérieur et leur célibat l'indiquent souvent. Doués communément d'une constitution faible, strumeuse, lymphatique, ils sont d'autant moins impressionnables. Il en est pourtant qui sont normalement conformés et très vigoureux en apparence. Planque a vu un individu fort et robuste, ayant de gros testicules, la verge courte et flasque, qui ne connaissait ni érection ni semence et n'avait jamais éprouvé de sentiment amoureux. Les individus excentriques, bizarres, à sommet suspect, plus ou moins aliénés, sont assez fréquemment frappés de cet aspermatisme. Le fou raisonnant de Bicêtre, âgé de 33 ans, cité page 122, en offrait l'exemple frappant. La masturbation lui était même inconnue : c'était un neutre.

La folie abâtardit ainsi l'espèce, d'après Morel, et stérilise les produits déclassés de l'hérédité cérébrale directe dès la quatrième génération. La plupart des aliénés sont tôt ou tard privés de sexe et leur impuissance dans les formes tristes, accablantes, déprimantes, comme la mélancolie, certaines manies, la démence, peut être rapportée à l'anaphrodisie ou absence de désirs, comme on le trouve démontré dans l'*Impuissance physique et morale.*

Cet aspermatisme est une des plus graves causes de la stérilité masculine et l'un de ses signes les plus sensibles et appréciables. Il en est même rendu assez fréquent par les différentes formes multiples et variées sous lesquelles il se manifeste, et qui, sans être l'aspermatisme vrai, réel, le simulent au point de se confondre avec lui. D'où l'utilité de les signaler pour aider à les connaître et les faire distinguer.

Les plus violents désirs le produisent en provoquant un spasme nerveux de tout l'appareil génital. Espèce de priapisme qui, en tenant les tissus contracturés, en resserre et obture les conduits au point de s'opposer à l'émission du sperme. Il est peu d'hommes qui, trop excités, exaltés, n'aient accidentellement éprouvé cet échec dans un coït prolongé, sans pouvoir le terminer par l'excès même de l'érection. Les individus nerveux, lascifs, impressionnables ou en état d'ébriété y sont particulièrement exposés. Ce n'est que dans le repos et par la détente générale que le sperme s'écoule ensuite involontairement.

Tel était le noble vénitien guéri par Cockburn. Marié jeune, dit-il, à une demoiselle très aimable, il se comportait assez vigoureusement sans pouvoir atteindre le point essentiel du bonheur. Tout annonçait dans ses transports le moment de l'extase, et le plaisir qu'il croyait goûter s'échappait sans résultat. Il en procurait sans pouvoir le partager, et l'érection la plus forte n'était jamais suivie de ce jaillissement précieux qui en fait toute la volupté. Des songes, succédant à ses stériles efforts, le réveillaient par des sensations délicieuses qui ne laissaient aucun doute sur la virilité, mais sans pouvoir la manifester.

Cet amour se consumait en vains efforts depuis assez longtemps, lorsque le célèbre médecin écossais, consulté par l'ambassadeur anglais près la république de Venise sur ce cas singulier, attribua cette stérilité à la trop grande vigueur de l'érection. C'est en diminuant celle-ci par l'administration des antispasmodiques, des calmants, qu'il en obtint la guérison.

Sans être fréquents, des exemples analogues se rencontrent. Un jeune homme de 20 ans, d'une santé parfaite, observé par Roubaud, se trouvait absolument dans le même cas. Il entrait facilement en érection et ses désirs étaient d'autant plus vifs qu'il n'avait jamais éprouvé les jouissances de l'amour. L'intromission avait lieu sans difficulté ni douleur, mais, malgré ses efforts, toute son énergie amoureuse et les ressources de son imagination, il ne pouvait obtenir la volupté suprême dont on lui avait parlé. Il éprouvait du charme et un sentiment de bien-être, une excitation générale dans ses rapprochements, mais il n'éjaculait pas, ni par le coït, ni par la masturbation. Des pollutions nocturnes se produisaient en le réveillant pour cesser immédiatement, de telle sorte qu'il n'avait qu'une idée confuse du plaisir vénérien.

*
* *

Évidemment ce n'est pas là de l'aspermatisme, puisque le sperme existe. C'est une stérilité par excès d'énergie, résultant soit d'une irritation nerveuse locale, soit d'une névrose du cervelet, c'est-à-dire le contraire du véritable aspermatisme par absence, défaut ou insuffisance de la sécrétion. Aussi le traitement en est tout différent, opposé. Les toniques et les excitants sont indispensables à la guérison dans le premier cas, tandis qu'il faut recourir aux calmants, aux anaphrodisiaques dans le second, comme on l'a vu. Une seule indication leur est commune : la continence à observer également.

Tous les obstacles au cours et à l'émission du sperme peuvent aussi simuler l'aspermatisme par la difficulté, ou l'impossibilité d'éjaculer. L'induration des testicules en est une cause fréquente. Il en est de même de l'atonie, par la distension ou la paralysie, des petites poches membraneuses qui lui servent de réservoir, à défaut de pouvoir le retenir, le conserver ni l'expulser. De là son écoulement passif, la spermatorrhée, sans aucune contraction ni sensation. L'engorgement et les tumeurs de la prostate, qui sert de passage unique aux canaux éjaculateurs, l'empêchent aussi très activement, surtout par la saillie du *veru montanum* qui y fait suite dans le canal de l'urèthre.

Tous les rétrécissements de ce canal, dans quelque partie qu'ils siègent, produisent le même effet en arrêtant le sperme qui ne peut s'écouler que lentement et en bavant. De là autant de causes différentes de stérilité, dont nous aurons à nous occuper plus loin, et qui la déterminent aussi absolument, tant qu'elles persistent, que l'absence même du sperme, par le défaut de lancement, de propulsion. La seule différence de ces causes est dans leur curabilité.

Il y a donc deux espèces d'aspermatisme : vrai et faux, réel et simulé, c'est-à-dire complet ou incomplet. Il est complet lorsque le fluide spermatique ne se montre ni pendant ni après l'érection, comme dans le cas d'obstruction ou d'oblitération des canaux éjaculateurs. C'est la stérilité absolue et à peu près incurable, contrairement à l'aspermatisme incomplet, d'ordinaire passager, et le plus souvent curable. C'est lorsque le sperme, retenu dans les canaux éjaculateurs ou dans son parcours de l'urèthre, par un obstacle quelconque, organique ou spasmodique, ne peut s'écouler que lentement, en bavant. Il est aussi fréquent que l'autre est rare, et ils se distinguent aussi facilement par leurs signes que par leur traitement. Leur seul trait commun est la stérilité dont ils frappent les malheureux qui en sont atteints.

La formation ou sécrétion du sperme, qui s'opère

d'une manière latente, insensible, comme celle de la salive et des larmes, et dont les stimulants ordinaires sont le sentiment de l'amour et les désirs, peut être retardée, suspendue, arrêtée pendant de longues années sans déterminer la stérilité absolue. Tout en étant indispensable à la nutrition, au développement, à la multiplication et la vitalité des animalcules fécondants, ceux-ci y préexistent dans l'organe, et, dès qu'il est sain en entier ou en partie, la fonction peut toujours se rétablir et la stérilité disparaître. C'est en se développant à l'âge de la puberté et en animant, en vivifiant les spermatozoaires que l'enfant cesse d'être stérile. L'onanisme solitaire, en la provoquant et l'excitant prématurément, est, par la même raison, la plus redoutable cause de stérilité; il en altère ou en tarit rapidement la source par la facilité de le répéter et l'exagérer à volonté.

La fécondité des hommes âgés, des vieillards, dont les testicules sont sains, est ainsi sans limites, d'après les recherches de Duplay. Ayant examiné le sperme à l'autopsie de 51 vieillards, dont le plus âgé avait 86 ans, il rencontra chez 27 des animalcules parfaitement conformés, à tête volumineuse, queue longue et recourbée, sans aucune différence avec ceux de l'adulte; ils étaient en aussi grand nombre dans 7 cas seulement. En persistant dans cet état jusqu'à l'âge le plus avancé, ces animalcules peuvent donc être fécondants dans des conditions favorables, et la paternité la moins probante peut être des plus légitimes, comme des exemples authentiques en sont relatés dans la *Génération universelle.*

Est-ce à dire que tous les pensionnaires de Bicêtre et des Invalides soient aptes à la procréation parce qu'ils présentent des animalcules dans le sperme? Nullement. Cette présence n'est rien si la faculté de les émettre dans les conditions normales n'existe plus. La stérilité est donc fatale pour le vieillard, dès que les désirs sont éteints ou que la faculté d'érection a disparu. Elle n'est pas tant pour lui dans l'absence du liquide fécondant que dans l'occasion et la faculté de l'émettre utilement. Outre les excitations qui lui manquent à cet effet, la faiblesse de l'érection et surtout de l'éjaculation, qui se fait en bavant, en sont les principales causes. L'âge le rend ordinairement plus impuissant que stérile.

Ces préliminaires suffisent à montrer qu'en résidant exclusivement dans la fonction spermatique, la stérilité de l'homme est beaucoup plus simple que celle de la femme. C'est en l'étudiant dans le même ordre que l'on en appréciera d'autant mieux les différences par la comparaison.

STÉRILITÉ ABSOLUE

Il est des plus facile de se convaincre ici de la vérité de l'aphorisme émis à cette forme de stérilité chez la femme : c'en est la démonstration. Les testicules apparents étant le siège des germes séminifères et chargés exclusivement de sécréter et former le fluide ou véhicule indispensable à leur existence, leur évolution et leur développement, il suffit de les retrancher pour que la génération devienne radicalement impossible dans l'espèce humaine. C'est un fait depuis longtemps et communément démontré par l'expérimentation sur les animaux mâles et même sur quelques végétaux sexués. Toute autre définition serait donc superflue.

Toutes les altérations durables, persistantes, de la sécrétion ou formation du sperme en sont les causes principales et essentielles. Que le sang ou les autres liquides nourriciers des testicules n'y apportent plus les éléments nécessaires indispensables à cette fonction; qu'une lésion des nerfs qui y président l'empêche de s'effectuer, ou qu'en l'annihilant, le tissu même de l'organe s'altère, se transforme, par l'effet de ces affections générales qui en provoquent la fonte ou la dégénérescence, et la stérilité sera également définitive et irrémédiable, comme par l'absence même de l'organe. Les testicules sont ainsi le siège presque exclusif de cette forme, soit ensemble, soit à la suite, car leur identité de structure et de fonctionnement les rend étroitement solidaires. L'un ne peut être atteint sans que l'autre soit menacé sympathiquement.

Elle se rencontre ainsi absolue et radicale, sans aucune malformation appréciable ni lésion apparente à l'œil nu; la liqueur spermatique ayant même toutes ses qualités physiques normales : consistance, odeur et couleur. Il suffit que les animalcules manquent ou n'aient pas le degré de vitalité nécessaire pour que cette semence soit absolument stérile, comme les observations précédemment relatées l'ont démontré. A plus forte raison, si elle est trop liquide, aqueuse, comme après les coïts renouvelés, sinon trop épaisse, concrète, soit après une longue abstinence, soit par l'absence du mucus de la prostate et des glandes de Cowper, destiné à la liquéfier. Il est même à prévoir que la simple altération du mucus de ces glandes, comme celle du sperme, est aussi préjudiciable à la fécondité de ces petits animalcules que les écoulements acides de la matrice ou du vagin chez la femme. (*V. page* 264.) Toutes ces conditions et bien d'autres encore, appréciables seulement au microscope, en portant atteinte à la vitalité des spermatozoaires, sont des causes de stérilité absolue. L'examen du sperme est ainsi indispensable pour la reconnaître et l'affirmer.

Dans toutes les altérations apparentes, la stérilité n'est jamais absolue qu'à la condition expresse que les deux organes symétriques ou pairs soient absents ou lésés simultanément. Dès que l'un persiste à l'état sain, il peut fonctionner isolément et remplacer l'autre, comme l'œil ou l'oreille. Grâce à cette ingénieuse symétrie, il est des hommes qui sont stériles d'un côté et féconds de l'autre, sans même s'en douter ni en souffrir. Tout est si profondément obscur, caché, ignoré ici, non seulement du public, mais de l'individu, que, malgré la sympathie et la solidarité de ces organes, beaucoup d'hommes ont un testicule nul ou tout autre annexe correspondant, sans le savoir. Leurs infirmités restent ainsi méconnues toute leur vie.

Les lésions de la prostate et du pénis, par l'unicité de ces organes, font seules exception à cette règle. En se décelant exclusivement par des troubles, de la gêne ou l'empêchement de l'éjaculation, sa douleur même, cette fonction peut servir utilement à les distinguer et les différencier de celles des organes doubles et symétriques de sécrétion ou de formation du sperme. C'est l'indication capitale, facilement appréciable par tout homme qui s'observe, pour connaître le siège et la nature de sa propre stérilité par les sensations qu'il éprouve.

Absence des testicules. A ce signe apparent, palpable, évident, il n'est personne qui se trompe sur la stérilité radicale et absolument sans remède qui en résulte. Sans organes, point de germes et sans germes, la génération est impossible, malgré toutes les apparences contraires. Il n'y a donc pas à argutier ni épiloguer en pareil cas : Toute paternité est niable.

Toutefois, il ne faut pas s'y tromper. Cette anorchidie ou absence des testicules peut être réelle et seulement apparente, suivant son origine : soit congénitale ou de naissance, soit accidentelle par blessures, maladies, opération ou crime. De là la distinction, pour être clair et précis, de cette difformité en originelle et accidentelle, dont la différence s'accuse également par un signe physique très sensible. La première n'a d'autre trace qu'un scrotum petit, ratatiné, uni, sans poils, ni le raphé qui le divise au milieu en deux bourses égales par une saillie accentuée à l'état normal. N'ayant jamais rien logé, il forme un simple appendice sans vacuité appréciable ni relâchement.

La seconde se distingue toujours par la cicatrice indélébile de la plaie qui a été faite, soit pour l'extraction des testicules, soit par le retranchement du scrotum en masse : il n'y a donc pas d'erreur possible.

L'*anorchidie originelle* est très rare, aussi rare et exceptionnelle qu'on la croyait commune autrefois, dès que les deux glandes séminales ne se trouvaient pas à leur place ordinaire. Les observations ou plutôt les histoires en sont ainsi fréquentes dans les annales de la science ancienne. Exemple celle-ci du fameux Cabrol : « Vous entendrez, dit-il, qu'estant moy à Beaucaire, je feus appellé pour avoir advis de moy par les parents d'un jeune homme de ladicte ville, aagé de XXII ans ou environ, pour scavoir si on le marierait ou si on le ferait d'église, veu qu'il n'avait point aucun testicule. Je leur conseillay de le marier, le voyant gaillard, non efféminé. Il est encore en vie et a eu deux enfants de son mariage. » (*Alphabet anatomique.*)

Ces deux assertions sont absolument contradictoires, la seconde dément la première et personne ne croirait plus aujourd'hui à une pareille histoire si elle se produisait. Il est bien reconnu et admis, de science certaine, que tout homme sans testicules est absolument stérile; mais la vérité est que ces organes ne se trouvent pas toujours dans les bourses ou scrotum au moment de la naissance, étant retenus, arrêtés, renversés dans le canal inguinal où ils peuvent rester cachés et ignorés indéfiniment. Ils sont alors d'autant moins appréciables et perceptibles qu'en restant serrés, comprimés de la sorte, ils ne se développent qu'imparfaitement et sont parfois si petits et déformés, sinon atrophiés ou fondus, qu'ils restent impropres à la génération.

De l'ignorance de ces faits, constatés par de nombreuses observations et des expériences positives sur les animaux, vint l'étonnement du même Cabrol à l'autopsie d'un homme pendu à Montpellier pour viol. « Entre autres choses, ajoute-t-il, le plus rare, c'est qu'il ne lui feust trouvé aucun testicule, ni extérieurement ni intérieurement; bien lui trouvâmes-nous ses gardouches ou greniers (vésicules séminales) autant remplis de semence qu'à l'homme que j'aie anathomisé despuis; cela estonna merveilleusement toute l'assistance. » C'était certainement pour n'y pas avoir regardé d'assez près et c'est aussi légèrement que ce fameux médecin méridional, admettant ignoramment l'inutilité des testicules dans l'acte générateur, ne craignait pas de conseiller le mariage à un garçon dont les testicules ne se rencontraient pas dans le scrotum. Heureusement, ils se trouvaient ailleurs, et en assez bon état, fait assez rare, pour remplir leur rôle essentiel.

Imparfaitement observés, ces faits montrent que les testicules, non apparents dans le scrotum et y manquant en réalité, existent le plus souvent. La preuve s'en trouve dans les phénomènes extérieurs de la virilité de l'individu et les désirs, les pollutions qu'il éprouve, comme s'ils étaient dans leur état normal. Ambroise Paré disséqua un homme qui était privé de testicules dans le scrotum et qui avait des enfants. Vénette a exploré les bourses de M. de Montague, gentilhomme rochellois, qui était dans le même cas. Sur l'accusation de sa femme, une décision de la Faculté de médecine de Montpellier au dix-septième siècle, — Hucher en étant le chancelier — proclama qu'il n'était pas nécessaire que des testicules se trouvassent dans le scrotum pour être capable d'engendrer. Riolan cite également un homme dont les testicules étaient placés dans les aines et qui n'en était pas moins fécond. (*De la génération de l'homme*, p. 574; Cologne, 1696.)

Toutes ces anciennes histoires ne sont donc pas des exemples d'anorchidie réelle, elle n'était qu'apparente. L'absence totale des testicules dès la naissance résultait tout simplement de l'arrêt ou du déplacement, parfois de la hernie, de ces organes. La preuve en est dans les deux exemples concluants, cités page 277.

Cette rétention des testicules à la naissance est une cause d'erreur sur le sexe. Plusieurs hypospades, ayant un pénis rudimentaire au-dessus de la fente de l'urèthre, ont été baptisés et mariés femmes, dont le vrai sexe d'homme n'a été reconnu qu'à leur mort. Des exemples en seront relatés plus loin à l'*Hermaphrodisme masculin apparent*.

Néanmoins cette nouvelle doctrine était encore si peu répandue au dix-huitième siècle qu'un élève du grand chirurgien A. Cooper, désespéré de n'avoir aucun testicule dans les bourses, se suicida et ses deux glandes séminales, retenues dans l'abdomen près de l'anneau inguinal interne, furent trouvées d'une grosseur à peu près normale.

L'anorchidie réelle ou le défaut originel absolu de testicules est une anomalie si monstrueuse de l'organisation que l'on a peine à se l'imaginer. La coexistence de la plupart des éléments qui doivent distinguer le sexe, aussitôt après la conception, permet bien, en se développant simultanément, qu'il soit double, mâle et femelle à la fois, c'est-à-dire hermaphrodite ; mais qu'il n'en forme aucun, est à peu près impossible. Les corps de Wolff et le conduit de Muller ne peuvent s'atrophier à la fois et dès que l'un se développe au détriment de l'autre, il en résultera toujours un spermiducte ou un oviducte, c'est-à-dire un garçon ou une fille. Il faudrait que l'un et l'autre de ces deux éléments essentiels manquassent à la fois, et c'est contraire aux lois générales de l'organogénie et à son but le plus élevé : la reproduction.

C'est pourquoi les exemples d'absence originelle et absolue des testicules sont aussi rares et exceptionnels que ceux des ovaires, négation même de la sexualité. Un homme sans testicules n'en est plus un ; c'est un neutre, malgré la présence de tous les autres annexes de l'appareil génital. Aussi la démonstration positive de ce fait est-elle un mythe. Il existe toujours une marque, une trace, un vestige, ou un résidu de cet organe essentiel; la doctrine de son atrophie consécutive s'est ainsi établie et développée progressivement.

Cette atrophie ou fonte peut s'accomplir à toutes les périodes de la vie, avant comme après la naissance. La difficulté, l'impossibilité même de la constater est la seule cause du doute qui règne encore à ce sujet. Mais la fonte totale ou partielle de ces organes, bien constatée *de visu* pendant la vie, comme on le verra plus loin, permet de rapporter bien plus rationnellement leur absence à ce mode d'anéantissement ou d'annihilation morbide qu'à un défaut, une anomalie de l'organisation.

Elle n'en est pas moins, il est vrai, une cause de stérilité absolue et définitive. Son influence est si grande sur le sexe, que l'homme, privé totalement de testicules à sa naissance, ne saurait en présenter plus tard les caractères extérieurs. Il se reconnaîtra toujours à ses traits féminins, ses formes arrondies, sa peau blanche et dépourvue de poils, sa voix aiguë, flûtée, sa timidité et sa pusillanimité comme les eunuques. Le pénis même ne peut être qu'imparfaitement développé, exigu, et à peine susceptible d'érection. Tels sont les caractères extérieurs et saillants de cette anorchidie, qu'elle soit innée ou acquise pendant l'enfance.

Dès que les caractères opposés se manifestent lors de la puberté, on peut être assuré, certain, que les testicules sont cachés dans le ventre, car tous les signes de la virilité sont produits par la sécrétion du sperme ne pouvant s'opérer exclusivement que dans ces organes. Tous les faits précédents en sont les preuves, à moins de mettre en doute la paternité légitime de tous ces hommes. Contre cette opinion, Roubaud a observé un cas décisif. C'était un tapissier de trente-deux ans, doué de tous les attributs de la masculinité, marié, père de deux enfants et dont le scrotum petit, ratatiné, sans aucune trace de raphé, était veuf de tout testicule. Il était comme rempli d'un tissu cellulo-graisseux et ne s'était jamais présenté autrement. On sentait seulement le cordon spermatique du côté gauche, sans distinguer le canal déférent. Les testicules étaient insaisissables au toucher dans quelque point qu'on les cherchât. Malgré cette absence, les désirs vénériens existaient et le coït s'accomplissait normalement. Le sperme ne put être examiné, par le départ de cet homme en Algérie avec la colonie parisienne de 1848.

Il est donc essentiel de ne pas confondre le défaut d'apparence des testicules avec leur absence réelle et complète. La distinction en est ordinairement difficile, surtout dans l'enfance, par le défaut de signes locaux différentiels. Des douleurs vives, subites dans les aines, se renouvelant dans certaines positions ou mouvements des membres inférieurs et du bassin, comme dans la hernie apparente des ovaires chez la femme, indiquent leur rétention dans le ventre. Une grosseur douloureuse, simulant la hernie, en confirme aussi la descente, et le plus sûr, en pareil cas, est de réclamer un examen médical pour lever tous les doutes à cet égard.

Chez un malade observé à l'Hôtel-Dieu par Jarjavay, le testicule gauche, encore retenu dans le canal inguinal, était le siège de douleurs si vives, quoique sans trace d'inflammation, que cet homme en réclamait instamment la castration; le testicule gauche, descendu dans le scrotum, avait un volume normal.

L'apparence extérieure en est le meilleur critérium à l'époque de la puberté par le développement normal du corps, des poils, de la barbe, du pénis, de l'érection et les autres signes de la virilité, comme la mue de la voix. À cette indication extérieure de la présence certaine des testicules, la stérilité n'est pas à craindre. Elle est au contraire absolue et irrémédiable lorsqu'ils font défaut. Mais ce cas est si rare... si rare, qu'il n'existe presque pas d'exemples authentiques de cette malformation originelle.

L'*anorchidie accidentelle* ou artificielle est aussi fréquente que la première est rare; d'autant plus qu'elle est souvent volontaire et préméditée. Dans l'ardeur de leur fanatisme, des religieux se sont ainsi retranché les parties sexuelles, à l'imitation d'Origène, comme les Skoptzy russes en offrent encore l'exemple. La résection des testicules est le signe indélébile de leur affiliation à la secte, qui s'élève aujourd'hui à plusieurs milliers de membres, comme on le trouve indiqué à l'*Impuissance*, page 43.

Effet ou non de la superstition, c'était aussi autrefois un moyen de suicide facile. Nous avons constaté deux fois cette tentative. Un garçon de vingt-quatre ans, que son père avare ne voulait pas laisser épouser une fille dont il avait eu un enfant, se retrancha les testicules d'un coup de rasoir pendant la nuit; trouvant que la mort n'arrivait pas assez vite avec le jour, il alla se jeter dans le puits.

Elle résulte aussi de chutes, de morsures, de ruptures ou déchirures accidentelles. Saisi par son cheval, un jeune palefrenier eut ainsi ses organes génitaux enlevés complètement. Mais la plus fréquente cause de cette émasculation sont les blessures, les maladies et les dégénérescences de ces organes. Le cancer, la syphilis et la tuberculose sont celles qui, en les frappant, en déterminent le plus souvent l'excision. Il y a donc lieu d'indiquer ici les conséquences de cette opération, sauf à signaler plus loin les maladies qui en nécessitent l'emploi.

Castration. Le retranchement des deux testicules chez l'enfant, avant la puberté, arrête le développement normal de tout le reste de l'appareil génital, comme l'absence originelle de ces organes; c'est la neutralisation même de son sexe. Mais il n'en est plus de même lorsqu'elle est pratiquée après. Les désirs vénériens et la puissance virile n'ont sans doute pas, toutes choses égales d'ailleurs, l'énergie qu'ils présentent chez un homme non mutilé, mais « le malheureux, dit Roussel, survivant à sa nullité, voit encore dans la femme, sinon le bonheur au moins son image; il tourne en frémissant autour de ce fantôme, s'attache à lui; il ne peut s'en séparer et jouit au moins de ses tentatives à défaut de la réalité. »

Ces victimes sont capables non seulement d'éprouver des transports amoureux, mais encore de les faire partager. Les castrés faisaient autrefois les délices des belles nymphomanes romaines qui se les disputaient pour se livrer sans crainte et mieux satisfaire, assouvir l'ardeur de leur passion, comme l'exprime Juvénal dans ces vers :

Pour d'autres, un eunuque a d'autant plus d'attraits
Que, s'il offre à leurs sens des plaisirs imparfaits,
Ses baisers sont plus doux ; de ses feux adultères,
Leurs flancs ne pourraient point révéler le mystère.

Ils sont en effet privés d'éjaculation et absolument stériles, mais susceptibles d'une érection vigoureuse et très prolongée, dès qu'elle s'est manifestée avant la castration. Il y a même le priapisme des castrés, analogue à celui qui résulte de l'aspermatisme, provoqué par la prolongation du coït et résultant de l'absence d'éjaculation.

Entourés d'occasions, comme les eunuques de l'Orient préposés à la garde des femmes enfermées dans leurs harems, assaillis de désirs, ces infortunés ont leurs sens dans un éréthisme continuel. Malgré leur mutilation, ils sont toujours hommes, et tant que l'érection est possible, les appétits vénériens persistent. Les odalisques savaient si bien mettre cette faculté à profit que, pour plus de sécurité, on priva entièrement ces eunuques de leurs organes sexuels.

Ces désirs se manifestent même spontanément, en l'absence d'excitations externes pour les entretenir.

20.

Des religieux se sont fait émasculer en vain pour éteindre plus sûrement les désirs de la chair et n'avoir plus à lutter contre eux. De leur propre aveu, ils en étaient aussi tourmentés et l'exemple d'Abeilard le confirme par les tendres réminiscences de son amour, dans ses lettres à Héloïse. Mutilé à la fleur de l'âge, vivant dans la solitude la plus sauvage, au milieu des exercices d'une austère piété, il ne peut éloigner sa pensée de son amante ; elle est constamment présente à son esprit. Ses lettres ne sont ni d'un maître, ni d'un confesseur, ni d'un homme froid et insensible, mais d'un amant qui a aimé et aime encore, qui l'avoue et qui ne sait consoler sa maîtresse qu'en lui racontant tout ce qu'il souffre et ce qu'il lui en coûte d'être séparé d'elle.

Le même fait est encore constaté aujourd'hui en Russie dans la secte des *skoptzy* ou châtrés qui se mutilent ainsi pour gagner plus sûrement le ciel et devenir des anges. Liprandi a connu à Saint-Pétersbourg un riche skopetz ou châtré qui entretenait constamment des filles, surtout des Allemandes qu'on lui envoyait de Kœnigsberg. Bien peu pouvaient rester avec lui plus d'un an ; elles se retiraient avec de belles récompenses, mais aussi avec une santé irrévocablement perdue.

La stérilité absolue par l'ablation des deux testicules, enlevés à la fois ou successivement chez un homme adulte ayant déjà exercé le coït, n'entraîne donc pas l'impuissance consécutive. Un exemple convaincant est celui de ce commis de nouveautés, âgé de vingt-cinq ans, opéré par le professeur Richet pour une suppuration des testicules, d'abord du côté gauche et ensuite du côté droit. Après plus de vingt ans, la guérison ne s'était pas démentie, et cet homme, devenu obèse, assurait avoir toujours rempli exactement et *avec efficacité,* selon lui, tous ses devoirs conjugaux.

La sécrétion du liquide prostatique et des autres glandes du canal de l'urèthre, provoquée par les prémisses du coït, détermine la sensation voluptueuse qui en est l'excitant. Stimulée et augmentée par les coïts frustres et prolongés des castrés, elle peut, en effet, simuler une émission incomplète par l'écoulement, le suintement de ce liquide, et procurer la jouissance d'une pollution. Sans être la même chose, une certaine ressemblance en impose du moins au malheureux castré qui, à défaut de mieux, prend les simples prémisses du coït pour la fin, comme l'opéré de M. Richet en offrait l'exemple.

Chez ces castrés par accident à l'âge adulte, aucun signe extérieur ne révèle ordinairement leur émasculation ; ni le son de la voix, ni la barbe, ni le développement musculaire, pas même le nez, n'indiquent cette absence de testicules et leur stérilité absolue. Tout se borne, en général, à la pâleur et l'inertie de la face.

Ceux qui en ont été privés dans l'enfance sont au contraire très reconnaissables, non seulement par l'arrêt de développement du pénis, ordinairement très exigu, comme on le constate chez les skoptzy. Leur voix reste celle d'un enfant et ne prend qu'une tonalité proportionnée à l'agrandissement de la poitrine, de la bouche et du nez. Les castrats italiens ont été pour ce fait longtemps recherchés comme chanteurs. Les poils manquent partout. Ils restent imberbes et leur peau est glabre aux aisselles et même aux parties génitales, sinon ces poils sont rares, courts, grêles, duveteux. La forme du corps est efféminée, les épaules se rétrécissent, le bassin s'élargit et l'allongement démesuré des membres inférieurs, constaté chez les eunuques d'Égypte par Godard à partir de l'époque de la puberté, a été confirmé sur les skoptzy châtrés jeunes. La peau est blême, la face flétrie, jaunâtre, inerte, poupine ou vieillotte. Le moral et l'intelligence subissent les mêmes altérations : pas un de ces hommes n'est devenu supérieur en aucun genre.

En découvrant le premier que la castration des jeunes animaux arrête le développement du cervelet, Gall y plaça le siège du sens génital. Niée par Leuret, cette influence de la castration a été au contraire démontrée par Huschke sur des quadrupèdes et des animaux domestiques. En les castrant de bonne heure, il a constaté que le poids du cervelet est non-seulement au-dessous de la normale, mais toutes les parties environnantes : la moelle allongée, le pont de Varole et les hémisphères cérébraux. Le phénomène se produit même encore partiellement, quand la castration est postérieure à l'entier développement des fonctions reproductrices. Il y a donc lieu, d'après ces données anatomiques comparatives, de tenir compte de la faiblesse de l'état intellectuel des castrés, comme tous les auteurs qui s'en sont occupés l'ont constaté chez les eunuques. Leur responsabilité peut en être diminuée d'autant dans les actes délictueux qu'ils commettent, surtout quand la castration date de l'enfance.

Pratiquée de quatorze à vingt ans, soit au commencement de l'évolution de la puberté, la castration rend l'aspect féminin moins prononcé, la voix plus élevée et plus douce qu'à l'ordinaire, mais sans le timbre aigu des castrés dans l'enfance. On trouve à la face et aux parties sexuelles des poils grêles, courts et doux comme le duvet. Le pénis est plus développé, sans avoir son volume normal. (*Les skoptzy*, Paris, 1877.)

L'absence originelle ou accidentelle d'un testicule ou monorchidie n'a pas à nous occuper ici, puisque l'autre étant sain suffit à la fécondité. Cette anomalie de naissance est importante en prouvant qu'elle peut s'étendre à tous les deux. Dans une autopsie, Blandin ne rencontra d'un côté ni testicule, ni canal déférent, ni vésicule séminale; dans une autre, faite par Velpeau, l'artère et la veine spermatiques étaient absentes et rendaient le testicule nul. Elle expose d'ailleurs plus à la stérilité par les blessures, les lésions et les maladies qui peuvent atteindre la glande unique. De même, dans la castration simple, le testicule sain reste solidaire de l'affection qui a entraîné la perte de l'autre. Des ménagements, des précautions, comme le port d'un suspensoir, sont donc indispensables dans les deux cas pour assurer la conservation intacte de celui qui reste.

Atrophie ou fonte. Assimilés aux glandes par leur forme et leur fonction sécrétante d'un liquide spécial, comme les reins et le foie, les testicules sont susceptibles de se fondre, se réduire à rien, au point de ne plus pouvoir remplir leur fonction. Leur atrophie équivaut à leur absence, quand elle les atteint ensemble ; l'exemple s'en présente trop souvent et entraîne de même une stérilité incurable.

Les causes les plus diverses peuvent amener ce triste résultat, aussi bien sur les testicules occupant leur siège normal que ceux retenus dans le ventre. La compression durable, prolongée ou renouvelée, naturelle ou accidentelle, en est la plus fréquente et la plus redoutable, surtout durant l'enfance et à l'époque de la puberté, lorsque ces organes entrent en activité. L'inflammation, qui en est souvent la conséquence, y contribue plus activement encore par son action directe et sympathique. Les altérations nerveuses et circulatoires viennent ensuite, avec l'emploi des médicaments fondants, appelés ainsi à cause de leur action directe sur ces organes.

De là l'importance d'indiquer séparément les conditions diverses dans lesquelles se produisent ces différentes causes d'atrophie, comme le meilleur moyen, en les prévenant ou en les évitant, de ne pas encourir un résultat aussi fatal.

Compression. Elle se produit le plus communément par leur ectopie, rétention, déplacement ou hernie dans une partie quelconque du bas-ventre. Outre l'arrêt de développement dont ils sont souvent frappés par ce déplacement insolite et le défaut de nutrition convenable, la compression graduelle à laquelle ils sont soumis par l'accroissement du corps en entraîne souvent l'atrophie par la gêne apportée à leur fonctionnement. En ne les rencontrant pas à leur place ordinaire, on ne peut souvent les sentir ni les percevoir ailleurs. On dit alors qu'ils sont absents, lorsque leur atrophie ou leur dégénérescence les a fait disparaître dans le lieu même où ils s'étaient arrêtés ou herniés.

Si l'absence apparente des glandes séminales à leur place naturelle est ordinairement l'indication de leur présence ailleurs, par rétention ou déplacement, ce vice de conformation n'en est donc pas moins une cause de stérilité absolue. Retenus, arrêtés ou renversés dans le canal inguinal, où ils se trouvent le plus souvent serrés, comprimés, passés dans le canal crural, ou tombés vers le périnée, ces organes ne peuvent s'y développer normalement. Ils accusent leur gêne par les douleurs parfois intenses dont ils sont le siège et qui servent à en déceler la présence. De là leur arrêt de développement résultant du défaut de la nutrition et la circulation de leurs éléments. Ils restent petits, diminués, atrophiés, sinon fondus complètement, ou plutôt réduits à un tissu fibreux, graisseux, avec disparition de la substance normale séminifère. Dans ces conditions, la sécrétion du sperme est impossible, nulle, sinon rare, minime et le plus souvent privée d'animalcules; ce qui le rend absolument stérile.

Depuis un siècle et demi environ que Hunter,

chirurgien anglais, a montré le premier que les testicules absents du scrotum et retenus dans un point de leur parcours étaient atrophiés, fondus et cessaient de sécréter le sperme, les recherches consécutives ont confirmé le plus souvent ce fait grave, aussi bien sur le cadavre que sur le vivant, par la stérilité en résultant. Outre les altérations de volume et d'aspect de la substance des testicules retenus dans le ventre, constatées à l'école vétérinaire d'Alfort chez le cheval, M. Goubaux a noté que le sperme, contenu dans la vésicule séminale du côté de l'ectopie testiculaire, n'offrait pas d'animalcules spermatiques. Follin ayant ensuite fait le même examen sur l'homme, a aussi constaté, dans trois cas, l'absence complète de spermatozoaires du côté de la rétention, tandis qu'ils existaient à l'état normal du côté sain. Il n'y en avait ni d'un côté ni de l'autre dans un quatrième cas, chez un fou, mort à Bicêtre.

Une indication précise se présente donc, lorsque les testicules ne se trouvent pas dans le scrotum après la naissance : c'est d'en surveiller avec soin la descente dans les premiers temps de la vie et, si elle n'a pas lieu spontanément, de la provoquer artificiellement, comme nous l'indiquerons plus loin. Mais ces tentatives sont jusqu'ici si aléatoires qu'elles ne remédient pas au mal, car pour prévenir l'atrophie ou la dégénérescence de ces organes, on est allé jusqu'à proposer leur enlèvement ou castration pour conserver la vie. En s'appliquant aux deux testicules, ce moyen n'en rendrait donc la stérilité que plus absolue et définitive. (V. *Déplacements des testicules.*

L'*inflammation* des glandes séminales ou *orchite* succède souvent à leur compression et se confond ainsi avec elle. L'équitation ou l'habitude de monter à cheval les produit simultanément. D'où le danger qu'elle présente à cet égard. Il faut pourtant les distinguer, car l'action plus générale de l'inflammation entraîne l'atrophie encore plus fatalement et plus vite. Moins perceptible que la compression, elle passe souvent inaperçue et n'attire l'attention qu'en se fixant sur le testicule par le gonflement et la douleur qui en résultent. Et devant la possibilité très commune de pouvoir l'attribuer à une blessure, une contusion, un froissement ou un serrement de l'organe, cette fausse cause est souvent invoquée à tort, au mépris de la véritable. D'où un traitement mal dirigé, intempestif, si les signes de l'inflammation ne sont pas très aigus ni accentués.

Deux causes bien distinctes la déterminent : internes et externes. Une inflammation du canal de l'urèthre, simple ou blennorrhagique, la produit par extension ou propagation au testicule. La contusion de cet organe par coups, chocs ou serrement la provoque directement. C'en est la cause la plus grave. Tandis que l'action d'un instrument piquant ou tranchant est presque innocente sur cette glande, elle s'enflamme rapidement après un coup ou un choc violent, comme. A Cooper l'a signalé le premier, particulièrement chez les adolescents. « Un coup sur le testicule, dit-il, cause fréquemment son inflammation. Violent, il provoque le vomissement aussitôt et presque sous la main qui a exercé la violence.

C'est le signe de son intensité. La pression du testicule par l'exercice du cheval est la plus fréquente, lorsque le cavalier est porté violemment sur le pommeau de la selle. Un épanchement de sang se forme dans le scrotum par la rupture des vaisseaux, et une vive inflammation en résulte, dont l'atrophie de l'organe peut être la conséquence, surtout à l'époque de la puberté. Un coup porté sur la partie, dans l'exercice de certains jeux, en est une cause aussi fréquente que l'équitation. »

Trois formes en résultent, suivant que l'inflammation envahit l'intérieur des tubes séminifères, se limite au tissu qui les unit ou seulement à l'enveloppe même du testicule. Mais elles sont rarement aussi distinctes. La plus grave est lorsque les tissus étant déchirés, quelquefois écrasés, une violente inflammation s'allume dans le corps même de la glande et en entraîne la perte. Sa substance est détruite par la suppuration ou s'échappe sous la forme d'un pus brunâtre, mêlé de petits cordonnets qui sont les conduits séminifères. D'où la destruction même de la fonction spermatique. Des expériences toutes récentes faites sur les chiens, en leur portant des coups sur le scrotum, ont montré qu'à la suite des différentes lésions en résultant, suivant l'intensité des coups, l'atrophie des testicules en est la conséquence.

Cette lésion ne se rencontre ordinairement que d'un seul côté à la fois chez l'homme. Plusieurs exemples en sont relatés ci-après à la stérilité curable, pour montrer que l'atrophie se produit souvent par la négligence des blessés. Elle n'entraîne donc la stérilité absolue qu'en se répercutant ensuite par la fonte ou la suppuration sur l'autre testicule.

L'*orchite uréthrale* ou *blennorrhagique* est tout autre et moins grave. Elle débute fort insidieusement à la suite des excès et des abus vénériens, par exemple, qui sont une source féconde et permanente d'excitations testiculaires. L'empâtement et la douleur qui se remarquent après ces excès en sont la preuve. Mais les premiers accidents de l'inflammation se montrent souvent dans le canal de l'urèthre, par une chaleur piquante en urinant, sinon une véritable chaude-pisse, sans qu'aucune infection contagieuse soit possible. Négligés ou renouvelés, ces accidents se communiquent par sympathie au testicule, qui devient alors le siége de la maladie principale.

D'autres fois, dit Hunter, le testicule s'enflamme, soit spontanément, soit sympathiquement avec l'uréthrite ou blennorrhagie ; il devient gros, douloureux, puis diminue comme dans les cas ordinaires ; mais cette diminution ne s'arrête point lorsque le testicule est revenu à son volume normal, elle continue jusqu'à ce qu'il disparaisse entièrement.

Des trois exemples rapportés à l'appui, voici le second, qui marque le mieux la marche lente et progressive de l'atrophie. Un jeune homme de dix-huit ans environ, n'ayant jamais eu de maladie vénérienne, éprouva subitement une violente douleur dans le testicule gauche, le 3 février 1776, après avoir patiné pendant quelques heures, sans avoir reçu aucune lésion appréciable. Le traitement suivi dissipa graduellement l'inflammation et le gonflement en six semaines; il ne restait plus qu'un peu d'induration sur laquelle on appliqua un emplâtre mercuriel pour la faire fondre. Le testicule continua à décroître ensuite graduellement, jusqu'à la grosseur d'une fève de marais; il était très dur et inégal à sa surface, formé exclusivement de l'épididyme ou calotte du testicule, dont le corps était entièrement détruit, sans que le cordon fût altéré.

Le 20 octobre 1777, cet homme fut pris des mêmes symptômes dans le testicule droit, sans cause appréciable. Malgré une saignée immédiate, un laxatif, puis un vomi-purgatif et des fomentations, des embrocations locales avec l'alcool et l'eau végéto-minérale, l'inflammation se dissipa lentement et l'organe ne parut dans son état naturel que vers le milieu du mois de novembre. Un mois après, l'atrophie avec induration était croissante; malgré les pilules de calomel et d'émétique pour arrêter cette diminution et rétablir le fonctionnement de l'organe, autant que son état pouvait le comporter, tout fut sans résultat. Le testicule continua à décroître jusqu'à ce qu'il n'en restât plus aucun vestige.

L'inflammation seule avait donc produit cette stérilité absolue. En la provoquant directement, tous les excès et les abus vénériens peuvent conduire à cette déplorable conséquence, par l'afflux trop souvent répété du sang et la turgescence qui en résulte. La masturbation en a été manifestement la cause dans le cas suivant, observé par le professeur Gosselin. L'analogie du résultat final avec le précédent semble même les devoir rapporter à une cause identique.

Un garçon de vingt-deux ans avait pris, dès l'âge de dix à douze ans, l'habitude de la masturbation, en s'y adonnant deux à trois fois par jour en moyenne. Du gonflement et de la douleur à la partie supérieure des testicules en étaient résultés à plusieurs reprises, comme cela s'observe fréquemment à la suite de tous les excès vénériens. A dix-sept ans, une inflammation un peu plus vive qu'à l'ordinaire fit disparaître peu à peu son testicule droit ; mais il n'en persista pas moins dans sa fatale habitude. A vingt ans, le testicule gauche devint douloureux et gonfla, puis diminua et s'amoindrit graduellement ensuite, au point de disparaître complètement, en même temps que les érections et les désirs vénériens. L'atrophie du testicule gauche a donc pu s'ensuivre ultérieurement, comme dans l'observation précédente, en déterminant une stérilité définitive.

A la suite d'abus ou d'excès analogues, sinon spontanément, il suffit que l'inflammation, s'empare non pas du testicule, mais simplement de l'annexe qui le surmonte et le coiffe pour ainsi dire, — l'épididyme, — et la suppuration en résultant amènera une stérilité aussi absolue et incurable. Un vieux et distingué médecin de province, questionné par Roubaud sur la stérilité de son mariage, lui répondit : « Elle date de plus de vingt ans. Pendant le cours de mes études à Montpellier, des abcès, sans motif vénérien, je le jure, envahirent mes épididymes de chaque côté et furent successivement ouverts par Delpech. Les cicatrices résultant de ces petites opérations ont obstrué les canaux épididymaires au point que la circulation du produit testiculaire est entièrement interrompue. »

Roubaud put en effet s'assurer du fait, par les cicatrices apparentes en faisant foi, et percevoir encore un point dur et comme fibreux à la queue de l'épididyme, un vrai nodus oblitérant le passage du sperme. (*V. Oblitération de l'épididyme.*)

Les dernières expériences, toutes récentes, tendent à montrer que ces deux espèces d'orchite, distinctes par leur origine, le sont également dans leur siège et surtout leur gravité quant à la fonte, la perte du testicule atteint, sinon des deux. L'inflammation uréthrale, blennorrhagique, vénérienne ou syphilitique, se fixerait de préférence sur l'épididyme, c'est-à-dire la tête du testicule, et se limiterait là en respectant le corps de l'organe. L'atrophie, quoique possible, en serait exceptionnelle et très rare, tandis qu'elle est la règle presque fatale, inévitable, dans l'inflammation traumatique, par compression ou contusion à tous les degrés, en se fixant sur les tubes séminifères. D'où la fonte et la perte entière de l'organe. Ce caractère essentiel distinguerait l'orchite glandulaire ou par contusion de l'orchite épididymaire.

L'atrophie du testicule est si fréquente après la contusion, que sur 15 exemples, collectés dans les hôpitaux par le docteur Coutan dans sa thèse soutenue à Paris en 1881, 11 furent suivis de la perte de l'organe, dont 8 par atrophie et 3 par suppuration. La plupart de ces atrophies existaient sur des jeunes gens de 14 à 19 ans, 3 seulement ayant de 20 à 30 ans; tandis que ceux qui ont été frappés de suppuration étaient des vieillards de 60 ans et au-dessus, à une seule exception près. La guérison est donc très rare. Sur 39 cas, il n'y en a eu que 6, et encore était-ce dans les cas moins graves où le testicule avait à peine été lésé, touché.

Cette atrophie se complique parfois de douleurs névralgiques si atroces et insupportables que la castration a été réclamée et exécutée, comme dans le testicule névralgique, douloureux. Heureusement un seul testicule est ordinairement atteint à la fois et l'autre peut le remplacer dans sa fonction. Mais un danger le menace si le porteur est prédisposé héréditairement à la tuberculose. Elle peut se développer spontanément sur ce testicule unique et le détruire en entier par ramollissement, caséification, comme elle le fait du poumon. Ce danger est d'autant plus grave que le sujet est jeune, adolescent, et que la castration n'est en pareil cas qu'un remède palliatif avec récidive à court terme.

Si ces expériences se confirment, l'inflammation la plus fréquente et commune des testicules serait donc la moins grave, en n'entraînant leur fonte que par exception. Elle n'agirait que par obstacles à la circulation du sperme dans l'épididyme, comme nous l'indiquerons plus loin. Il faut en excepter toutefois l'orchite syphilitique, la plus dangereuse à cet égard, dont il reste à dire un mot.

L'*orchite syphilitique* se développe d'une manière aiguë, subite, comme à la suite de l'inflammation simple du canal de l'urèthre, sans que celle-ci existe manifestement. C'est le point de départ de l'infection sur le testicule. Il se tuméfie alors, s'infiltre d'une substance scléro-gommeuse, dit le docteur Rec us, après un temps variable, et détermine l'atrophie de l'organe. D'autres fois, elle le ramollit et l'abcède pour en évacuer le produit au dehors par de petites ouvertures fistuleuses du scrotum, résultant de l'inflammation interne. Tout ou partie de la glande s'échappe par ces orifices sous forme de bourgeons, ou bien elle se ramollit et envoie au dehors des granulations ou des végétations exubérantes qui, en sortant, s'étalent sur le scrotum en masse champignonneuse.

Doublement incurable est la stérilité résultant de cette destruction locale du testicule atteint et de l'infection syphilitique annihilant la sécrétion spermatique. C'est pourquoi les individus frappés de cette espèce d'orchite restent le plus souvent stériles, tout en conservant leur virilité apparente. Leur sperme est fluide et les animalcules qui s'y rencontrent — quand il y en a — sont en petit nombre, peu volumineux ou sans vitalité.

Oreillons. Une cause fréquente et spéciale de cette atrophie testiculaire est l'inflammation sympathique de la glande parotide, connue vulgairement sous le nom d'*oreillons*. Il y a longtemps que Hamilton a appelé l'attention sur ce sujet par deux observations d'orchite parotidienne, avec atrophie consécutive du testicule. Cette relation a été mise hors de doute par plusieurs épidémies d'oreillons observées en France dans diverses garnisons, pendant les quinze à vingt dernières années. Tous les rapports des médecins militaires sont unanimes à constater qu'en sévissant sur les jeunes soldats en particulier, cette inflammation parotidienne cesse tout à coup, pour se porter sympathiquement sur les testicules. En se gonflant et en devenant douloureux, ceux-ci ne tardent pas à diminuer et s'atrophier, se fondre comme dans l'inflammation directe. La sympathie est si étroite qu'en réunissant différentes statistiques militaires, dressées à ce sujet, M. Laveran a trouvé que 111 cas d'orchite ourlienne ont amené 73 cas d'atrophie du testicule, soit 7 fois sur 10 environ ou les deux tiers. C'est donc là un danger réel pour les jeunes gens qui peuvent en être frappés de stérilité définitive. (*Dictionn. annuel des progrès des sc. médicales*, 1879.)

La sympathie de cette glande parotide est si étroite avec celles de la génération en particulier que pendant l'épidémie d'oreillons observée par Rizet à Arras en 1864, trois cas d'engorgement mammaire en résultèrent chez des sapeurs du génie. Des tubercules se développèrent sur leurs seins avec écoulement séreux par le mamelon. D'autres cas analogues ont été signalés. Et de même on a vu la mamelle s'hypertrophier et sécréter du lait à la suite de l'atrophie testiculaire, qu'elle résulte des oreillons ou des abus de l'onanisme, comme des exemples en témoignent. Un danger spécial de cette grave complication est de ne pas remarquer immédiatement la légère tuméfaction du testicule, car sa fonte s'opère ensuite insensiblement, si l'on n'y porte remède aussitôt. Il est trop tard quand on s'en aperçoit et cette atrophie peut même retentir sur le second testicule, quand elle n'existe pas sur les deux à la fois.

Un résultat si grave des oreillons doit en faire diriger le traitement avec la plus grande activité chez les jeunes gens en particulier. Il faudrait recourir surtout à la déplétion sanguine locale dans la période inflammatoire, et rechercher si cette métastase n'est pas due à des excès ou à de mauvaises habitudes ordinaires, car les affections vénériennes y paraissent étrangères. C'est en évitant surtout d'employer les fondants, les iodures de mercure en particulier, l'iode et la ciguë, sur ces oreillons, avec gonflement testiculaire consécutif, que l'on pourra en prévenir l'atrophie. Dès que le gonflement du testicule a disparu, il faut employer de préférence des topiques astringents, stimulants et toniques, comme l'eau-de-vie camphrée, le baume de Fioraventi, le liniment térébenthiné, de petits vésicatoires ou des cautérisations ponctuées, des courants électriques légers. Il faut aussi recourir aux eaux ferrugineuses, au quinquina, aux bains de mer ou de rivière, de concert avec les excitations vénériennes modérées. En stimulant et en entretenant l'exercice régulier de la fonction, elles peuvent ramener la structure de l'organe dans ses conditions normales. Tous les jours on voit des muscles atrophiés reprendre leur force et leur volume perdus par le jeu, l'exercice des parties qui les soutiennent. Pourquoi n'en serait-il pas de même en stimulant doucement et par degrés la fonction d'un organe comme le testicule ?

Action des fondants. Certains médicaments ont sur les glandes en général une action élective toute spéciale, qui, en modifiant leur tissu, en arrête ou suspend le fonctionnement et en amène rapidement la fonte, la ruine, en les réduisant à rien. L'iode en est le type, et son action rapide sur la disparition du goître en est la preuve la plus évidente. Toutes les préparations internes et externes dans lesquelles entre ce métalloïde, désignées sous le nom d'iodures, sont donc des fondants. Administrés à haute dose ou trop longtemps contre les tumeurs de différente nature, les bubons de l'aine en particulier, ils peuvent réagir consécutivement sur les glandes et déterminer l'atrophie des testicules aussi bien que celle des seins.

De nombreuses observations témoignent de cette action spéciale, et il suffit parfois d'administrer l'iodure de mercure ou de potassium à haute dose contre les accidents constitutionnels de la syphilis pour que les malades en éprouvent les effets sur leurs testicules. Avant même que la fonte en soit appréciable, sensible, la sécrétion séminale en est troublée, ralentie. Les animalcules en sont moins nombreux et moins vivants au microscope et un affaiblissement des désirs et de la puissance virile ne tarde pas à se manifester. C'est le signe le plus impérieux d'en cesser l'usage.

Les vapeurs d'iode, employées en inhalations chez un poitrinaire de vingt-sept ans, avaient tellement atrophié, fondu ses testicules, après six à huit mois d'usage de cette médication, qu'il n'avait plus dans son scrotum, flétri et ratatiné, que deux petites poches plates, suspendues au cordon, parfaitement sensible et normal. Aussi, malgré un amendement très réel dans l'état de sa poitrine, était-il complètement stérile et impuissant, contrairement à ce qui se manifeste chez la plupart de ces malades.

L'usage de ces médicaments, sous leurs différentes formes, doit toujours être mesuré rigoureusement et étudié dans ses effets sur la stérilité. Elle peut en dépendre sans la diminution sensible de l'organe. L'atrophie manifeste, en étant le signe de sa destruction, marque souvent son incurabilité absolue.

Sans être aussi directe et énergique, l'action sédative du camphre, tout en empêchant surtout l'érection, peut aussi se porter sur les testicules. Si beaucoup d'hommes ont été frappés d'impuissance en fumant les cigarettes de Raspail, au temps où ce pseudo-médecin les avait mises à la mode, la plupart des femmes, qui en faisaient abus, ont vu leurs seins s'affaisser et se flétrir. Il peut donc aussi déterminer la fonte des testicules.

Altérations diverses. Celles du système nerveux sont les plus redoutables. Dès qu'elles atteignent le testicule directement ou indirectement, elles en déterminent la fonte par le défaut de vitalité et de circulation en résultant. De nombreux cas d'atrophie testiculaire, survenus à la suite de blessures à la tête, ont été rapportés par les observateurs les plus distingués. Un violent coup reçu sur la région lombaire détermina le même accident, au rapport de Wardropp. M. Brown-Séquard s'est assuré, il y a longtemps, par ses expériences sur la section et la régénération de la moelle chez les cobayes, que les testicules subissaient une diminution manifeste de volume après cette lésion.

Celles du système circulatoire, lorsqu'elles sont directes, immédiates, entraînent aussi ce résultat fatal. A l'autopsie d'un homme dont le scrotum ne contenait plus que la tunique albuginée ou enveloppe des testicules, on trouva un anévrysme de l'aorte à l'origine des artères spermatiques, complètement oblitérées. La circulation du sang, ainsi interrompue avec les testicules, en avait rapidement amené la fonte complète.

Diverses autres causes moins appréciables déterminent encore cette atrophie, car elle s'observe souvent sans que l'on puisse l'expliquer. Ces exemples suffiront pour en montrer le mécanisme.

Dégénérescence testiculaire. Par leur position. les glandes séminales sont fréquemment exposées à des lésions, coups ou blessures, qui, en altérant profondément leur structure et leur fonction, en entraînent souvent la dégénérescence et la transformation. Bénignes ou malignes, ces altérations apportent toujours un trouble profond dans ces organes, soit en tarissant la source de la fonction spermatique, soit en faisant perdre à cette sécrétion ses éléments ou attributs de liqueur fécondante.

Ces glandes sont fréquemment le siège des plus graves diathèses. Tels sont les kystes, abcès, tubercules, cancer, et surtout la syphilis dans ses formes les plus horribles ; d'où les indurations, les tumeurs, les plaies, les ulcérations qui s'y observent. C'est donc l'opposé de l'atrophie précédente, quant à l'aspect extérieur, par l'augmentation de volume en résultant. Sans avoir à décrire ces diverses affections, nous devons mettre en garde contre leur influence sur la stérilité, surtout si les deux testicules sont atteints simultanément. Il suffit même que l'un soit profondément dégénéré pour que ses produits altérés intoxiquent ceux du testicule sain. Leur réaction acide empoisonne et tue les spermatozoaires sains par leur mélange dans l'éjaculation et rend la stérilité absolue.

Aucune de ces affections ne laisse intact le tissu où elles règnent. Elles sont essentiellement envahissantes et destructives, comme le cancer du sein en est l'exemple frappant. C'est pourquoi l'ablation de l'organe ou castration en est le remède le plus sûr, tout en entraînant fatalement la stérilité absolue.

Elles sont heureusement limitées souvent à une seule glande, et, en gardant l'autre, l'homme conserve toutes ses facultés. Mais la récidive, toujours à craindre, doit être un frein salutaire pour ne pas en abuser.

Altérations des organes internes. En pénétrant dans le bassin par les deux cordons spermatiques, les organes séminifères, jusque-là bien distincts et séparés, se rapprochent de plus en plus tout en restant doubles, symétriques, comme les organes externes. Par leur connexité, les vésicules séminales se touchent presque et les canaux éjaculateurs, qui en émanent, se confondent dans la prostate au point de se réunir, se fusionner bientôt dans le canal de l'urèthre.

Leurs différences ne sont pas moins appréciables et accentuées quant à leur fonction et leur rôle. Ceux-ci sont aussi lents, insensibles et silencieux chez les premiers, qu'ils sont actifs, rapides, retentissants et instantanés chez les autres. C'est la distinction de la formation du sperme avec son émission, à laquelle ces trois organes internes, contigus et réunis sur un très petit espace, contribuent ensemble et simultanément. Ils peuvent bien se préparer isolément et en silence pour ce second acte, mais l'un ne saurait le remplir sans l'autre, leur concours réciproque est également indispensable à son accomplissement complet et efficace. Ils forment le trépied vital de l'éjaculation, et la lésion de l'un ou de l'autre se juge toujours en se manifestant ou en se faisant sentir dans cet acte terminal.

Suivant la distinction fondamentale établie au commencement, pour reconnaître le siège et la nature de la stérilité masculine, nous allons réunir ici toutes les lésions qui l'entraînent par l'extrême difficulté sinon l'impossibilité de les séparer. Vouloir les étudier et les décrire isolément serait un vrai travail de Pénélope, surtout en ce qui concerne la stérilité absolue. En existant sur l'un de ces organes, elles ne peuvent manquer de se communiquer, de s'étendre aux autres et de retentir sur l'ensemble, tant leur rapprochement est intime et leur solidarité étroite. L'absence ou l'altération de l'un d'eux suffit à déterminer la stérilité absolue par l'impossibilité d'une éjaculation normale.

*
* *

En constatant que les deux petites ampoules placées sous la vessie ne sont pas de simples réservoirs du sperme, mais un séjour essentiellement nécessaire, indispensable au développement des animalcules qu'il contient, les recherches modernes ont fait des lésions de ces vésicules autant de causes de stérilité absolue. L'absence de ces petites poches et leur atrophie, constatées à l'autopsie dans quelques cas, la rendent définitive et irrémédiable. Leur dégénérescence cartilagineuse et osseuse, dont il y a des exemples, n'est pas moins dangereuse. A juger même des effets désastreux de la spermatorrhée que leur atonie entraîne, il est à prévoir que toutes les altérations de ces vésicules contribuent à la provoquer, alors même que ni douleur, ni pertes séminales ne l'annoncent. Des vésicules cancéreuses, tuberculeuses, purulentes ont été constatées, en effet, à l'autopsie d'individus dont les fonctions génitales paraissaient intactes. La stérilité en provenant peut donc passer inaperçue.

Les signes les plus constants et appréciables de ces altérations sont une éjaculation rapide, imprévue, prématurée, avec une érection imparfaite, des pertes séminales involontaires, spontanées, ou en allant à la selle, par l'expulsion de matières fécales dures, et surtout la présence du sang, du pus ou de matières étrangères mêlées au sperme. A la constatation de ces accidents, avec ou sans impuissance, une affection des vésicules séminales est probable et la stérilité à peu près certaine. Au médecin seul de juger si elle est incurable. comme c'est le plus souvent le cas.

Les maladies de la vessie, comme la gravelle, la pierre, les incrustations calculeuses et la rétention d'urine surtout, peuvent, en réagissant sur ces vésicules qui y sont contiguës, contribuer à la stérilité en résultant. La spermatorrhée coïncide parfois avec de graves altérations de la poche urinaire.

*
* *

En traversant la glande prostate, organe unique comme la matrice chez la femme, les deux canaux éjaculateurs sont inséparables, car ils participent à toutes les altérations de cette glande. Si l'un peut être obstrué sans l'autre, le sperme qui les traverse, étant le même, devient également stérile dès que sa source est altérée. Il suffit que cette glande soit troublée dans son fonctionnement pour que le fluide prostatique qu'elle fournit, et qui se mêle au sperme en passant, n'ait pas les qualités voulues pour le rendre fécondant et que la stérilité en résulte de ce fait seul.

En effet, le docteur Krauss a constaté, en prenant directement le sperme dans les vésicules séminales, qu'il est sans couleur ni odeur, d'une réaction neutre et incoagulable à l'air. Il n'acquiert toutes ses propriétés nouvelles de consistance, de couleur, d'odeur, de coagulation et de réaction alcaline, que par son passage à travers cette glande, grâce au produit de sa sécrétion : le fluide prostatique, qu'elle lui envoie en passant. Ce mucus serait si indispensable aux animalcules qu'ils ne vivraient pas sans lui. Les spermatozoaires des mammifères, pris expérimentalement dans les vésicules séminales, sans fluide prostatique, n'ont pu vivre dans la matrice de ces animaux; tandis que, par son aide, ils restent vivants dans cet organe pendant trente-six à quarante heures consécutives. (*Dictionn. annuel des progrès des sc. méd.* 1877.)

En vertu de ces faits, s'ils sont exacts, l'absence ou l'atrophie assez fréquente de cette glande et toutes ses dégénérescences, — en supprimant la sécrétion du fluide prostatique ou en l'altérant — seraient des causes de stérilité radicale. On s'en apercevra facilement par les troubles ou le défaut d'éjaculation en résultant ; ils doivent traduire exactement ces lésions et en sont le meilleur signe avec les accidents de la miction. L'homme doit donc en tenir le plus grand compte et ne pas s'étonner de l'infécondité de son union, dès que ces fonctions ne s'exécutent pas normalement.

STÉRILITÉ CURABLE

A voir le siège superficiel et facilement accessible des organes les plus essentiels, dont la lésion entraîne la stérilité masculine, il semble qu'elle doive être beaucoup plus curable que celle de la femme. L'avantage d'une exploration précise et minutieuse des conditions de texture des glandes séminales, qui en sont la principale source, paraît des plus favorables pour la prévenir et la guérir. Dès que ces organes sont sains en apparence, l'homme se croit ainsi exempt de toute espèce de stérilité.

Grave et profonde erreur qui entraîne les plus déplorables conséquences! Sans altération appréciable, à l'œil ni au toucher, dans leur forme, leur volume, ni leur sensibilité, les testicules peuvent être le siège d'obstacles imperceptibles à la formation et la circulation du fluide séminal dans les défilés sinueux des vaisseaux séminifères, si longs et déliés jusque dans l'épididyme. Des altérations de la semence, circulant à l'intérieur, existent également sans aucune trace ni signe extérieur. De même que l'absence locale de ces organes n'entraîne pas toujours la stérilité absolue, comme nous en avons relaté des exemples, leur état intact en apparence la cache, la recèle parfois. Avec les signes palpables et évidents de ces altérations ou des maladies qui les déterminent, quel sera d'ailleurs le remède? Enlever, retrancher un testicule malade, syphilitique, cancéreux ou tuberculeux, ce n'est pas guérir la maladie ni les altérations stérilisantes qu'elle détermine.

Au delà, les organes séminifères sont aussi profondément cachés et inaccessibles que chez la femme. On connaît à peine tous les secrets fonctionnels des vésicules séminales, le rôle compliqué de la prostate et le mécanisme bien plus délicat des canaux éjaculateurs, enclavés dans cette glande. Comment agir directement sur ces organes situés à la limite des principaux émonctoires de l'organisme : l'urination et la défécation? D'où la gravité des troubles, des irrégularités de ces deux fonctions sur la stérilité masculine, et le danger de la spermatorrhée ou pertes séminales, qui la détermine et l'entretient. Il n'est donc pas étonnant que les lésions et les maladies d'organes aussi cachés et d'un rôle si délicat et mystérieux soient très fréquentes et obscures, aussi impénétrables aux investigations et réfractaires aux efforts de l'art que chez la femme.

A toutes ces difficultés et ces incertitudes il faut ajouter l'action adjuvante des vices de conformation, anomalies et maladies des organes connexes ou sympathiques, et les nombreuses influences morbides, héréditaires, constitutionnelles ou acquises pouvant y contribuer. De là le champ très vaste encore des inconnues dans la connaissance et la distinction des causes de cette stérilité et les trop fréquents insuccès du traitement.

Ce n'est pas seulement dans un obstacle évident à l'émission régulière de la semence ni à la douleur en résultant, pas plus qu'à une maladie apparente, que l'homme doit voir les causes de sa stérilité. Dès qu'il n'est pas certain de sa récente paternité, — et l'on sait combien sont trompeuses, mensongères, les assurances qu'il peut recevoir à cet égard, — une seule garantie positive peut l'assurer qu'il n'en est pas atteint : c'est l'examen microscopique de son sperme ou la fécondation artificielle. Ainsi l'exige la science positive.

C'est en ne négligeant aucun des nombreux accidents ou les lésions spéciales des organes génitaux, quelle que soit la manière dont ils se produisent, que l'homme se prémunira le plus sûrement contre les causes de stérilité. Dans son ignorance à en comprendre les effets, il doit aussitôt recourir au médecin. Le moindre bouton ou bobo, une légère excoriation a souvent sa gravité, suivant les circonstances où elle se produit. De là notre réserve à indiquer des remèdes. Dans l'impossibilité de prévoir ici toutes les conditions où elles peuvent se manifester, l'emploi d'un moyen simple est parfois plus inopportun et dangereux que de ne rien faire sur des organes si essentiels et délicats, dont les maladies et les altérations ont une marche si rapide.

L'observation minutieuse de l'acte séminal ou éjaculation permet seul à l'homme de découvrir la cause et le siège de sa stérilité. L'impression qu'il en reçoit est assez vive pour distinguer le moindre phénomène anormal. C'est en analysant scrupuleusement tous les détails de son entier accomplissement et les sensations éprouvées qu'il puisera les meilleurs renseignements à fournir au médecin. La moindre douleur, si légère et fugace soit-elle, est un indice précieux pour le guider, en notant avec soin sa nature, le temps et le lieu où elle se produit. La quantité de sperme, sa couleur, son odeur et sa consistance sont aussi nécessaires que la fréquence exacte du coït, dans le mariage ou en dehors, ainsi que les phénomènes secrets de son incitation.

Toutes les maladies et l'état des fonctions locales doivent être indiqués, car le médecin ne peut juger de l'état des organes que par ces renseignements. Un examen direct est le plus souvent indispensable à cet effet, les altérations, les maladies de la vessie ou du rectum suffisant à produire la stérilité par obstacles, dans certains cas, comme nous allons l'indiquer.

Si l'absence, la fonte, l'altération ou la maladie d'un seul des organes doubles de l'appareil spermatique n'entraîne pas la stérilité, puisque son congénère peut toujours le remplacer, il y a pourtant lieu d'en tenir compte. Cette lésion, quelle qu'elle soit, diminue, affaiblit toujours la fécondité. Un organe unique ne peut remplir aussi parfaitement à lui seul le rôle que deux ensemble étaient destinés à accomplir ; son exercice continu et exclusif le fatigue plus vite et l'expose d'autant plus à la maladie, à la caducité, surtout si l'on en abuse. Il est facile d'en juger par l'œil, quand la perte en est accidentelle. Celui qui reste est d'autant plus exposé à devenir malade et à être perdu par l'excès, la tension même de son usage.

Un seul testicule, comme tout le reste de l'appareil séminifère correspondant, ne doit donc être mis à contribution que pour la moitié de ce que l'appareil entier peut fournir normalement. En user autrement, c'est s'exposer à devenir complètement stérile, dès que la loi de suppléance ne peut plus s'exercer. D'où l'utilité d'indiquer les moyens propres à y obvier, quoique la stérilité n'existe pas. L'inutilité d'un membre ne doit pas gêner ni empêcher l'exercice de l'autre, à moins d'être préjudiciable à l'économie tout entière.

La stérilité curable se produit ici, comme chez la femme, de deux manières différentes : par obstacles et par maladies. Elles agissent à la fois, soit sur la sécrétion ou formation du sperme et son altération, soit sur son cours et surtout son émission. Leur distinction fondamentale par la douleur est ainsi moins appréciable, car la maladie agit souvent comme obstacle. Il y a donc moins à tenir compte de ce signe différentiel que chez la femme.

STÉRILITÉ PAR OBSTACLES.

Il y a sans doute, dans les dimensions microscopiques ou lilliputiennes du pénis et surtout les dispositions anormales de son ouverture, des causes mécaniques de stérilité. L'obstacle en résultant à l'émission directe et immédiate de la semence sur les organes internes de la femme, chargés de la recevoir et l'aspirer, en est la principale. Tous les auteurs se sont ainsi évertués à discourir par poids et mesure sur l'action de ces causes stérilisantes, sans pouvoir en préciser le degré ni en fixer les limites. Elles sont, en effet, essentiellement relatives non seulement à l'homme, sur lequel elles varient à l'infini suivant ses dispositions morales, mais surtout quant à la femme. C'est dans ces cas de malformation légère, se compliquant de causes morales réciproques ou opposées, que se rencontrent beaucoup d'exemples de stérilité véritablement relative, comme deux exemples en sont relatés page 90.

La cause stérilisante réelle, unique et vraie, de ces malformations, c'est l'impuissance qu'elles déterminent. L'absence du canal de l'urèthre n'est une cause de stérilité que de cette manière. Le pénis ainsi constitué n'en est plus un, et c'est pourquoi nous avons placé ces lésions à *Impuissance*. Tant que celle-ci n'existe pas, la stérilité de l'homme peut toujours être vaincue, surmontée, dès que son sperme est fécondant. C'est la détermination précise et fixe de la stérilité de ces obstacles. Outre les ressources de la position pour les surmonter et des précautions différentes à suivre pour les vaincre, celle de la fécondation artificielle, toujours possible, est la meilleure preuve que cette stérilité n'est jamais absolue. Mais ce n'est pas le lieu d'insister sur ce sujet, car loin de former le premier obstacle, comme il est considéré chez la femme, il en est le dernier, c'est-à-dire le moins important, par le renversement des rôles. C'est dans la circulation du sperme à son origine même, dans l'organe de sa formation, qu'il faut en chercher les plus graves et les plus fréquents.

Nous insisterons sur les plus apparents, faciles à reconnaître et à vérifier, avec les moyens de les vaincre et les surmonter. Mais il serait superflu de s'appesantir sur ceux que ni la vue ni le toucher ne peuvent découvrir. Il suffira de les indiquer pour attirer l'attention des intéressés et les mettre à même de s'éclairer plus amplement en consultant le médecin de leur choix.

Déplacement ou ectopie testiculaire. Dès que les glandes séminales ne se trouvent pas à leur place ordinaire après la naissance, il y a lieu de s'en inquiéter, en soumettant l'enfant à l'examen du médecin. On néglige beaucoup trop souvent de s'en assurer, tandis que si les bourses sont quelque peu enflées, œdématiées, on ne manque jamais de consulter aussitôt l'homme de l'art. L'absence des testicules ou de l'un d'eux est bien plus sérieuse : s'ils font absolument défaut, l'enfant est sans sexe; s'ils sont seulement arrêtés ou retenus dans un point de leur parcours, sinon déplacés, herniés dans une voie anormale, il en résultera toujours plus ou moins un obstacle à la fécondité, sinon une stérilité réelle.

Il est démontré, par un grand nombre de faits, que, sauf de rares exceptions, le testicule non apparent, caché, ne se développe pas à l'aise comme dans le scrotum. Serré, comprimé dans son siège anormal, il reste mou, diminue au lieu d'augmenter, et, ne pouvant remplir sa fonction, il finit par s'atrophier, fondre ou dégénérer, en donnant lieu à des douleurs plus moins vives, à des accidents d'étranglement, comme dans la hernie, qui exigent souvent des opérations dangereuses. Cette ectopie peut être aussi une cause d'impuissance par la difficulté, la douleur en résultant dans le coït. Un testicule arrêté dans l'aine est donc non seulement inutile, il est nuisible en devenant le point de départ de ces phénomènes douloureux; par sa tendance marquée à devenir cancéreux, il peut même constituer une cause de mort.

Un exemple s'en est rencontré chez un terrassier de vingt et un ans, entré à l'Hôtel-Dieu de Lyon le 22 février 1869, avec tous les symptômes d'une hernie étranglée. Par un léger effort fait la veille, le testicule droit était remonté dans la région inguinale avec douleurs, coliques, ballonnement du ventre, vomissements bilieux et fécaloïdes, hoquet et constipation. Les accidents ayant persisté les jours suivants, malgré des selles abondantes, M. Valette retrancha le testicule, avec sa pince caustique, comme impropre à sa fonction.

De là la proposition, faite par le docteur Aubert à l'Association française en 1878, d'enlever ces testicules déplacés, dès que leur congénère existe à l'état normal dans le scrotum. C'est en réalité une opération presque innocente, et en la pratiquant préventivement après la puberté, on se met sûrement à l'abri d'accidents ultérieurs de cette malformation. En voici des preuves authentiques.

Le docteur Zimanowski, dont un testicule retenu dans l'anneau inguinal était devenu cancéreux, en fut opéré avec succès, sans aucune complication. Ses recherches à ce sujet, en Russie, et celles du docteur Monod, en France, ont confirmé cette innocuité relative. Sur 40 à 50 faits connus de cette ablation du testicule retenu dans le canal inguinal, une seule mort en est résultée, par péritonite. Cette castration inguinale n'est donc pas plus grave que faite à l'ordinaire dans le scrotum.

Une autre opération, préférable sans doute quand elle est possible, a été exécutée, le 28 février 1880, sur un garçon de treize ans, entré à l'hôpital du Roi à Londres, pour la rétention douloureuse du testicule droit. Une tumeur solide, excessivement douloureuse, existait dans l'aine droite et le testicule correspondant manquait dans le scrotum. Après l'application d'une vessie de glace pour diminuer la sensibilité locale de la peau, le testicule fut découvert par une incision. Les adhérences qui le fixaient en haut ayant été brisées, le cordon fut étiré et permit de placer le testicule, en le renversant, dans le scrotum où il fut fixé. Il était beaucoup plus petit que le testicule gauche. La plaie se cicatrisa sans complication et, quinze jours après, l'enfant quittait l'hôpital avec un bandage contentif maintenant le testicule dans le scrotum. (*Dictionn. annuel des progrès des sc. méd.*, 1880.)

Dans des cas analogues, d'ignorants empiriques, prenant la tumeur pour une hernie, ont appliqué un bandage au-dessous en empêchant le testicule de descendre. Heureux quand des accidents plus graves ne s'en sont pas suivis, comme la fonte définitive du testicule, par la compression en résultant.

De là l'importance de surveiller attentivement chez les enfants la présence des testicules dans le scrotum ou leur descente. C'est pour avoir négligé ce soin si simple que des parents ont eu à déplorer la stérilité ou la perte de ces enfants.

Blessures des testicules. Un coup, un choc, une contusion, reçus directement par le testicule, est un accident si redoutable que la perte en est souvent la conséquence immédiate. De même que la compression de cet organe, par serrement ou froissement, suffit à en entraîner la fonte ou atrophie, comme on l'a déjà vu, son effet est si direct et évident sur le volume et la consistance de ces glandes, qu'il n'est pas rare que cet accident résulte du simple usage d'un caleçon ou d'un pantalon mal fait, trop serré dans l'entre-jambe, surtout en montant à cheval. La couture dure et sans doublure, en se réunissant de plusieurs points différents à cet endroit, forme un bourrelet qui en est fréquemment une cause fâcheuse. Des phlegmons, des furoncles se développent ainsi chez les cavaliers militaires, et il n'est pas douteux que l'orchite n'en soit accidentellement la conséquence comme chez les piétons.

Tout ce qui s'oppose au libre développement de ces glandes ou entrave leur fonctionnement régulier a été signalé, dès la plus haute antiquité, comme cause de stérilité, ainsi que nous l'indiquerons à *Maladies*. Les lésions traumatiques en déterminent bien plus souvent l'inflammation et la suppuration consécutive. D'où l'indication d'apporter une attention sérieuse à ces blessures pour ne pas encourir d'aussi graves conséquences.

Confondant ces lésions traumatiques, souvent accidentelles, avec les maladies dites secrètes, beaucoup d'individus, par une simplicité naïve ou une pruderie mal entendue, tiennent ce fait aussi secret que s'il était répréhensible, coupable, criminel. Ils continuent leurs occupations et évitent même d'y apporter aucun soin pour ne pas attirer l'attention, jusqu'à ce que la douleur ou le mal les contraigne à le déclarer. Ils le font toujours avec réticence et une sorte de honte, comme s'il n'était pas aussi naturel de parler de ces organes et de les montrer que toute autre partie malade. Les désordres produits sont alors souvent irréparables.

Sans plaie ni l'apparition du sang, ces blessures peuvent être de la dernière gravité, selon la violence du coup. La douleur ressentie l'indique généralement, et de ce qu'on la sait toujours plus vive sur cette glande qu'ailleurs, à raison de son extrême sensibilité, on néglige d'en mesurer, d'en apprécier exactement l'intensité. Dès qu'elle diminue peu de temps après, on n'y fait plus attention et l'on n'en conçoit pas d'inquiétude. C'est une erreur, et l'on en jugera mieux l'importance par les phénomènes consécutifs, comme l'impossibilité de marcher, la perte de connaissance ou syncope, le vomissement. Ces signes sont d'une extrême gravité et exigent toujours des soins immédiats ou du moins le repos complet et l'enveloppement de la partie dans une compresse imbibée d'eau végéto-minérale ou d'eau blanche. L'application de quelques sangsues est même d'une sage précaution, peu d'heures après, si la douleur persiste avec gonflement; cataplasmes froids arrosés des mêmes liquides ensuite.

L'absence de gonflement ou d'engorgement de la glande n'est pas un signe extérieur de sécurité, dès que la douleur persiste. Un soldat de vingt-trois ans, en montant à cru un jeune cheval non dressé, eut ainsi, au mois d'août 1879, dans un brusque mouvement, le testicule gauche pris entre la cuisse et le cheval. La douleur le fit tomber et, ne voulant pas faire connaître ce qui lui était arrivé, il continua à travailler en se forçant beaucoup. La douleur devenait si vive, après avoir marché, qu'il traînait la jambe et était forcé de s'asseoir, sans qu'à aucun moment la glande fût plus volumineuse qu'à l'état normal. Au contraire, trois mois après, ce garçon s'aperçut que son testicule était tellement diminué, qu'il entra à l'hôpital. On constata l'atrophie complète avec les douleurs névralgiques qui en étaient la conséquence.

A un degré plus intense, la douleur peut même produire la syncope. En pansant un cheval, le 8 avril 1878, un garçon de vingt ans reçoit sur les bourses un coup de pied très violent qui lui fait perdre connaissance. Il continua néanmoins à conduire ses chevaux dans la journée et, la marche étant impossible le lendemain, par suite de la douleur avec rougeur et tension du scrotum, le malade entra à l'hôpital. Le testicule devint gros comme une petite orange ; il s'ouvrit par trois ulcérations qui donnèrent issue aux vaisseaux séminifères, et, en moins de huit jours, cet organe était éliminé et détruit en entier, avec conservation de l'épididyme seul.

La suppuration peut même s'ensuivre quand ces contusions sont négligées. Un terrassier de trente ans, très robuste, s'étant heurté le testicule droit dans une chute, contre l'angle d'une brouette, ne fit pas attention au gonflement du scrotum en résultant par l'absence de douleur. Il fut pris d'une suppuration si abondante de cet organe que, six mois après, le testicule avait disparu et il ne restait plus à sa place que l'épididyme très engorgé.

Cette suppuration du testicule est d'autant plus à craindre que le blessé est plus âgé. Un ouvrier externe du génie, âgé de soixante ans, exempt de tout antécédent blennorrhagique ou syphilitique, se donna un coup de manche de pioche sur le testicule gauche en travaillant comme manœuvre au fort de Saint-Cyr. La violente douleur qu'il ressentit fit bientôt grossir l'organe, malgré le repos et des cataplasmes. Il entra à l'hôpital de Versailles, huit jours après, et l'on reconnut la présence de foyers purulents qui furent ouverts avec le bistouri en quatre endroits. La guérison ne fut complète que huit mois ensuite; le testicule droit ayant conservé son volume normal.

Peu de temps après, cet homme, travaillant au fort Palaiseau, glissa sur la pente d'un talus et se froissa le testicule droit. La douleur et le gonflement firent entrer immédiatement le blessé au Val-de-Grâce, le 24 décembre 1878. Dès le 10 janvier, un abcès qu'il fallut ouvrir s'était formé à la partie supérieure. Dix jours après, il s'en ouvrait un autre dont il sortit un pus gris-rougeâtre avec des tubes séminifères mortifiés. Il ne quitta l'hôpital que le 8 mars avec son scrotum cicatrisé, mais ne contenant plus qu'un testicule arrondi, dur et gros comme une petite noix. L'épididyme, conservé des deux côtés, ne pouvait plus servir à rien.

Ces faits, faciles à multiplier, confirment la distinction établie précédemment : que l'inflammation directe du testicule, par coups ou blessures, en provoquant une véritable orchite traumatique, détermine la perte de l'organe, par atrophie, expulsion des parties internes ou par suppuration. Sans entraîner la stérilité dès que l'autre persiste dans un état sain, cet accident est d'autant plus grave que la fécondité de l'individu en est diminuée, affaiblie, et que, par un surcroît ou un abus de fonctionnement, l'organe est plus exposé à devenir malade et à disparaître également.

Ces causes d'inflammation externe du testicule agissent donc tout différemment que les causes internes sur la stérilité en résultant. Spécifique ou non, simple ou contagieuse, l'inflammation du canal de l'urèthre, en se transmettant au testicule, ne l'atteint pas en général. Elle se limite à la partie supérieure ou épididyme, et bien qu'elle y produise les mêmes désordres en agissant sur des éléments identiques, — cet annexe étant la continuation même du testicule, — elle se résout plus facilement et plus vite, l'épididyme n'étant pas renfermé dans une enveloppe aussi forte et résistante que le testicule même. Rarement l'organe se trouve détruit ; il reste induré, oblitéré et forme un obstacle insurmontable à la circulation du sperme ; en voici la démonstration.

Oblitération de l'épididyme. Il faut remonter jusqu'à la partie supérieure des testicules pour saisir le premier obstacle des longs et nombreux canaux filiformes où le sperme est élaboré. C'est dans le petit corps oblong, vermiforme, creux, qui se trouve couché dans cet endroit sur le testicule, — d'où son nom d'épididyme, — que siège le plus dangereux arrêt à la circulation du liquide séminal. Etant l'aboutissant de tous les vaisseaux séminifères qui se réunissent à l'une de ses extrémités appelée tête, tandis que sa queue continue avec le cordon, il forme un canal replié, flexueux, de dix mètres de longueur environ. C'est l'intermédiaire obligé de la circulation de ce liquide sortant de la glande pour cheminer dans les parties supérieures. De là son extrême importance dans la stérilité masculine.

Que serrée, pressée ou froissée directement, cette partie s'enflamme ou s'engorge, et ses fins conduits ne tarderont pas à s'obstruer et à arrêter le cours du sperme. Si, d'autre part, le canal de l'urèthre s'enflamme par abus, excès de coït ou par la contamination d'un virus spécifique, blennorrhagique ou syphilitique, l'écoulement, en se propageant après un temps plus ou moins long à l'épididyme, produira de même l'inflammation et l'arrêt du sperme. C'est la chaude-pisse tombée dans les bourses. Placé et caché au milieu des voies séminales, ce petit organe intermédiaire en reçoit tous les contre-coups par sympathie ou autrement. La fréquence de l'épididymite indirecte s'explique ainsi, sans compter tous les cas où cet annexe important du testicule peut être blessé, lésé et enflammé directement.

Conséquence de l'une ou l'autre cause et d'une affection vénérienne le plus ordinairement, cette inflammation débute sur un seul testicule en s'annonçant par un peu de chaleur tout au fond du canal ou le long du cordon. Une douleur obtuse ou très vive, c'est-à-dire avec ou sans fièvre, apparaît bientôt à la partie supérieure du testicule, qui se gonfle, rougit et devient excessivement sensible à la pression. L'organe entier semble envahi et cette inflammation limitée, confondue ainsi avec celle du testicule, est désignée communément sous le nom d'*orchite*, alors que ce n'est ordinairement qu'une épididymite.

Le repos immédiat et quelques sangsues appliquées sur le siège du mal, des cataplasmes ensuite, calment assez rapidement la douleur. Et s'il ne se forme pas consécutivement un épanchement de liquide dans l'enveloppe du testicule ou de l'épididyme, le gonflement disparaît en huit à dix jours, aussi subitement qu'il s'est développé.

Mais là ne se borne pas, en général, cette redoutable affection. La partie supérieure, c'est-à-dire l'épididyme, reste grosse, bosselée, et tout en diminuant graduellement par l'usage du traitement, il persiste un point dur, ou induration comme on l'appelle, en un endroit quelconque de sa superficie. Elle est ordinairement placée à la naissance du cordon dont elle oblitère le canal. C'est là le fait grave de ce mal si simple en apparence, car tant que l'induration existe, le liquide spermatique ne pouvant passer, la stérilité en résulte : complète, absolue, si les deux testicules sont pris, et seulement partielle s'il n'y en a qu'un seul.

Ce petit point ou noyau dur, variant du volume d'une lentille à un pois, parfois même imperceptible, passait d'autant mieux inaperçu autrefois qu'il est ordinairement indolore, sinon par la marche et les travaux pénibles, ou légèrement sensible à la pression, et que toutes les fonctions génitales s'accomplissent sans changement malgré lui. L'érection et l'éjaculation ont lieu comme d'habitude, et cependant le sperme ne passe pas. Le liquide rendu, examiné au microscope, est complètement privé d'animalcules. Ce n'est qu'un fluide vésiculaire résultant de la sécrétion des vésicules séminales et de la prostate qui se trouvent au dessus de l'obstacle épididymaire. Dès que les érections et les éjaculations diminuent en pareil cas, c'est l'indication d'une maladie concomitante locale de ces vésicules ou de la prostate.

C'est au professeur Gosselin, aujourd'hui membre de l'Académie des sciences, que l'on doit cette importante découverte promulguée en 1853. Sur vingt malades examinés par lui, l'inflammation des épididymes remontait seulement à quelques semaines ou quelques mois chez quinze d'entre eux. Bien que considérés comme guéris, tous conservaient une induration, sorte de noyau ou de durillon au niveau de la queue des épididymes. Rien ne leur paraissait changé dans leurs fonctions génitales : désirs, érection, éjaculation s'accomplissaient comme avant la maladie ; le sperme n'offrait même aucun changement en quantité, couleur et odeur ; il avait toutes ses propriétés chimiques normales et ne présentait cependant au microscope aucune trace de spermatozoïdes.

Chez les cinq autres malades ayant des épididymites depuis plusieurs années, quatre seulement présentaient une induration double, et se trouvaient dans le même état que les précédents. Le cinquième, n'offrant qu'un point d'induration d'un seul côté, présentait des animalcules dans son sperme, absolument comme s'il n'eût existé aucune lésion.

L'oblitération du conduit de l'épididyme est donc bien la cause de la stérilité. On emploie, pour faire disparaître l'induration, des onctions locales avec des pommades fondantes, des frictions mercurielles et l'iodure de potassium à l'intérieur. Il est ordinairement possible de la réduire en trois à quatre mois, sinon le double. Elle persiste même pendant un an et plus, sans devenir le point de départ d'aucune tumeur quelconque, mais la stérilité du liquide séminal est fatale, tant que, par sa disparition complète, elle n'a pas permis le rétablissement du conduit épididymaire pour le passage du sperme. La guérison est à ce prix.

La plus grande attention doit être portée, d'après ces faits, au traitement radical des indurations épididymaires consécutives à ces soi-disant orchites, succédant le plus souvent aux blennorrhagies, aux écoulements mal soignés ou négligés. Qu'elles se répètent à différents intervalles sur les deux testicules, et c'en sera fait de la fécondité à jamais. Beaucoup d'hommes ayant eu des accidents de jeunesse sont ainsi stériles sans s'en douter, comme les exemples cités précédemment en sont la preuve. Il est même probable que chez certains hommes peu prolifiques, comme ceux de la troisième catégorie du professeur Pajot, l'induration oblitérante d'un seul côté suffit à expliquer le rôle insuffisant ou atténué du testicule sain.

On a vu la difficulté, l'impossibilité même de guérir ces indurations, lorsqu'elles sont passées à l'état chronique. Dès que les produits de l'inflammation ne sont pas résorbés au début et qu'ils peuvent s'organiser sur place, le mal est à peu près incurable, malgré les traitements les plus énergiques et persistants. Ces indurations constituent parfois le tubercule syphilitique auquel nous renvoyons pour de plus amples renseignements.

Obstruction du cordon. Chargé de conduire, de bas en haut, le liquide séminal de l'épididyme dans son réservoir naturel, le canal déférent, contenu dans le cordon spermatique, doit être entièrement perméable et sain pour lutter avec avantage contre les lois mêmes de la pesanteur. Le moindre obstacle suffit à entraver, interrompre, arrêter sa viabilité. En altérant la consistance du sperme, toutes les lésions de l'épididyme peuvent l'obstruer.

En participant à la plupart des coups et blessures portés sur le scrotum, le cordon est exposé à en subir les conséquences traumatiques, outre qu'il peut être pincé, serré, divisé ou coupé isolément dans sa portion libre, extérieure.

Ce n'est pas tout. Des tumeurs apparaissent souvent sur son trajet, en dehors comme en dedans, qui en altèrent ou diminuent le calibre par la compression. Tels sont les hernies inguinales, les bubons et les varices du cordon, pour ne citer que les plus communes. Les vaisseaux qui l'accompagnent se dilatent souvent à ses dépens. Ses parois peuvent même subir un épaississement qui en diminue, en rétrécit le calibre. A la suite d'un coup reçu sur le scrotum, un enfant présenta une tumeur se confondant presque avec le testicule. On crut qu'elle était de mauvaise nature. M. Trélat s'assura, en l'enlevant, que c'était une simple accumulation des fibres musculaires lisses, développées à l'émergence du cordon, qui, en atrophiant l'épididyme, aurait déterminé la stérilité de ce côté.

L'oblitération de ce canal, moins appréciable au toucher que celle de l'épididyme, est encore plus difficile à constater; d'autant plus que rien d'apparent n'est changé dans les fonctions génitales. L'absence d'animalcules dans le sperme peut en être l'unique signe quand l'épididyme est intact. Les ressources du traitement de ces obstructions sont donc très limitées. On ne peut agir topiquement que sur la partie libre, et quant aux opérations à tenter, elles équivalent à la perte du testicule par l'oblitération du canal qu'elles déterminent presque fatalement.

La progression du sperme est ainsi soumise, d'étape en étape, à des obstacles croissants, aussi difficiles à prévenir qu'à combattre; ils sont presque insurmontables, dès qu'ils sont établis, autrement que par les seules forces de l'organisme.

Hydrocèle, hématocèle, varicocèle. L'effet de la compression sur la consistance et le volume des testicules est si direct, manifeste et évident qu'il s'opère même par les liquides accumulés autour d'eux, lorsqu'ils sont placés naturellement dans le scrotum. Tout ce qui s'oppose au libre développement de ces glandes et à leur fonctionnement régulier a été signalé comme des causes de stérilité dès la plus haute antiquité par Hippocrate et Galien. Ces différentes causes se précisent, soit par l'hydrocèle résultant de l'accumulation de liquide séreux, aqueux, autour d'eux dans la tunique vaginale, soit par le sang dans l'hématocèle ou la dilatation des veines du cordon dans le varicocèle. Des exemples d'atrophie en ont été observés, comme la conséquence directe de la compression exercée sur la glande ou sur le cordon, et l'on comprend très bien que la nutrition, la vitalité de l'organe en soient troublées, dérangées, et que la fonte puisse s'ensuivre. Hunter a été témoin d'une atrophie testiculaire causée par une hydrocèle, et Roubaud en a constaté la stérilité passagère dans le cas suivant.

Un homme de vingt-six ans, employé dans un des

manèges de Paris, portait une double hydrocèle d'un volume assez considérable. Marié et père de deux enfants, il reconnaissait avoir perdu ses facultés fécondantes depuis quelque temps. Au microscope, le sperme ne contenait pas de spermatozoïdes et on crut ainsi à une atrophie testiculaire déterminée par l'hydrocèle.

Très pusillanime, cet homme ne consentit qu'à la double ponction pratiquée à vingt-quatre heures de distance. L'hydrocèle reparut bientôt, surtout chez un homme qui montait tous les jours à cheval; mais, dans l'intervalle, le malade avait recouvré ses facultés fécondantes. La grossesse de sa femme vint en donner le témoignage ainsi que le retour des spermatozoïdes dans la liqueur séminale. Ceux-ci disparurent même progressivement de nouveau avec la reproduction du liquide, pour reparaître après une seconde ponction. Une injection iodée, en débarrassant le malade de son hydropisie, le guérit de même de sa stérilité temporaire; les testicules avaient conservé leur volume normal. Roubaud attribue cette stérilité passagère à la simple pression de l'hydrocèle sur l'épididyme, par l'obstruction de ses canaux.

Toutefois, ce sont là des causes moins redoutables que les précédentes par la facilité de les faire disparaître. Qu'un épanchement de sérum ou de sang se manifeste dans le scrotum, et la ponction, par une simple piqûre, suffit à faire cesser la compression, au moins pour quelque temps. Si ces affections existent parfois simultanément des deux côtés, elles sont le plus souvent simples. Les varices du cordon ou varicocèle se développent de préférence à gauche, avec l'atrophie du testicule correspondant. Deux exemples types en ont été soumis à la Société clinique de Londres, le 26 novembre 1880, sur un garçon de dix-huit ans, dont le varicocèle très volumineux s'était développé spontanément depuis cinq mois. Le testicule gauche, d'une sensibilité exagérée, était réduit de moitié sur le droit, quoique de forme et de consistance normales. Il était encore plus petit dans le second cas, chez un garçon de dix-sept ans, dont le varicocèle, remontant à sept ans, n'avait déterminé aucune incommodité jusque-là.

Cette affection se manifeste principalement au début de la puberté, et sa fréquence, assez considérable, est accusée par les examens du recrutement pour le service militaire. Son développement, essentiellement lié à l'instinct vénérien, se montre chez des enfants précoces de sept à huit ans, adonnés à la masturbation. M. Bryant en a vu un cas type chez un enfant de sept ans et trois autres cas au-dessous de la puberté, tous du côté gauche. En se manifestant d'un seul côté, elle n'a pas des dangers aussi graves qu'en envahissant tout le scrotum; elle semble pourtant plus grave du côté droit, parce que la cause en est rarement spontanée. Sa production extra-naturelle, par accident ou artifice, entraîne d'autant plus souvent la fonte du testicule.

L'hérédité en est la plus fâcheuse cause par l'envahissement total du scrotum et des deux glandes à la fois. Il faut donc y porter remède de bonne heure par une opération qui, en faisant disparaître la cause de la compression au moment de la puberté, peut rétablir le fonctionnement de l'organe. Un jeune homme, porteur d'un varicocèle de naissance des deux côtés, dit Vidal de Cassis, perdit sa voix de castrat et recouvra tous ses attributs mâles après la double opération de l'enroulement des veines du cordon spermatique qu'il lui pratiqua. (*Paris*, 1850.) Un gentleman, atteint d'un volumineux et très gênant varicocèle avec des testicules microscopiques, ayant été opéré de même par M. Bryant, les vit en dix-huit mois reprendre un volume normal : ce qui lui permit de se marier bientôt après. (*Lancet*, p. 895, 1880.) Ces exemples et bien d'autres militent en faveur d'une opération, sans gravité en général, qui prévient le danger d'une atrophie complète et irrémédiable ; d'autant plus que par l'intime solidarité physiologique et fonctionnelle de ces deux glandes, l'une ne peut être atteinte sans que l'autre soit menacée de subir le même sort.

On assure le succès des suites de l'opération par la gymnastique, un régime alimentaire fortifiant et excitant. L'exercice modéré de la fonction génitale, s'il est encore possible, avec l'usage des bains de mer, des embrocations ammoniacales ou cantharidées, sont les meilleures ressources pour rétablir la vitalité et le fonctionnement normal de la spermatose.

Sympexions. Si le sperme, arrivé dans les vésicules séminales, doit y séjourner pour acquérir le développement complet de ses animalcules, sous peine d'être stérile, il ne peut y rester indéfiniment, surtout pendant la période de la virilité, à cause de l'abondance de sa sécrétion. Il doit être éliminé non seulement pour obéir au vœu de la nature, mais parce qu'en continuant à être versé dans ces petits réservoirs, il constituerait bientôt un embarras gênant, un trop-plein malfaisant contre lequel l'organisme réagit de plusieurs manières. Les continents sont ainsi exposés, par cette réplétion des vésicules séminales et la gêne ou plutôt le chatouillement qu'ils en éprouvent, à des rêves lascifs, érotiques, libidineux. En en provoquant spontanément la déplétion par des pertes séminales involontaires, ces songes en forment une exonération véritable. Autrement, la constipation, souvent produite par le voisinage de ce foyer d'irritation morbide d'échauffement, y supplée, et les matières fécales, accumulées et durcies, expulsent mécaniquement en passant, leur trop-plein, par la compression de ces petites vésicules distendues. C'est donc bien une exonération dans toute l'acception du mot.

Ce sont toujours là de très mauvais signes pour la santé de la fonction séminale et des menaces de stérilité. En se produisant sans l'acte naturel et le consensus général qui en font tout le charme et le bénéfice, ces évacuations anormales ne tardent pas à fatiguer, user la contractilité, le ressort vital de ces petites poches et en amener l'atonie, la paralysie. D'où la spermatorrhée, comme conséquence, dont nous parlerons plus loin.

A défaut de ces exonérations mécaniques chez les continents, un autre accident plus redoutable peut résulter de l'accumulation incessante du sperme. Il s'épaissit, se concrète et, par des causes encore inconnues, mais dont la continence prolongée est la principale, il se fige, pour ainsi dire, en corps arrondis, réguliers, qui se soudent ensemble en se touchant et forment des masses comme aréolaires englobant des spermatozoaires morts. Ces corps solides, blancs, transparents, plus ou moins volumineux, appelés sympexions, — lesquels ont bien pu être confondus avec les calculs des vésicules séminales dont parlent certains auteurs, — forment des obstacles très sérieux au passage du sperme liquide dans les canaux éjaculateurs, en en oblitérant l'orifice. Ils s'y engagent même et s'arrêtent dans leur trajet à travers la prostate, au point d'empêcher l'éjaculation comme dans les rétrécissements de cet isthme.

Leur présence se décèle par de vives douleurs locales sur le siège, en s'asseyant ou en allant à la selle, des coliques et des envies fréquentes d'uriner. Introduit profondément dans l'anus, l'index en perçoit la sensation distincte et provoque, par sa pression, l'émission brusque d'un liquide analogue au sperme concrété. C'en est le caractère pathognomonique spécial. Ces concrétions étaient si dures et consistantes chez un coiffeur de trente-cinq ans, que le docteur Reliquet le crut atteint de tubercules de la prostate. La pression du doigt sur une bosselure très sensible du lobe droit de cette glande, en fit sourdre par l'urèthre une masse grisâtre, comme du vermicelle, que l'examen montra composée de spermatozoaires altérés et de mucus. Il en a constaté un nouveau cas à l'autopsie d'un supplicié de vingt-cinq ans, dix heures après son exécution. Les vésicules étaient distendues, dures et raides comme dans l'érection.

Cet obstacle est tout à la fois une cause d'impuissance et de stérilité, car les individus qui le présentent ne peuvent se livrer au coït par la douleur en résultant. Il se distingue ainsi des rétrécissements ou des maladies de la prostate s'opposant à l'éjaculation sans être douloureux.

L'exploration anale suffit pour s'en assurer et, en mettant la pulpe de l'index sur le corps du délit, une légère pression en le retirant le fera évacuer. Ce moyen de guérison est donc bien simple. On assurera celle-ci en rendant leur tonicité aux vésicules distendues. Des quarts de lavements froids, avec une décoction de plantes aromatiques et toniques, pris et gardés matin et soir, des selles faciles et un coït régulier y suffiront. C'est l'obstacle le plus facile à lever par sa mobilité, surtout quand il est récent, isolé et exempt de complications.

Altérations de la prostate. Elles déterminent doublement la stérilité par le trouble apporté directement à la sécrétion du fluide prostatique, si indispensable à la fécondité du sperme, et en diminuant ou en oblitérant le calibre des canaux éjaculateurs qui traversent cette glande. Vital et mécanique à la fois, cet obstacle rend l'éjaculation douloureuse, incomplète ou impossible. On les reconnaît surtout à ce signe, et quand il coïncide avec une émission facile de l'urine, à plein jet, on peut être sûr que l'obstacle siège dans le trépied éjaculateur et en particulier dans la prostate ou les canaux qui en sont inséparables.

L'induration ou l'atrophie sont les principales causes de cet obstacle, car en troublant, en diminuant la sécrétion de la glande, ces deux altérations de son tissu, ainsi que les tumeurs qui s'y développent, ne peuvent manquer de rétrécir ses conduits et altérer l'éjaculation. Les plaies et les brides de ces conduits entraînent des accidents analogues. Il y a arrêt dans l'éjaculation et le sperme ne s'écoule ensuite qu'en bavant, absolument comme dans les rétrécissements du canal de l'urèthre ; mais il est facile de les différencier. Dès que l'urine est rendue sans difficulté, c'est que l'obstacle siège dans les canaux éjaculateurs.

Un homme, père de trois enfants, ayant eu une gonorrhée, dont il négligea le traitement, ne put éjaculer ensuite malgré ses efforts. Le sperme sortait en bavant peu de temps après le coït. Ce n'était donc pas de l'aspermatisme et l'on pouvait croire plutôt à un rétrécissement de l'urèthre. De la Peyronnie le fit uriner devant lui et jugea aussitôt, par l'écoulement facile de l'urine, que l'obstacle siégeait plus haut. L'ouverture du cadavre montra une cicatrice sur l'éminence du *veru montanum*, dont les brides obturaient la direction des canaux éjaculateurs.

Un homme déjà âgé s'étant remarié, ne pouvait éjaculer malgré une érection normale, dit Descourtilz. Étant mort d'une maladie aiguë, on trouva le *veru montanum* durci et gros comme une petite noix. Les canaux éjaculateurs étaient remplis de pierres fort dures et grosses comme des pois. (*Impuissance et Stérilité*, page 133.)

Le simple gonflement de cette petite éminence, séparant l'ouverture destinée à l'écoulement du sperme d'avec celle de l'urine, est donc aussi une cause de ce défaut d'éjaculation. L'impossibilité de le constater, par la vue ni le toucher, le rend très grave. On ne peut le soupçonner que par l'absence des obstacles plus appréciables, sans pouvoir y porter remède.

L'exploration de la prostate par l'anus est le seul moyen d'en reconnaître positivement les altérations avec le doigt. Combinée avec le passage de la sonde dans la vessie, elle permet d'en apprécier toutes les modifications de consistance et de volume, comme l'induration et l'atrophie. L'absence ordinaire de la douleur empêche de les reconnaître autrement. Ce sont aussi là les voies les plus directes de traitement. A défaut de pouvoir agir immédiatement sur cet organe, à moins de diviser les tissus, les médicaments sont introduits dans le rectum sous forme de suppositoires. Ce sont de petits cônes de beurre de cacao qui, en fondant, agissent sur cet organe. L'électricité peut être appliquée aussi par cette voie. Les moyens généraux, comme les bains de siège, les lavements, les grands bains, ont une influence moins directe.

Un autre obstacle à l'éjaculation complique souvent les altérations précédentes : c'est le spasme nerveux, la contracture insensible qui s'empare des canaux éjaculateurs et les ferme spasmodiquement comme le col de la vessie. Les efforts, la persistance du coït pour obtenir l'éjaculation, provoquent souvent cette complication, comme nous l'avons déjà indiqué à *Aspermatisme*. Les bains locaux et généraux, les embrocations ou frictions camphrées et les antispasmodiques à l'intérieur en font ordinairement justice.

A l'exemple célèbre de Cockburn, déjà cité, un fait rapporté par Roubaud montre bien l'action insidieuse de ce spasme nerveux des voies spermatiques. Ayant constaté positivement une légère hypertrophie, c'est-à-dire une augmentation de volume de la partie moyenne de cette glande, après plusieurs blennorrhagies mal soignées, il pensait que c'était la seule cause de l'impossibilité d'éjaculer, accusée par le malade. Il insistait donc, suivant la mode du temps, sur les émissions sanguines locales pour diminuer cet engorgement. L'aspermatisme augmentait au contraire. Un autre médecin ayant été consulté, profita de l'insuccès de ce traitement et prescrivit des bains, des onctions opiacées et belladonées, les antispasmodiques et le camphre à l'intérieur qui firent aussitôt merveille. Immédiatement le malade recouvra l'exercice normal de l'éjaculation par le calme résultant de cette médication sur le système nerveux.

Il ne faut pas confondre davantage ces obstacles profonds, essentiels du trépied éjaculateur — se distinguant par l'absence même et l'impossibilité d'obtenir le sentiment de jouissance que l'on recherche le plus — avec le défaut d'éjaculation qui peut se manifester ensuite par les rétrécissements du canal de l'urèthre. C'est en séparant spécialement ces deux phénomènes différents et fort appréciables que les malades pourront préciser le siège d'affections ordinairement fort obscures pour le médecin le plus habile et en prévoir la gravité bien différente de celle des rétrécissements uréthraux, dont la description suit.

Rétrécissements uréthraux. Les obstacles à l'émission du sperme dans la dernière étape de son parcours sont nombreux et variés et, s'il fallait juger des autres par ceux-ci, il en est beaucoup qui seraient ignorés. La situation externe du pénis et son rôle actif l'exposent, il est vrai, à bien des lésions dont les organes internes sont exempts. De là leurs différences sous ce rapport.

Sans parler des petits calculs qui s'échappent de la vessie, s'engagent et s'arrêtent dans le canal de l'urèthre, ni des divers corps étrangers qui, introduits par le méat urinaire, s'échappent et tombent dans ce canal, bien d'autres causes peuvent en rétrécir le calibre. Toutes les nodosités ou tumeurs qui se forment dans les corps caverneux peuvent diminuer ce canal et en changer la direction, de même que les plaies chancreuses et les excroissances fongueuses ou charnues qui en résultent souvent à l'intérieur. Il n'y a guère à s'occuper de ces obstacles quant à la stérilité, l'émission difficile de l'urine ou sa rétention faisant un devoir bien plus pressant d'y porter remède.

Il est même permis d'avancer que le cours rapide et fréquent de l'urine, autant que l'acidité de ce liquide, en maintenant la distension de ce canal, sont des garanties efficaces contre son rétrécissement. Après les excès de coït ou les abus de l'onanisme, la miction vient comme une forte irrigation d'arrière en avant, le balayer et le nettoyer de toutes les immondices spermatiques dont le contact et le séjour suffiraient à l'irriter et l'enflammer. Cette nécessité est donc un double bienfait.

Un vieux précepte de l'école de Salerne était d'uriner après le coït pour conserver l'urèthre en bon état. C'est en négligeant de faire passer un jet d'urine après un coït suspect que tant d'hommes, insouciants et malpropres, contractent des écoulements contagieux; l'inflammation spécifique en résultant devient précisément l'origine des plus dangereux obstacles à la circulation du sperme. Je veux parler des rétrécissements organiques de l'urèthre qui succèdent ordinairement à la blennorrhagie ou chaude-pisse et aux écoulements qui en sont la conséquence. Leur fréquence et leur répétition constituent l'une des causes les plus communes de la stérilité masculine.

Ils se développent lentement, insidieusement, le plus souvent sans douleur, et ne deviennent manifestes, par la difficulté d'uriner, que longtemps après la disparition de l'accident qui en a été l'origine.

Ils existent même à l'état latent, sans rien d'apparent, chez beaucoup d'hommes jeunes, robustes qui, se trouvant aptes à la copulation, se désespèrent de ne pas avoir de progéniture. En méconnaissant qu'ils en sont les seuls responsables, ils accu-

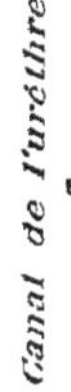

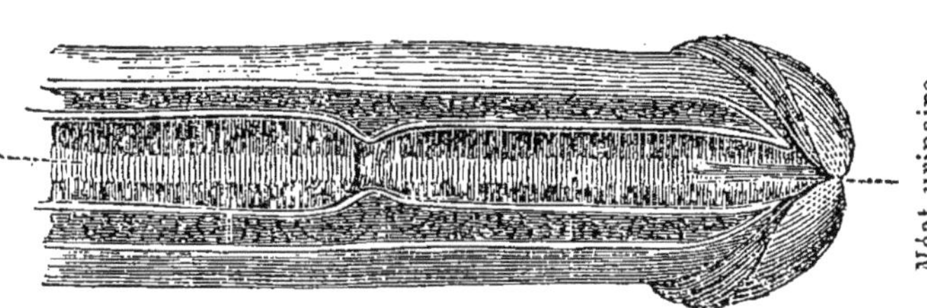

Rétrécissement fibreux.

sent à tort l'innocente épouse de stérilité. Des reproches, des disputes et même des séparations s'ensuivent, dont un simple rétrécissement ignoré est souvent l'unique cause.

Un examen personnel du mari lui permet toujours de s'assurer, *de visu*, s'il n'est pas l'auteur de la stérilité de l'union. Les maladies vénériennes sont si fréquentes, par les écarts de jeunesse, que bien peu d'hommes y échappent, surtout en se mariant tardivement. Il suffit du plus léger écoulement, que l'on a caché en le faisant disparaître ou avorter par des injections caustiques, pour que, mal soigné ou négligé ensuite, il devienne l'origine d'un rétrécissement. Une irritation persistante du canal, avec cuisson et picotements, entretenue par des excès vénériens, peut même le produire. Il n'y a donc pas à se faire illusion, l'examen est indispensable pour s'en rendre compte.

On se convainc de la liberté du canal par le jet de l'urine. Dans l'état normal, il est lancé avec force et plein en décrivant une courbe qui diminue graduellement à mesure que la vessie se vide et que l'impulsion est moins forte, au point de disparaître complètement. Dès que cet arc est coupé et que le jet s'arrête brusquement, ou qu'il n'est pas lancé droit et plein, sans intermission, chez un homme jeune et fort, c'est qu'un obstacle existe et en diminue le diamètre ou le calibre. Il suffit que la membrane muqueuse interne soit épaissie, gonflée, durcie, ulcérée, ou forme la moindre bride en un point quelconque de son parcours, pour en diminuer la lumière, en gêner la viabilité. Ne pouvant suivre le rapide courant que la contraction de la vessie lui imprime, l'urine tourbillonne, se suspend, s'arrête ou bien se dirige en divers sens, ce qui indique assez que la vessie n'est pas vidée.

Ces signes suffisent à dénoter le début d'un rétrécissement ou son développement peu marqué. L'effort fait contre cet obstacle pour l'expulsion de l'urine, en se répétant et en augmentant graduellement à chaque miction, finit par distendre, élargir la partie du canal immédiatement derrière et en diminuer la contractilité. Le jet d'urine devient progressivement moins fort et plus petit, et sa direction varie suivant la forme, le nombre, la nature, l'étendue et l'ancienneté des rétrécissements. Il sort parfois mince et large, quand le rétrécissement est latéral, d'autres fois en vrille, en spirale ou bien bifurqué et divisé en deux; l'un ayant plus ou moins de force, s'éparpille, comme si l'urine sortait de la pomme d'un arrosoir, tandis que l'autre tombe droit à terre.

En se vidant de plus en plus incomplètement, la vessie devient plus irritable ; les envies sont plus rapprochées et les mictions plus longues. Fréquente et lente, la miction est donc un signe de rétrécissement. Souvent même, l'urine accumulée en arrière, ne pouvant plus être retenue, s'écoule passivement, goutte à goutte ; la même cause qui en produisait la rétention au début finit par en déterminer l'incontinence. Une émotion vive, un changement de température suffisent à mettre ces malades dans l'impossibilité d'uriner.

Il en est de même du sperme. Ne rencontrant plus dans l'urèthre la contractilité nécessaire à son éjaculation, celle-ci perd sa vélocité ; butant ensuite contre le rétrécissement, ce fluide ne peut sortir en jet ou n'est lancé qu'à une faible distance et s'écoule lentement goutte à goutte, en bavant, selon la forme et le volume de l'obstacle, longtemps après que toute érection a cessé. De là la stérilité, à moins de recourir à la fécondation artificielle.

Dans les rétrécissements considérables et très étroits, aucune trace de sperme n'est même éjaculée lors du plus grand orgasme, comme on peut s'en convaincre par la masturbation ; il ne s'écoule qu'après, sous forme de perte séminale involontaire. D'autres fois il rétrocède et tombe dans la vessie. A. Petit en a trouvé dans la vessie d'un homme qui avait eu une pollution la nuit avant sa mort. En sondant des malades pour cause de rétrécissement, des chirurgiens ont amené dans la sonde, sous forme de filaments floconneux, du sperme mêlé à l'urine qu'ils retiraient. On le rencontre aussi au fond du vase en faisant uriner les malades après le coït.

Ce n'est pourtant pas là une cause d'impuissance pour des malades jeunes, mais la félicité conjugale est gravement compromise par ces accidents. La copulation anormale ou frustre en résultant entraîne des incommodités, des troubles du système nerveux des deux conjoints. Le malade surtout devient triste et irascible. Aussi la continence est-elle le premier remède à cet état, avec un régime doux, des grands bains tièdes ou de siège et l'introduction de sondes ou de bougies. Mais pour tous ces soins, l'époux malade ne doit jamais s'en tenir à lui-même, car en voulant se sonder, il s'expose au danger de déchirer l'urèthre et de faire fausse route, comme on dit. Le secours du médecin est donc indispensable, en pareil cas, pour dilater les rétrécissements et rétablir la perméabilité du canal, sinon la santé, altérée par la nature et la durée de ces obstacles.

Phimosis. Une dernière forme de rétrécissement détermine encore la stérilité, en s'opposant simplement à l'émission ou issue normale du sperme. C'est l'allongement exagéré du prépuce ou enveloppe du gland à l'état normal, avec rétrécissement de son ouverture ne permettant pas de découvrir celui-ci et obturant même le méat urinaire. Le jet de l'urine, malgré sa force, en est changé, modifié ou plutôt nul, car l'urine ne s'écoule qu'en bavant, en tourbillonnant ou en s'éparpillant pour tomber aussitôt sans pouvoir s'élancer au loin. Les victimes se salissent ainsi en urinant. C'est à ce caractère indicateur que l'on en reconnaît l'état originel ou de naissance chez les petits garçons, et plus tard lorsque, sous l'influence de l'érection, le gland ne peut être vu ni découvert.

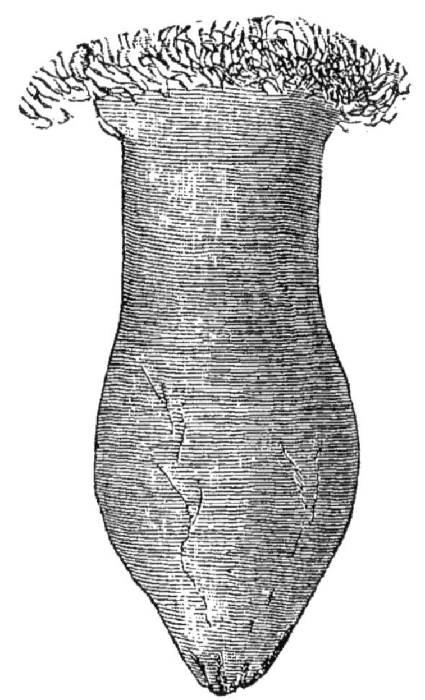

Phimosis complet.

Tel est le phimosis complet, dont il y a seul à s'occuper quant à la stérilité. Dès que l'ouverture du gland se découvre en effet par l'érection et que le jet de l'urine est lancé plus ou moins loin, c'est un phimosis incomplet. Celui-ci peut bien être une cause d'impuissance comme l'autre, ainsi que nous l'avons signalé, mais il ne saurait être considéré comme déterminant la stérilité réelle. C'est en ne faisant pas cette distinction que des phimotiques ont été reconnus féconds. La stérilité est dans le degré prononcé de cette malformation originelle dont le phimosis acquis ou accidentel est toujours exempt. L'impossibilité de l'émission directe et immédiate du sperme en est la condition essentielle.

La fréquence de cette difformité originelle est assez grande pour que M. Barwell l'ait constatée à différents degrés chez la plupart des petits garçons de 2 à 10 ans admis à l'hôpital de *Charing-Cross*, à Londres, pour des coxalgies ou maladies de la hanche. Six pour cent seulement en étaient exempts. La visite hebdomadaire de plusieurs milliers de soldats belges, faite par le docteur Jansen, lui en a fait constater 25 cas par 1000. Preuve de sa fréquente persistance.

Les parents ne devraient jamais négliger le soin d'examiner leurs garçons sous ce rapport, avant la puberté, et faire pratiquer la circoncision de ceux qui ont le prépuce démesurément long et peu ouvert. Cette petite opération hygiénique, faite à la naissance de tout enfant mâle juif, suivant la loi de Moïse, est extrêmement simple et sans danger. Elle consiste dans le débridement de cette enveloppe par une excision en A sur le bord antérieur de la partie rétrécie. Celle-ci étant saisie entre le pouce et l'index ou les mors d'une pince, un coup de ciseaux au-dessous suffit à en retrancher un fragment pour lever l'obstacle.

Outre la stérilité qu'elle est destinée à prévenir, cette opération met à l'abri d'une foule de dangers et de maladies graves, qui en sont la conséquence, par l'impossibilité d'employer les soins de propreté nécessaires. La démangeaison causée par l'irritation que détermine la stagnation de l'urine provoque et entraîne presque irrésistiblement à l'attouchement, l'onanisme. L'inflammation du gland résulte aussi de l'accumulation des matières sébacées : du pus se forme et produit de véritables écoulements attribués à tort à d'autres causes. Des calculs ont même été rencontrés; d'où résulte un cloaque infect qui gêne l'érection et empêche le développement du gland et du pénis. La hernie inguinale en serait aussi une suite, d'après le docteur Osborn, par les efforts que l'enfant fait en urinant. La hernie droite en est rendue plus fréquente par la raison que le canal inguinal se ferme le plus tardivement de ce côté : preuve qu'elle résulte manifestement des efforts répétés de la miction.

Les adultes ne sont pas exempts de dangers analogues. L'impossibilité d'apporter la propreté nécessaire dans ces parties en rend la transmission des maladies contagieuses beaucoup plus facile et dangereuse; la rapidité et l'intensité de l'absorption augmentent aussi leur fréquence et leur gravité. Un écoulement, des végétations, des chancres rendent le débridement indispensable pour les panser convenablement.

C'est alors qu'il n'est pas rare de rencontrer l'adhérence intime du prépuce au gland formée par l'irritation prolongée et le contact de ces parties. Une dissection minutieuse et dangereuse devient ainsi nécessaire. Fabrice de Hilden fut appelé à la pratiquer chez un nouveau marié de 20 ans qui se trouvait impuissant et stérile à la fois. Il en opéra de même avec succès, pour se marier, un garçon de 22 ans dont le prépuce mesurait six pouces de long. Des exemples analogues sont cités par la plupart des auteurs, car il n'est pas de médecin qui n'ait été appelé à corriger cette difformité du pénis à un degré quelconque, pour maladie, impuissance ou stérilité.

En voici un cas recueilli par nous en 1874. Un homme de 29 ans, bien portant, marié depuis quatre ans à une jeune femme bien conformée, n'avait pu obtenir d'enfant. Un phimosis originel expliquait cette stérilité. Le prépuce dépassait le gland d'environ trois centimètres, et son ouverture très étroite admettait à peine une petite bougie n° 12. La cavité du prépuce se gonflait tout d'abord en urinant, le jet était faible et les dernières gouttes ne s'écoulaient qu'en bavant. Une incision fut pratiquée le 16 novembre 1873, et, le 25 juin suivant, l'épouse de cet opéré était enceinte de cinq mois.

Autant pour éviter tous les inconvénients et les dangers de cette exubérance du prépuce que pour prévenir la stérilité qui en résulte, la circoncision dans l'enfance est donc une précaution de première nécessité. Les procédés varient beaucoup plus tard. Au bistouri, aux ciseaux, ont succédé les caustiques pour détruire cette difformité sans effusion de sang.

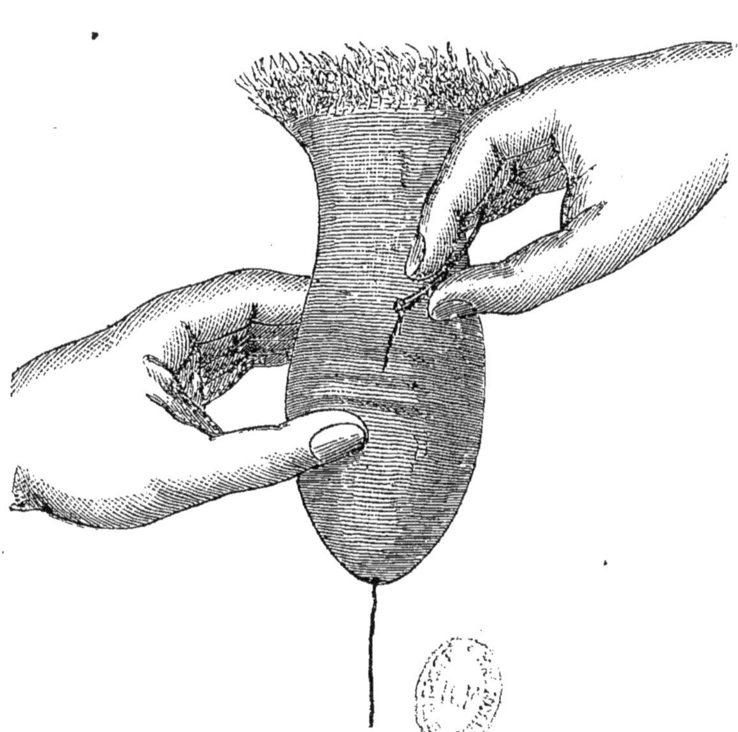

Opération du phimosis par la ligature élastique.

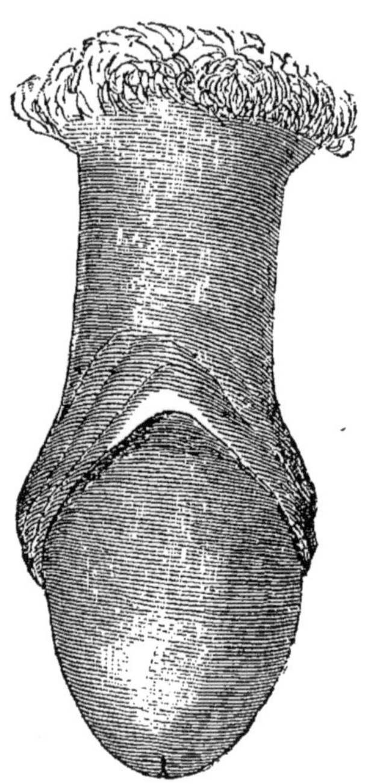

Phimosis opéré.

On a aussi essayé la dilatation de l'ouverture. Mais le dernier perfectionnement est la ligature élastique, imaginée et employée récemment par un médecin de Rouen. Une aiguille munie d'un fil de caoutchouc, dont la pointe est protégée par une boule de cire molle, est glissée entre le gland et le prépuce. Celui-ci étant traversé par l'aiguille, à la hauteur voulue, il suffit de réunir les deux extrémités du fil par un nœud en dessus pour que la partie serrée dans l'anse se divise lentement et complètement en quelques jours, sans douleur ni plaie.

Quel que soit d'ailleurs le procédé employé, car ils ne conviennent pas indistinctement à tous les cas, ni l'un ni l'autre n'ont de gravité. C'est toujours une opération bénigne et sans suite. Le résultat en est à peu près le même par la mise à découvert du gland dont voici le spécimen.

Déviations du méat urinaire. Le défaut de rapport ou de parallélisme entre le méat urinaire et le col de la matrice, destiné à recevoir directement le sperme qui s'en échappe, est une cause mécanique de stérilité aussi fatale que les obstacles à cette ouverture ou son extrême rétrécissement. Sans que ces déviations soient aussi fréquentes chez l'homme que chez la femme, elles se rencontrent parfois comme malformation originelle et aussi par accident.

Telles sont les fistules résultant ordinairement de blessures par coups ou chutes et déterminant la piqûre ou la déchirure des parties. Elles sont aussi la conséquence de la rétention d'urine causée par les rétrécissements uréthraux. Des ouvertures externes se forment accidentellement sur les différents points du trajet du canal de l'urèthre, depuis l'anus jusqu'au gland. Elles peuvent laisser passer le sperme comme l'urine et constituent de véritables déviations à son cours, comme le montre le fait suivant.

Un soldat nommé Schmit, âgé de 34 ans, portait depuis son enfance une perforation de l'urèthre située au périnée, par où sortaient les urines et le sperme. Le docteur Marestin, ayant reconnu, en introduisant un stylet boutonné par cette ouverture, que le canal de l'urèthre était creux jusqu'à l'extrémité du gland, bouchée par une membrane qui avait probablement causé la crevasse du périnée, fit placer ce soldat comme pour l'opération de la taille; soulevant la membrane avec le stylet boutonné, il pratiqua une incision qui remédia complètement à cette infirmité.

La multiplicité de ces ouvertures se rencontre aussi à la naissance. Fabrice de Hilden en a constaté deux et Haller jusqu'à trois : *Tria ostia in uno glando*. Un fait analogue a été observé par Vidal (de Cassis). Deux perçaient le gland, dit-il, d'une extrême étroitesse et ne laissant passer l'urine que quand elle était fortement projetée, le sperme ne pouvait les traverser. La troisième, située à la partie la plus inférieure de la fosse naviculaire, à la base même du frein, était la plus large. C'était donc là une simple variété de l'hypospadias, qui par sa fréquence mérite une description spéciale.

L'*hypospadias* est la plus commune de ces anomalies, en se transmettant par hérédité du père au fils. Deux frères hypospades, de 14 à 16 ans, ont ainsi été amenés en 1880 à l'hôpital de Philadelphie pour être opérés. La mère pourrait aussi le transmettre, au rapport de Meckel. Une femme, née d'une famille où l'on comptait plusieurs hypospades, mit au monde deux garçons avec ce vice de conformation. M. Ricord l'a constaté sur trois membres successifs de la même famille : l'aïeul, le fils et le petit-fils.

Il consiste dans l'ouverture du méat urinaire sous le gland, à la racine même du filet ou frein, qui le plus souvent n'existe pas. Cette ouverture anormale se rencontre même beaucoup plus en arrière sur tout le trajet de l'urèthre, jusqu'à la racine des bourses ou scrotum, comme chez les hermaphrodites. Mais il n'y a pas à tenir compte ici de ces degrés extrêmes, car par la déformation antérieure du pénis et l'impossibilité de l'érection en résultant ainsi que l'incontinence d'urine, l'impuissance est à peu près absolue, comme on le trouve indiqué dans le traité de l'*Impuissance physique et morale*.

A un degré moins prononcé, au contraire, l'hypospadias existe le plus souvent avec un pénis normalement conformé, excepté l'ouverture. L'extrême brièveté du frein, en attirant le méat en bas, suffit à le constituer, et beaucoup d'individus en sont atteints de la sorte sans même s'en douter. Ils ne sont pas moins ardents et prolifiques que les autres, tout en restant ordinairement stériles par la direction anormale de l'éjaculation, comme ils peuvent s'en assurer et s'en convaincre en urinant. Au lieu de se diriger en haut et en avant, le jet de l'urine se porte en bas, à moins de relever la verge contre le ventre. Le défaut de ce soin particulier détermine la souillure des vêtements chez les enfants et les vieillards qui en sont atteints. Celui du sperme ayant lieu forcément dans le même sens, ne peut parvenir dans la matrice que très difficilement et par hasard, en raison même de cette éjaculation indirecte, si puissante soit-elle. Un défaut de sensation voluptueuse doit même en résulter pour la femme, dont le col de la matrice n'est pas arrosé directement par ce calmant naturel. Les hypospades ne sont donc pas à rechercher en amour, surtout par les femmes qui désirent devenir mères.

La stérilité de l'hypospade est essentiellement variable et proportionnée au degré de sa difformité. Dès qu'il n'est pas impuissant, il peut être fécond, serait-ce en recourant digitalement à la fécondation artificielle après le coït, selon le procédé du docteur Eustache indiqué page 269. Son adresse, son habileté, son ardeur même peuvent l'aider à surmonter l'obstacle de sa malformation, d'une manière préméditée ou accidentelle, en plaçant les ouvertures des organes dans un rapport direct, au moment de l'éjaculation. Il suffit que le gland soit dirigé très haut dans ce mouvement pour que le col, immobile et placé en bas, reçoive en plein l'ondée séminale. Dans le cas contraire, le col étant placé en haut, la position renversée met le plus sûrement les deux ouvertures en rapport. C'est en constatant l'état réciproque des parties que le médecin pourra enseigner le meilleur moyen à suivre. La direction spéciale du gland en érection est surtout importante à connaître. S'il s'abaisse en vertu de cette malformation, au lieu de se relever comme à l'état normal, la stérilité n'en sera que plus difficile à vaincre.

La conformation de la femme, la position qu'elle prend dans le coït ou ses mouvements, ont aussi la plus grande influence sur le résultat. Règle générale, elle doit abaisser et relever le siège autant que possible, en l'avançant par la flexion des genoux. La constipation habituelle, en élevant le col par l'accumulation des matières, peut aussi être favorable, tandis que la plénitude de la vessie est généralement contraire. L'abaissement du col réussit aussi mieux que son élévation. Mais le plus sûr moyen de réaliser le vœu de la femme, c'est qu'elle prenne la place de son mari. Le jet du sperme, dirigé en avant, a de cette manière beaucoup plus de chance de rencontrer l'ouverture du col de la matrice.

Fatalement stériles avec leur femme, des hypospades peuvent être féconds avec d'autres. La paternité légitime de deux frères hypospades, observés en Savoie par le docteur Dousseau, se justifiait par la même difformité chez leurs fils. P. Franck a connu un hypospade, père de trois enfants ; Sédillot et Morgagni rapportent des exemples semblables. Il n'y a d'absolu à cet égard que le degré très prononcé de l'infirmité et encore reste-t-il la ressource de la fécondation artificielle, quand elle ne peut être obtenue naturellement. On sait qu'elle fut réalisée la première fois par un hypospade sur le conseil de l'illustre chirurgien Hunter. Avec la simplification et le perfectionnement des procédés, un homme intelligent peut toujours l'accomplir, presque à coup sûr, en observant les règles tracées à ce sujet.

Reste encore la restauration autoplastique du canal de l'urèthre à son siège normal. Les opérations exécutées avec succès par M. Duplay, dans le cas d'impuissance, la rendent aujourd'hui possible. (Voy. *Impuissance*.) Il s'agit tout simplement de perforer le gland et d'aboucher ensuite cette ouverture avec l'ancien canal par deux lambeaux renversés de la peau circonvoisine. Deux des opérés de M. Duplay, s'étant mariés, ont pu remplir leurs devoirs, dit-il, à la satisfaction commune, et l'un d'eux était devenu père peu de temps après son mariage. (*Arch. de méd.*, 1880). En rendant la puissance et la virilité, l'art y ajoute la fécondité. C'en est assez pour justifier la tentative de cette nouvelle opération simple. Ses succès contre l'épispadias, où elle est plus laborieuse et plus grave, autorisent surtout à l'entreprendre contre la stérilité seule.

L'*épispadias* est l'opposé de l'hypospadias, en vertu même de leur étymologie grecque. C'est l'ouverture anormale de l'urèthre à la surface supérieure du gland ou du pénis, comme des exemples en ont été observés. Mais cette difformité est infiniment plus rare et plus grave que la précédente par le siège anormal de l'urèthre qui, au lieu d'être sous le pénis, se trouve dessus. De là aussi le renversement du prépuce, beaucoup plus volumineux, long et saillant sous le gland que dessus, contrairement à l'état normal.

Cette anomalie constitue une véritable inversion et comme un renversement absolu et complet de la verge. L'ouverture ronde et béante formée par le méat en arrière du gland, chez les épispades, simule à s'y méprendre l'hypospadias retourné. Aussi est-elle, le plus souvent, une cause d'impuissance par cette déformation du pénis, qui ne peut entrer en érection sans former une courbure, une incurvation dans le sens opposé. D'où l'impossibilité de la copulation.

La stérilité était la conséquence fatale de cette difformité, lorsque la chirurgie s'est ingéniée récemment à la corriger. Le redressement de la verge, déclaré impossible il y a un siècle, a été exécuté et heureusement accompli dans ces dernières années par un jeune chirurgien français, aussi prudent qu'habile. M. Duplay a démontré, par divers exemples, que l'on pouvait entamer impunément les corps caverneux, par des sections simples ou multiples et assez profondes, pour rendre au pénis une longueur et une rectitude suffisantes. Il a perforé ensuite le gland dans la direction normale et restauré le canal de l'urèthre, où il manquait, par des emprunts faits à la peau voisine. Une large boutonnière pratiquée dans l'épaisseur du prépuce, placé sous le gland, lui a permis, en faisant passer celui-ci à travers, de le replacer dessus comme à l'état normal. On réunit ensuite ces parties par quelques points de suture.

Trois opérations pratiquées de la sorte chez de jeunes épispades ont donné des succès remarquables, notamment chez le premier opéré. C'était un garçon de quinze ans. Trois ans après, la verge considérablement développée ne présentait plus la moindre incurvation ; quelques cicatrices linéaires à la surface étaient les seules traces de cette réparation. L'incontinence d'urine avait cessé et les fonctions génitales s'exécutaient normalement. L'amélioration des formes extérieures ressort d'ailleurs de la photographie ci-contre des parties, prise avant et après l'opération.

L'impuissance est évidemment l'objet principal de ces restaurations autoplastiques. Il serait donc superflu d'en reproduire ici les principaux détails opératoires. Mais il est aussi évident qu'elles contribuent à faire disparaître la stérilité absolue qui en était la conséquence pour ces infortunés. En partageant les plaisirs de l'amour, ils pourront aussi espérer en recueillir les fruits. Et si ce don suprême ne leur était pas accordé naturellement, il serait du moins possible de recourir à la fécondation artificielle : ce qui ne leur était pas même permis autrefois. Ainsi justifiées doublement, ces restaurations doivent être pratiquées de bonne heure pour en obtenir tous les résultats, surtout la guérison de l'incontinence d'urine qui en est le plus certain. Le reste, attendu patiemment, est toujours obtenu par surcroît.

ÉPISPADIAS

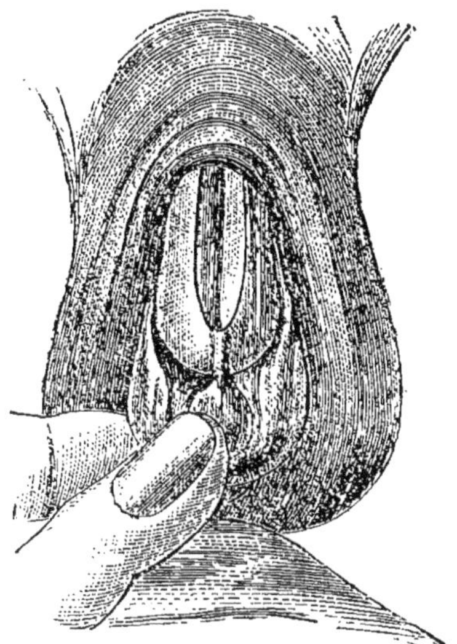

Avant l'opération à 15 ans.

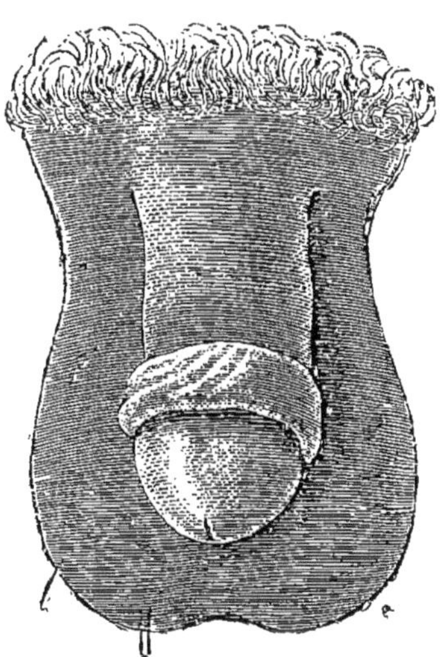

Résultat de l'opération à 18 ans.

STÉRILITÉ PAR MALADIES.

En raison même de son rôle actif dans la génération, l'homme, comme tous les animaux mâles, est le plus exposé de ce chef à la stérilité par l'impuissance physique et morale dont il est frappé dès qu'il souffre. Pour lui qui donne la vie, c'est un ordre formel, un commandement absolu de ne pas chercher à la communiquer quand la sienne est altérée, compromise. Le plus souvent, il n'est pas maître d'enreindre cette loi suprême; le pouvoir manque à sa volonté, le physique n'obéit plus au moral et sauf de bien rares exceptions, il est la première victime de ses efforts lorsqu'il tente imprudemment de la transgresser.

Toutes les maladies aiguës, dès que la fièvre s'en mêle, sont surtout des causes de stérilité passagère. Elle persiste jusqu'après la convalescence, et c'est une grave erreur de céder aux premiers désirs qui se manifestént. Beaucoup d'hommes l'ont tristement vérifié en voulant devancer ce terme, par l'impossibilité d'éjaculer, malgré leurs efforts. Il y a, en effet, aspermatisme pendant la maladie, arrêt, suspension de la sécrétion séminale, et ce n'est pas devant le besoin impérieux de l'organisme à réparer ses pertes et ses forces qu'elle peut reprendre son exercice. La spermatose est soumise alors, comme à l'âge de la puberté, à la plénitude de la santé et de la vie par l'accomplissement régulier de toutes les autres fonctions, pour se manifester. Le convalescent reste stérile, alors que par le rétablissement de ses forces, il cesse d'être impuissant; plusieurs ont éprouvé des rechutes et parfois de graves accidents nerveux pour ne pas l'avoir compris.

Les hémorrhagies, la diarrhée, les flux ou pertes de toute sorte, comme les urines abondantes, les sueurs profuses, les suppurations prolongées, intarissables à la suite de maladies ou d'opérations, sont les causes les plus actives de la persistance, souvent très longue, de cette stérilité temporaire. Les pertes séminales involontaires en sont un exemple direct et frappant.

Sans la déterminer aussi brusquement, les maladies chroniques la perpétuent indéfiniment parfois, soit en altérant spécialement les liquides organiques comme le sang, la bile, l'urine ou leurs composés : le fer, l'albumine, le sucre, etc.; soit en détruisant localement un organe en particulier, comme le cancer, la scrofule, la tuberculose, la syphilis. Si directe et profonde est l'action stérilisante de ces diathèses qu'elle se manifeste souvent la première, avant tout autre signe, par la diminution croissante du sens génésique, la perte de la virilité. En s'ajoutant à la faiblesse, l'amaigrissement du corps, la pâleur ou la jaunisse de la peau, ce signe très remarquable est toujours un indice secret d'une atteinte profonde portée à l'organisme qui le mine sourdement, comme le ver rongeur à la racine de la plante. L'anémie pernicieuse, la glycosurie ou diabète, la phosphaturie, l'albuminurie ne se décèlent parfois que par ce signe frappant; c'est seulement ensuite que l'on en constate directement l'existence par les caractères distinctifs des urines ou du sang.

C'est en ne comprenant pas l'action de ces maladies sur la spermatose que tant de malades s'efforcent de ne pas paraître stériles parce qu'ils ne sont pas impuissants. Certaines maladies chroniques, celles de la peau et de la poitrine en particulier, semblent même créer un véritable antagonisme à cet égard par l'irritation en résultant sur le sens génital. Ces malades sont d'autant plus puissants qu'ils sont stériles, et ils s'épuisent en vains efforts jusqu'à la perte des forces radicales ou la mort.

Les maladies locales des organes génitaux, aiguës ou chroniques, loin d'être les premières à déterminer cette stérilité, à moins que ce ne soit par l'impuissance résultant de la douleur locale, ne l'entraînent parfois que tardivement, sinon en frappant à la fois les deux glandes séminales. Leurs maladies en sont ainsi le plus grand danger. Tant qu'une partie de ces organes, envahis par le cancer ou la tuberculose, reste saine, la spermatose a lieu et peut déterminer la fécondité dès que le reste de l'appareil est libre. C'est pourquoi tant d'enfants sont conçus avec des maladies transmissibles, même la syphilis. Ses manifestations locales, souvent indolores, sont insuffisantes pour que l'homme sache s'abstenir avant d'être radicalement guéri. Il porte ainsi ce fatal poison dans le sein de sa femme et de toute sa famille. L'intensité même du mal a heureusement mis un terme à cette fatale dissémination, soit par les obstacles qu'elle crée, comme dans l'orchite, soit en altérant la vitalité des animalcules et en les rendant impropres à la fécondation. Le mal n'est plus alors susceptible de se communiquer qu'à la femme seule.

De là l'épouvantable danger, pour l'homme qui a été infecté, de contracter une union sans avoir reçu l'assurance d'une guérison radicale par l'examen de son sperme. Des peines sévères devraient être édictées contre cette omission. Le divorce ou la séparation n'en seraient qu'une sanction bien légère.

Il est encore plus difficile de distinguer, chez l'homme que chez la femme, l'action stérilisante des maladies avec celle des obstacles dans les organes cachés, se dérobant aux regards ou à l'exploration, et dont les fonctions sont à peine connues. La confusion entre la sécrétion testiculaire et celle des autres glandes uréthrales ne peut s'éclaircir que par le microscope, et l'orchite syphilitique pouvant à la fois empêcher le développement des animalcules et s'opposer à leur passage, il est à peu près impossible de décider quel est de ces deux facteurs le plus effectif de la stérilité. Elle n'en est que plus incurable en participant des deux, et c'est probablement par cette double cause qu'un si grand nombre de ceux qui en ont été frappés sur les deux testicules sont absolument stériles, d'après leur sperme, comme l'ont démontré les professeurs Gosselin et Pajot.

Plusieurs maladies n'agissent d'ailleurs manifestement que par les obstacles qu'elles déterminent à la circulation du sperme dans ses conduits fins, tortueux et déliés. Les tumeurs du testicule, solides et liquides, agissent doublement, de même que celles de la vessie, du rectum et surtout de la prostate. N'ayant pas à les énumérer ni les décrire ici sur chaque organe, nous en signalerons les principaux caractères particuliers et leurs différents effets.

Syphilis. En siégeant de préférence sur les organes génitaux qui puisent directement ce fatal virus et l'infiltrent dans tout l'organisme, les affections syphilitiques ne sont, pas plus que les maladies vénériennes simples, des causes fréquentes de stérilité, pour le malheur même de l'humanité. Ce serait en effet un immense bienfait si elles avaient le privilège de stériliser immédiatement tous ceux qui en sont touchés, affectés, car en se communiquant si facilement et de tant de manières différentes entre les deux sexes, elles infectent et abâtardissent l'espèce humaine jusqu'à tarir les sources de la vie et en empêcher la transmission. Que de malheurs immérités seraient prévenus, que de vies innocentes épargnées, si l'impossibilité de se communiquer — attribut de la fin de la syphilis ou syphilis tertiaire — existait au commencement !

Non, le chancre induré local, isolé, caché ordinairement, n'est pas plus une cause de stérilité masculine que le phagédénisme le plus effrayant et horrible, ni aucun des autres accidents secondaires apparents : plaques muqueuses, éruptions, chute des cheveux, etc. La génération est compatible avec tous ces symptômes qui se transmettent simultanément à la mère et à l'enfant. Il faut arriver aux symptômes tertiaires, qui ne se communiquent plus, pour voir la stérilité du sperme en résulter souvent à la suite de l'infection générale et alors que l'impuissance est parfois complète.

Sous peine d'encourir les plus graves conséquences et de terribles responsabilités, l'homme n'a donc en pareil cas, fiancé, amant ou mari, qu'un seul recours : la stérilisation volontaire jusqu'à parfaite guérison. Coûte que coûte, il doit s'y soumettre avec résolution, tant que durera le traitement et les manifestations secondaires, pour ne pas aggraver le mal et le répandre. La rougeur de la gorge ou la moindre excroissance, un bouton, une excoriation, un aphthe de la bouche, des lèvres ou de la langue, suffisent à transmettre le mal par un baiser, quand ce n'est pas par la salive, un verre ou tout autre objet usuel en contenant. Le contact immédiat suffit pour que la contagion et l'absorption en résultent, comme par l'inoculation de la vaccine ou la piqûre d'un animal venimeux.

De là la multiplicité des voies de communication de la syphilis. Elle se transmet souvent en dehors des organes sexuels, dans les pratiques obscènes de la débauche et par le contact accidentel de certaines parties du corps. Elle est même héréditaire. Au contraire, la voie unique de la propagation des maladies vénériennes simples : écoulements, bubons, orchite et même certains chancres mous, non infectants, est celle de la génération. Telle est leur principale distinction. C'est en altérant le sang et toutes les humeurs, peut-être le système nerveux, que la syphilis détermine indirectement la stérilité. Mais c'est bien plus souvent par une action directe, en se portant ou se fixant sur les testicules, comme on le verra au *Testicule tuberculeux*.

Le mercure et ses succédanés sont l'antidote, le spécifique par excellence pour neutraliser et détruire ce fatal poison. Sagement administrés, ils opèrent presque infailliblement la guérison, quand les malades ne sont pas réfractaires à leur action. Les individus faibles, cachectiques, tarés de quelque cachexie organique, comme la scrofule, la goutte, la tuberculose ou le cancer, sont particulièrement dans ce cas, soit à défaut de pouvoir supporter le remède, soit que les deux maladies se transformant ensemble, celui-ci n'agisse plus spécifiquement.

C'est en laissant et reprenant alternativement cette médication, pendant un an et plus que doit durer l'abstinence sexuelle, que la syphilis constitutionnelle peut guérir. Elle reste souvent latente, endormie sous cette apparence pour renaître, comme le phénix, après dix, quinze et même vingt ans de somnolence. Le changement de climat ou de constitution, l'amaigrissement ou toute autre influence analogue sont parfois l'occasion de ses manifestations secondaires ou tertiaires. Un régime sobre, une vie calme et tranquille avec une hygiène bien entendue et quelques dépuratifs de temps à autre, sont les meilleures précautions pour se mettre à l'abri de ces récidives.

Dans l'incertitude où laisse toujours une première infection de la vérole sur sa guérison radicale, malgré l'absence de tout symptôme apparent, le seul réactif à employer pour avoir des indications positives est l'emploi des eaux sulfureuses thermales des Pyrénées. Le soufre qu'elles contiennent, joint à leur température et celle du climat, provoque une excitation générale qui décèle sur la peau les manifestations du moindre vestige virulent pouvant exister dans le sang ou les replis cachés d'un organe quelconque. C'est la plus sûre pierre de touche pour s'assurer si l'on en est exempt.

Les eaux d'Aulus, situées dans l'Ariège, prises contre les accidents secondaires persistants : éruptions ou boutons sur la peau, engorgement des ganglions de l'aine ou de ceux du cou sous la mâchoire, gonflement ou ulcération de la langue, excroissances ou plaques muqueuses au pourtour des ouvertures naturelles, sont très favorables à leur guérison définitive. Mais une cure aux eaux de Luchon est toujours indispensable pour s'assurer que les accidents tertiaires : tumeurs et douleurs des os et des divers autres organes, quoique non contagieux, ne sont plus à redouter.

Tel est le critérium absolu d'une parfaite guérison sans lequel on ne peut se mettre avec sécurité en ménage et se libérer de l'impuissance sexuelle conférée indéfiniment par la syphilis, comme nous l'avons déjà dit à l'*Impuissance*. Les expériences toutes récentes du docteur Lambron rendent cette épreuve d'autant plus urgente et concluante que le mercure, en s'alliant au soufre contenu dans ces eaux, peut être administré et absorbé à plus haute dose, absolument sans danger et avec une plus grande efficacité résultant de cette combinaison. (*Acad. de méd.*, mai.)

Cancer. En débutant ordinairement sur les testicules et presque toujours sur un seul à la fois, cette grave maladie, malgré sa fréquence et sa malignité, n'entraîne que rarement la stérilité au moins primitivement, tant qu'elle reste localisée, sinon par la gêne ou la douleur en résultant, c'est-à-dire l'impuissance qu'elle détermine. Contrairement à la syphilis, elle n'a rien d'infectieux sur le sperme dans les parties saines et ne fait que l'annihiler sur place. Le cancéreux est aussi fécond que le syphilitique, sans communiquer sa maladie à la femme ; mais un autre danger existe, c'est de la transmettre à ses enfants par hérédité. Le cancer est essentiellement héréditaire, aussi bien du père aux filles que de la mère aux garçons, et en se reproduisant avec prédilection sur les mêmes organes, celui des parties génitales se transmet surtout directement de mâle en mâle.

La stérilité n'est à craindre que par la nature essentiellement maligne et progressive du cancer. Il s'étend comme la tache d'huile, en détruisant tout ce qu'il atteint. C'est en se généralisant à l'organe entier, ou aux autres parties de l'appareil génital, qu'il la détermine, soit qu'il altère et annihile le liquide séminal, soit qu'il mette obstacle à son cours. Son siège sur la prostate l'entraîne aussi fatalement en agissant de ces diverses manières à la fois. C'est surtout par impuissance, quand il envahit le pénis et le gland tout spécialement.

Il apparaît sous deux formes distinctes, ici comme partout, et manifeste par là une activité différente de dissémination et de destruction. Le squirrhe, se montrant sous forme d'une petite tumeur dure, ligneuse, peu sensible, à douleurs sourdes, lancinantes, est ordinairement d'un développement lent, soit de deux à six ans, et reste le plus longtemps localisé. C'est le cancer dur, ainsi nommé par opposition au cancer mou constitué par l'épithélioma et l'encéphaloïde. Ils se manifestent sous forme d'engorgement plus ou moins solide, ne tardant pas à se ramollir et à infiltrer les tissus environnants. Leur marche est aussi rapide que celle du squirrhe est lente. Le premier est ordinairement plus superficiel que le second et forme surtout les ulcères cancéreux, à bords indurés, s'étendant sans cesse. Le scrotum en est atteint de préférence.

C'est en enlevant, en retranchant le cancer dur de bonne heure, avant qu'il ait eu le temps d'infecter l'économie et se manifester ailleurs, que l'on peut espérer le vaincre dans sa racine. Aucun topique n'est capable de le ramollir. La résection du testicule, qui en est le siège spécial d'élection, comme le sein chez la femme, par sa facilité d'exécution et son innocuité, est le remède le plus sûr et le plus rapide, dès que le mal est bien évident et constaté. On verra plus loin les nombreuses restrictions à faire.

Il en est tout autrement des deux autres variétés du cancer mou, à cause de leur diffusion si rapide que l'instrument tranchant ni les caustiques n'en peuvent souvent atteindre les limites. Des remèdes topiques, des cautérisations permettent le plus sûrement de les circonscrire, mais ils marchent avec une telle rapidité sur des parties molles, comme le pénis et la prostate, envahies de préférence, qu'il est le plus souvent impossible de les arrêter ni les guérir. Ils continuent insatiablement leurs progrès jusqu'à la mort.

Ce diagnostic est rendu particulièrement difficile ici par la complication fréquente de la syphilis. Elle en adultère les caractères distinctifs ou provoque des lésions analogues et met le médecin dans l'embarras. Il est d'autant plus grand que celle-ci guérit ordinairement ou se modifie par ses remèdes spécifiques, tandis que le cancer n'en a pas. Aussi est-il rationnel, en cas de doute, d'essayer un traitement spécifique, comme pierre de touche, avant d'en venir au moyen radical.

Tuberculose. Elle est aussi communément primitive sur les organes génitaux de l'homme qu'exceptionnelle sur ceux de la femme. Les vésicules séminales en paraissent le siège d'élection, comme les trompes chez l'autre sexe et, en déterminant l'altération du sperme et la spermatorrhée consécutive, elle entraîne directement la stérilité.

Ce n'est pas son siège unique. Elle envahit aussi les testicules, et la fréquence de la tuberculisation de la prostate est notoire. Le mal s'étend ainsi à la vessie, dont la souffrance en urinant est le premier signal. Cette généralisation du tubercule, en déterminant, par son ramollissement, les mêmes désordres que dans les poumons, est donc une cause aussi fatale de stérilité que de mort.

Que l'individu y soit prédisposé ou non par une constitution délicate, un tempérament lymphatique ou par hérédité, la tuberculose génitale coïncide presque toujours avec des excès, des abus vénériens, l'onanisme surtout, seul ou à deux. L'amaigrissement, la faiblesse, la perte de poids, en coïncidant avec des pertes séminales ou des pollutions involontaires, en sont parfois des signes généraux, surtout lorsqu'il s'y joint de la pesanteur, du malaise soit au périnée, soit dans le bassin.

Il est très difficile d'en caractériser le début par des traits saillants ; il est aussi obscur ici que dans la poitrine et partout ailleurs. Le trouble, l'altération de la fonction spermatique le décèlent le plus sûrement par les douleurs vives, profondes en résultant, surtout lors de l'éjaculation. Celle-ci devient de plus en plus rapide et moins impressionnable, la sensation moins vive. Le liquide en est rendu plus fluide, lactescent et souvent dépourvu d'animalcules normaux, en quantité et en qualité. La blennorrhée ou écoulement involontaire d'un liquide purulent y succède et confirme la nature du mal, surtout avec la maigreur et l'affaiblissement concomitants.

L'abstinence en est la première indication avec un régime tonique et fortifiant, sans stimulant d'aucune sorte. Le lait, les œufs, les viandes grillées, pris à la campagne surtout, avec un peu de vin généreux dans de l'eau ferrugineuse, celle d'Orezza par exemple, qui se digère le mieux par l'acide carbonique qu'elle contient, en sont les principaux et les meilleurs agents. Au surplus, cet état est assez grave et dangereux pour ne pas négliger de recourir aux conseils du médecin.

Dégénérescence kystique. L'examen des testicules de 100 cadavres, fait à Pavie par le professeur Mantegazza en 1865, a montré que cette dégénérescence, que l'on croyait spéciale à la femme notamment sur l'ovaire, était aussi fréquente chez l'homme. Le volume seul des kystes diffère par leur défaut de développement. 26 cas en ont été constatés dont le volume variait entre celui d'un grain de millet et une petite noisette ; 9 étaient sessiles et 9 étaient pédiculisés, les 8 autres variaient entre ces deux états. Elle est donc une menace permanente de stérilité par le développement de l'un de ces kystes.

Ils surviennent parfois tardivement, alors que la cause est originelle. Tels sont les kystes par inclusion, dont plusieurs exemples ont été recueillis en France. Des poils, des cheveux, sont le plus souvent rencontrés à l'intérieur avec d'autres matières grasses. Le dernier cas a été observé à Strasbourg en 1878 sur un homme de trente-huit à trente-neuf ans, pâle, amaigri autant par l'inquiétude que lui donnait son mal, depuis trois ans, que par les douleurs qu'il en éprouvait. Croyant à l'existence d'un cancer, on enleva la tumeur. Elle était formée par une substance molle, parsemée de kystes remplis d'éléments glandulaires et de poils qui refoulaient le testicule, parfaitement sain, en arrière et en bas, comme dans l'hydrocèle. Il faut retarder l'opération alors jusqu'à l'ulcération de la tumeur.

Hernies. La hernie traumatique ou la sortie du testicule des bourses, offre un danger particulier s'il n'est pas rentré aussitôt. Dans l'impossibilité de le réduire immédiatement par l'étroitesse de l'ouverture, un serrurier de vingt-quatre ans entra à l'hôpital de la Pitié. Un débridement étant nécessaire, on attendit le chirurgien. Réduit ainsi le lendemain seulement, il ne tarda pas à se gangrener et la mort en fut la conséquence. C'est une opération d'urgence à faire au plus tôt.

D'autres affections locales sont encore susceptibles d'entraîner la stérilité par leurs lésions spéciales. Afin de mieux fixer l'attention, nous les indiquerons distinctement, d'après les organes où elles siègent, avec leurs symptômes et leur traitement, en insistant sur celles du testicule en raison de son rôle prépondérant.

Tumeurs des testicules. L'accroissement du volume de ces organes sinon de la bourse et de l'enveloppe qui les renferme, frappe principalement l'attention de l'homme. N'en connaissant pas la structure ni la disposition anatomique, il peut confondre et confond souvent ces différentes parties en leur attribuant, par erreur, une importance égale. C'est bien à tort, car l'épanchement liquide de sérum ou de sang, qui se fait fréquemment dans la tunique vaginale, ne constitue jamais qu'un obstacle passager au développement de l'organe ou à la circulation du sperme. Avec la facilité de lever cet obstacle par une simple ponction, on a pu voir qu'il ne constituait jamais qu'une stérilité passagère peu grave. Le varicocèle est plus dangereux, en provoquant la fonte des testicules, comme des exemples s'en trouvent relatés plus loin.

De toutes ces tumeurs molles, l'inflammation chronique de l'enveloppe du testicule ou vaginalite chronique est la plus grave par la suppuration qui peut s'ensuivre et en résulte souvent. Celle-ci est rendue intarissable par des trajets fistuleux avec gonflement parfois considérable de la glande et la douleur incessante, en simulant le testicule tuberculeux, emporte presque toujours la castration. L'extrême difficulté et la lenteur de la guérison font même recourir à ce moyen radical en désespoir de cause. On enlève souvent de la sorte des testicules qui eussent pu être conservés avec plus de patience et de persévérance dans le traitement. En voici la preuve.

C'était chez un homme de vingt-huit ans, qui souffrait du testicule droit depuis onze ans, malgré différentes médications conseillées par Ricord et Velpeau. Quatre ponctions avaient été faites avec injection de teinture d'iode et des abcès avaient été ouverts. Trois fistules existaient avec un pus sanieux et abondant. Douleur à la pression, peau rouge, enflammée, adhérente. L'engorgement avait débuté par la tête de l'épididyme, qui était resté volumineux et induré.

En présence de cette persistance invincible du mal, Demarquay diagnostiqua un testicule tuberculeux, malgré toutes les apparences contraires. Comment admettre en effet que la tuberculose, qui se généralise si facilement, soit restée localisée sur ce testicule pendant onze ans! Il l'excisa avec son habileté ordinaire, mais grand fut son étonnement, à l'examen, de le trouver parfaitement sain, sauf un peu diminué de volume. Les enveloppes étaient seules épaissies et c'eût été en les excisant ou par une décortication habile que l'on eût pu conserver cet organe et le rendre à sa fonction. (*Soc. de chir.*, 1871.)

Il s'agit donc de distinguer le testicule tuberculeux des maladies qui peuvent le simuler et se confondre avec lui. De la trilogie morbide qui forme les tumeurs dures de cet organe et détermine le plus souvent la stérilité : syphilis, cancer et tubercule, celui-ci est au moins égal en fréquence et en gravité aux deux autres diathèses. Il est donc indifférent de commencer par l'une ou l'autre.

Testicule tuberculeux. Sans être le siège d'élection de la tuberculose dans l'appareil séminifère, le testicule en est assez souvent atteint primitivement. Sur 20 cas observés par M. Terrillon, quinze ou seize de ces malades étaient absolument indemnes de lésions pulmonaires. L'exemple le plus frappant était un garçon boucher de trente ans, très robuste, entré à l'hôpital pour une fistule de la tête de l'épididyme du côté droit et manifestement tuberculeuse. Malgré les stigmates cicatriciels d'abcès ganglionnaires du cou, ses poumons étaient absolument intacts. Cette immunité pouvait bien être due à sa profession, car avec celle de paysan ou de laboureur,

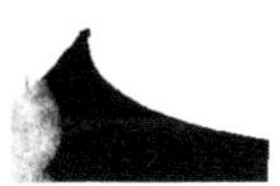

elle est la plus propice à prémunir les enfants prédisposés de naissance à devenir poitrinaires.

Atteint primitivement ou secondairement, le testicule est souvent, par son siège extérieur, un signe précieux pour découvrir une tuberculose généralisée des parties cachées. Il ne faut donc jamais négliger de s'en assurer par le toucher rectal, car la prostate et même les vésicules séminales sont souvent envahies sans le manifester. Un garçon de vingt-six ans, brun, amaigri, quoique bien portant à première vue, avait les deux testicules malades. Ils étaient altérés dans leur forme par des nodosités multiples et une induration volumineuse de l'épididyme. Au toucher par le rectum, on trouva des nodosités saillantes de la prostate, surtout à droite, avec augmentation de la vésicule séminale de ce côté. Rien au contraire dans les poumons.

Une telle dissémination du tubercule, même localisée dans l'appareil génital, est presque un arrêt de mort aussi fatal que si elle existait dans les poumons. En s'étendant progressivement, il ne tarde pas à envahir les organes voisins, la vessie et le rectum, dont les lésions sont mortelles. Limité à un seul testicule, il justifie sans doute son ablation immédiate, mais la récidive ou la repullulation ailleurs est toujours à craindre ; son congénère est surtout menacé, si le malade est encore jeune et susceptible d'abuser du testicule sain.

Le professeur Richet est d'un avis contraire, et, malgré le crédit général de cette doctrine, il la croit erronée et la condamne. Pour lui, ce n'est pas là du tubercule, malgré sa ressemblance, mais de la caséification simple et toute locale, analogue à celle des ganglions scrofuleux du cou. Elle ne s'inocule ni ne se propage comme le tubercule vrai, mais, sous l'influence de l'inflammation, elle se liquéfie et forme du pus. Ces écoulements seraient donc de simples suppurations sans rien de spécifique. D'où la conséquence rassurante qu'il faut enlever, exciser ces indurations suppurantes pour soustraire les malades au danger d'un foyer purulent et à toutes ses formidables conséquences.

A l'exemple déjà cité page 354, d'un homme auquel il enleva successivement les deux testicules et qui vivait encore vingt ans après, il ajoute le suivant : Un homme de vingt-sept ans, très fort et taillé en athlète, portait depuis deux à trois mois une induration et une fistule de l'épididyme gauche, apparue consécutivement à une blennorrhagie de longue durée, sans orchite inflammatoire. L'induration s'était ramollie, un petit abcès s'était ouvert spontanément, avec fistule consécutive. Etant dans l'intention de se marier, il entra à l'Hôtel-Dieu pour être débarrassé de cet écoulement de pus incommode.

A l'examen, prostate saine, vésicules séminales gonflées et dures. Le doigt, en pressant dessus, faisait sortir quelques gouttes de pus par l'urèthre, et c'est ainsi que l'urine, à chaque émission, entraînait et chassait devant elle un petit filament blanc, comme une sorte de bouchon, à la manière d'une goutte militaire. Rien au poumon. Ce malade devait donc être opéré quand, par suite des explorations multiples des élèves de la clinique, le testicule se gonfle, un érysipèle du scrotum se déclare et, en se propageant au bas-ventre et aux cuisses, détermine une infection purulente. Vingt-trois jours après le début des accidents, ce garçon vigoureux et bien constitué, entré pour une simple opération de complaisance, succombait à des abcès métastatiques dans le foie. Les testicules étaient sains et l'épididyme du gauche, induré et rempli de productions caséeuses, était seulement diminué. Un liquide crémeux et caséeux remplissait les deux vésicules séminales. Inoculé pendant la vie à deux lapins, ce liquide n'amena la mort d'aucun. Au microscope, on le trouva formé de pus concret, aggloméré, sans aucun caractère de tubercule. Les poumons en étaient aussi exempts. Malgré toutes les apparences d'un testicule tuberculeux, celui-ci pouvait donc être enlevé avec succès.

Devant la tendance du tubercule à se généraliser dans tous les organes, le grand Louis en avait excepté très explicitement celui du testicule. C'est après en avoir observé beaucoup d'exemples à l'hôpital Saint-Louis, où affluent les porteurs de ces fistules de l'épididyme et du scrotum par l'idée de scrofule qu'ils y attachent, que M. Richet s'est assuré qu'elles n'étaient pas tuberculeuses. On les voit persister pendant dix, quinze, vingt ans et plus, sans se généraliser ni amener d'accidents sérieux. Ces suppurations finissent même par disparaître. Il n'y aurait donc pas à en redouter la récidive.

Un homme portant une de ces petites fistules, appelées improprement testiculaires, puisqu'elles proviennent le plus souvent de l'épididyme, peut donc et doit même en être débarrassé, dès qu'il est d'une bonne constitution et se porte bien d'ailleurs, sans aucun indice local ni général de tuberculose. Le fait précédent est une preuve éclatante de cette indication opératoire, aucune trace de tubercule n'ayant été rencontrée nulle part, pas même au sommet des poumons.

La castration devient rarement nécessaire, mais l'abrasion du foyer est le plus souvent indispensable. La cautérisation au fer rouge portée dans les trajets fistuleux, à sept ou huit reprises consécutives, jusqu'à trois ou quatre centimètres de profondeur, suffit à la guérison. Chez six de ces malades, ce moyen, employé par M. Verneuil, a été parfaitement innocent et efficace. Obligé d'enlever un testicule criblé de fistules, il vit l'autre se prendre aussitôt, s'engorger et devenir le siège de cinq à six trajets fistuleux. Soumis à la cautérisation au fer rouge, il se dégorgea rapidement et complètement et put être conservé. (*Soc. de chirurgie*, 1872.)

Ces indurations de l'épididyme peuvent être prises pour des cancers par les douleurs sourdes, les élancements dont elles sont le siège. Un médecin en présenta l'exemple sur les deux testicules à la fois, et comme le cancer ne les atteint jamais simultanément, un traitement externe suffit à faire disparaître ces tumeurs ; six ans après, aucune récidive ne s'était manifestée.

Il y a donc lieu, par suite de ces faits, à être très réservé dans l'emploi de l'instrument tranchant contre le testicule tuberculeux. Le véritable tubercule existe sans doute, mais plus rarement qu'on ne l'admet en général, sans se généraliser ici comme ailleurs. La suppuration des voies séminales, très fréquente au contraire, ne se généralise jamais. C'est un simple foyer à détruire sur place. L'écoulement blennorrhéique qui précède ces suppurations, en gagnant de proche en proche les autres voies séminales, y produit le même effet. Le testicule y est d'autant plus exposé par les froissements, les contusions dont il est l'objet. La goutte militaire, comme on l'appelle, n'est souvent qu'une suppuration des vésicules séminales provenant de l'induration épididymaire. Il suffit alors du plus léger frisson, à propos d'un simple rhume ou d'un accès de fièvre, pour que la résorption du pus s'ensuive et détermine la mort. C'est pourquoi il faut supprimer ces suppurations sans retard, même en enlevant le testicule, si elles ne peuvent être taries autrement.

Testicule cancéreux. En se portant de préférence sur les testicules sous forme de tumeur appelée sarcocèle, le cancer emporte l'ablation ou le retranchement de l'organe malade en raison de sa malignité et sa propagation. Il est aussi une cause assez fréquente de stérilité masculine, non seulement par lui-même, mais par les nombreuses erreurs qu'il entraîne. Toutes les tumeurs dures du testicule, bénignes et malignes, se confondent souvent, en effet, avec le cancer par la difficulté, l'impossibilité même de les distinguer. Devant la simplicité et l'innocuité d'une castration partielle, les chirurgiens se décident facilement, trop facilement même, à enlever le testicule malade dès que l'autre est sain. La gêne et la douleur dont il est la source, jointes au danger de la propagation du mal par une temporisation illimitée, sont les motifs ordinairement invoqués à l'appui de cette mutilation.

La *douleur* particulière qui distingue le cancer partout où il siège, est atténuée ici, comme caractère spécial, par l'exquise sensibilité de l'organe. Il accuse une vive souffrance dès qu'il est gêné, serré, froissé ou blessé, et souvent les élancements profonds, sourds, intermittents du cancer, sont attribués par erreur à un accident de ce genre ; le caractère principal de la maladie est ainsi méconnu, surtout quand il coïncide avec une augmentation de volume.

Le cancer ne déterminerait guère la stérilité directement, d'après M. Richet, parce qu'il n'affecte *jamais* les deux testicules. A la fois, c'est possible, pas plus que les deux seins ne deviennent simultanément cancéreux chez la femme. Ce serait précisément un caractère distinctif avec l'engorgement épididymaire et la tuberculose du testicule pouvant les envahir simultanément. Mais pour être plus lent, le cancer n'en est pas moins dangereux, car il se manifeste successivement et par récidive. C'est là son caractère principal. En retranchant, même de bonne heure, hâtivement par la castration, l'organe

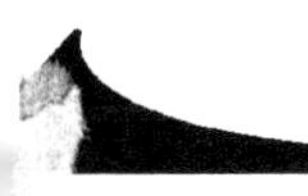

atteint, comme c'est la règle dès que le mal est bien constaté, on ne guérit pas l'opéré de la prédisposition ou diathèse cancéreuse qu'il porte en lui et qui a déterminé la perte du premier. Au contraire, on l'augmente : l'organe sain, privé de son congénère destiné à le suppléer, ayant à fonctionner pour deux, est d'autant plus exposé à être atteint à son tour dès que la diathèse persiste.

A moins que la dégénérescence cancéreuse du premier testicule ne soit de cause accidentelle ou traumatique par coup, chute ou blessure, il y a lieu de craindre pour l'autre. L'étroite sympathie de ces deux glandes, démontrée par leur caséification et leur suppuration alternatives, doit faire prendre les plus grandes précautions contre la récidive, en n'excitant pas trop la fonction de celle qui reste, surtout si l'opéré est encore jeune, et en se maintenant dans les meilleures conditions de vitalité. L'exemple suivant, observé à l'Hôtel-Dieu par M. Tillaux en 1865, démontre ce danger.

Un kyste lymphatique du testicule avait été enlevé sans contenir de cellule cancéreuse et ne semblait pas devoir récidiver. Six mois après, des douleurs se font sentir dans les lombes, et montent progressivement jusqu'à ce qu'un épanchement se forme dans le côté gauche de la poitrine. La ponction ne donne que du sang, le malade succombe et l'autopsie révèle un cancer généralisé de la rate, des poumons et du cerveau. (*Soc. de chirurgie*, août.)

Passé l'âge de quarante ans, il est rare de rencontrer une tumeur cancéreuse du testicule, quelle qu'en soit la forme, dure ou molle. Le squirrhe surtout se développe ordinairement avant cet âge et l'ulcère épithéliomateux du scrotum seul peut s'observer après.

De grossières erreurs de diagnostic, par des chirurgiens éminents, sont assez communes pour y porter la plus grande attention. Laborie a cité en 1866 le cas d'une tumeur enlevée par lui, jugée cancéreuse par MM. Verneuil et Cusco, et qui, au microscope, n'offrit pas trace d'éléments cancéreux. Cette erreur est tellement possible et courante, que dans le doute, ayant soumis nous-même, à l'examen de Demarquay, un cas de ce genre en 1865, chez un homme de 45 ans environ, il porta le diagnostic sarcocèle; ce n'est que par ménagement et temporisation qu'un traitement, composé de frictions mercurielles locales et l'usage interne de l'iodure de potassium à haute dose, fut prescrit. Le malade ayant été, de son côté, à la consultation de l'hôpital Beaujon, Jarjavay porta le même diagnostic et offrit au malade d'entrer pour l'opérer. Malgré ce double diagnostic éclairé, la tumeur diminua néanmoins sous l'influence du traitement et, trois mois après, le testicule était revenu à son volume primitif, qu'il a gardé depuis. Cet homme, âgé de 65 ans aujourd'hui, jouit encore d'une santé parfaite, quoique d'une apparence cachectique. On ne saurait donc prendre trop de précautions dans les cas douteux.

Les douleurs lancinantes, les élancements caractéristiques du cancer, en se rencontrant dans diverses autres tumeurs dures du testicule, sont des causes assez fréquentes d'erreur par l'exquise sensibilité même de cet organe. Elles s'observent aussi dans le testicule tuberculeux et le testicule syphilitique. Le développement rapide de ces tumeurs et leur dureté sont des signes si positifs de malignité qu'ils n'exposent guère à les enlever inutilement, quel qu'en soit le caractère ensuite. Chez les enfants et les jeunes gens surtout, ces caractères sont presque absolus, et ne doivent pas faire hésiter sur l'ablation immédiate de l'organe.

Chez un enfant de quatre ans, une tumeur du testicule gauche prit le volume d'un gros œuf de poule en quinze jours. Lisse et un peu aplatie, elle était uniformément dure, résistante, indolore, avec intégrité de la peau et du cordon. Elle fut déclarée maligne, cancéreuse, et enlevée aussitôt par le docteur Poinsot. Elle pesait 150 grammes, d'un aspect lisse, luisant, d'un blanc bleuâtre et formée simplement de tissu cartilagineux, sans suc liquide. C'était un enchondrome, et cependant l'opéré succombait à la généralisation du mal dans la rate et les poumons quelques mois après. Sans être un cancer, cette tumeur cartilagineuse était donc aussi mortelle.

Un boucher de quarante-deux ans portait depuis trois ans une tumeur du testicule gauche, développée à la suite d'un simple froissement et arrivée à la grosseur du poing, malgré l'iodure de potassium à l'intérieur et à l'extérieur. Ovoïde, sans transparence, lourde et indolore à la pression, cette tumeur était plutôt molle, élastique, paraissant contenir du liquide en certains points. On la jugea cancéreuse, et elle fut enlevée immédiatement. Elle pesait 392 grammes et contenait une grande quantité de suc. C'était un cancer encéphaloïde dont le microscope démontra les caractères.

La castration avait donc été bien appliquée. La guérison fut prompte et ne s'est pas démentie depuis. C'est en tenant compte des conditions d'âge des malades, autant que de la plus ou moins grande dureté des tumeurs, qu'on l'emploiera avec le plus de sécurité. Le cancer du testicule chez l'adulte est loin de récidiver aussi vite que chez l'enfant. De véritables cancers au microscope, enlevés dans les mêmes conditions, n'avaient pas récidivé de longues années après. (*Soc. de chir.*, mars 1878.)

Testicule syphilitique. Il se confond, malgré sa nature spécifique, avec les deux précédents et en particulier avec le testicule tuberculeux. Des recherches récentes ayant démontré que les petites tumeurs gommeuses, qui se développent à l'intérieur, sont susceptibles de s'éliminer, par suppuration, en formant des fistules à l'extérieur, ce caractère les assimile aux indurations épididymaires ou les nodosités tuberculeuses qui se font également jour à l'extérieur par de petits trajets fistuleux. La fameuse distinction de Ricord : le testicule syphilitique ne suppure jamais, n'existe donc plus et ne peut servir à le séparer des autres espèces. De là l'extrême difficulté de le reconnaître d'emblée, surtout dans ses formes mixtes, hybrides, irrégulières.

Un réactif peut servir, il est vrai, à en déceler la

nature spécifique : c'est le mercure et ses préparations, et surtout l'iodure de potassium. Cette pierre de touche, en modifiant rapidement son apparence extérieure, peut en montrer la nature véritable et le distinguer positivement des deux autres. Mais, en s'alliant souvent ensemble sur le même individu, ces différentes diathèses restent insensibles à l'épreuve, réfractaires aux réactifs, et l'observateur se trouve dans un assez grand embarras.

Les antécédents, les souvenirs, les accidents observés sont encore les plus sûrs guides à invoquer pour se conduire dans ce dédale. Si une simple blennorrhagie peut déterminer le gonflement du testicule ou plutôt l'orchite épididymaire, celle-ci se développe aussi à la suite d'une infection syphilitique, prise souvent en même temps que la chaudepisse. L'inflammation, le gonflement de l'épididyme peut donc aussi bien dépendre de l'une que de l'autre, malgré toute leur différence de gravité. L'orchite simple restera locale, tandis que l'orchite syphilitique ou secondaire, comme on l'appelle, sans avoir ordinairement le caractère aigu, rapide de la première, constitue l'origine de la tumeur appelée testicule syphilitique. Elle apparaît dès les premiers mois de l'infection, soit comme symptôme primitif, soit après le chancre induré, en se limitant à la racine même de l'épididyme avec le testicule. C'est la manifestation précoce et passagère de la vérole, sans aucun autre symptôme.

Si cet accident primitif passe inaperçu par sa légèreté, ou reste sans traitement spécifique, mercuriel, les accidents secondaires ne manqueront guère de se développer au même siège, par de petites tumeurs ou nodosités indolores. Ce sont les gommes superficielles siégeant sur l'enveloppe même du testicule et de l'épididyme. De là son nom d'orchite gommeuse, longtemps confondue avec les indurations tuberculeuses qui s'éliminent aussi par suppuration au moyen de petites ouvertures fistuleuses qu'elles se créent uniformément à l'extérieur. La distinction précise de leurs caractères respectifs, par l'abondance et l'aspect différentiel du pus qui s'en écoule, reste même à élucider ; la description faite ci-devant par M. Richet pour celles-ci n'étant pas plus précise que celle de M. Reclus pour l'orchite gommeuse, comme l'observation suivante, donnée tout récemment, permet d'en juger.

Un cocher de vingt-sept ans, syphilitique depuis quatre ans, voit son testicule droit se tuméfier au mois d'avril 1880 et le gauche trois mois après. Les frictions mercurielles amènent une guérison apparente et le traitement est cessé. Mais, six mois plus tard, le gonflement reparaît avec douleur, inflammation et ulcération cette fois. A son entrée à l'hôpital, toute la glande gauche est envahie ; la gomme s'est ramollie et la peau, ulcérée en trois points, donne issue à une matière puriforme. Plus tard, la peau se gangrène et le testicule est mis à nu.

L'iodure de potassium, administré à haute dose dès l'entrée, conjura heureusement ces graves accidents. Le testicule droit devint plus souple et le gauche diminua bientôt. La destruction fut remplacée par la végétation de bourgeons charnus qui ne tardèrent pas à recouvrir entièrement la glande en rapprochant les parois de la peau ulcérée. En trois mois, il ne restait plus trace de sa hernie.

Comment distinguer, au début, cette orchite gommeuse suppurée du testicule tuberculeux également en suppuration, si l'on n'avait pour guide les antécédents du malade? Les ravages consécutifs de la première ne tardent pas à éclairer, il est vrai, sur sa nature; mais ils sont nuls parfois et l'ulcération même de la gomme ne se distingue alors que par la saillie de quelques bourgeons charnus s'épanouissant sur la peau. Quelles ne seraient pas alors les conséquences si l'on attendait pour instituer le traitement! D'où l'indication d'administrer l'iodure dès le début, lorsque des doutes existent sur la nature réelle du mal. Et s'il résiste à l'iodure de potassium, il faut même recourir ensemble ou séparément aux frictions mercurielles, car elles réussissent parfois dans les cas mêmes où l'iodure a échoué. Traitée préventivement par l'iodure de potassium, dit M. Panas, une tumeur testiculaire, ayant l'apparence d'un cancer, résistait à son action, lorsque soumise aux frictions mercurielles, elle guérit rapidement. Une autre tumeur, semblable en apparence, était restée rebelle aussi à un traitement prolongé par l'iodure, lorsque enlevée par M. Verneuil, elle présenta à l'œil nu et au microscope tous les caractères du testicule syphilitique. Le plus sûr est donc de recourir simultanément à ces deux agents avant la castration. (*Soc. de chirurgie*, 1878.)

La syphilis ne borne pas toujours ses ravages à la surface du testicule ; elle pénètre à l'intérieur même et perfore son enveloppe. Les vaisseaux séminifères mis à nu font hernie à travers l'ouverture et se présentent à l'extérieur, comme dans le cas suivant :

Un plombier ayant eu une première poussée d'orchite syphilitique en 1871, voit rougir la peau du scrotum quatre ans après. Un petit abcès se forme, puis apparaît bientôt à l'orifice une tumeur grosse comme une noix, avec un pédicule rouge grisâtre et comme gangrené qui s'étale sur la peau. Sous l'influence du traitement spécifique, cette tumeur mollasse se ratatine, s'affaisse progressivement et se recouvre peu à peu de chairs bourgeonnantes ne laissant plus, après quelques mois, qu'un moignon gros comme un pois.

Telles sont les différences du testicule syphilitique. Le premier, tout superficiel, ne donne qu'une matière purulente à l'extérieur; tandis que le second, plus profond, fait saillir l'intérieur même du testicule et en amène la fonte irrémédiable. Sa gravité doit donc attirer l'attention et provoquer l'emploi d'autant plus hâtif de l'iodure de potassium et même des frictions mercurielles. On la distinguerait plus exactement en réservant exclusivement à celui-ci le nom de fongus qu'il mérite seul; le premier n'étant qu'une suppuration superficielle comme le testicule tuberculeux.

Fongus bénin ou fibreux. Il faut le distinguer avec soin des précédents ; la perforation du testicule paraissant aussi s'opérer spontanément dans quelques cas rares, en dehors de toute cause spéciale syphilitique, tuberculeuse ni cancéreuse. Un fongus ulcéré végétant, gros comme une pomme d'api, et dont le début remontait à six ans sans aucune généralisation, s'offrit sur un israélite de douze ans. Il n'avait pas cessé de progresser, malgré un traitement interne prolongé avec le mercure, l'iodure de potassium et l'huile de foie de morue. M. Sistach fit l'ablation du testicule à l'hôpital de Constantine, le 9 juin 1866. Son poids était de 27 à 28 grammes, sans aucun des caractères histologiques du cancer ni du tubercule. L'enfant n'étant pas syphilitique et l'épreuve thérapeutique contredisant cette origine, on ne pouvait l'attribuer qu'à la dégénérescence fibreuse dont il avait tous les caractères extérieurs : tissu lardacé, blanchâtre et résistant, s'élevant à deux centimètres de hauteur en dehors du scrotum, et formant une saillie si proéminente qu'elle simulait un chapiteau à l'extérieur. Dur et élastique, sans bosselures appréciables, ce fongus était resté sans retentissement sur les ganglions de l'aine et sans récidive plus de quatorze mois après la castration, comme une preuve de sa nature bénigne.

Une orchite traumatique interstitielle, par contusion ou froissement du testicule, peut être l'origine de ce fongus bénin. Sur un spécimen enlevé par le professeur Gosselin, M. Remy constata l'atrophie et la dégénérescence granulo-graisseuse des tubes séminifères et l'absence de spermatozoïdes ; la castration en est positivement indiquée comme le seul remède.

En l'absence des nodosités tuberculeuses et des gommes syphilitiques dans une tumeur testiculaire, on peut reconnaître sa bénignité à l'uniformité de celle-ci. Elle ne provoque pas d'hémorrhagie comme le cancer ; et, sans acquérir un développement aussi considérable que celui-ci avant de s'ulcérer, le fongus bénin perfore rapidement l'enveloppe du testicule et se montre à l'extérieur, sans déterminer aucune apparence maladive. Il guérit toujours et l'autre rarement; celui-ci repullule et ce fongus jamais.

Maladies des organes éjaculateurs. Il est très difficile de constater exactement les lésions de ces organes contigus, délicats et profondément cachés. Malgré l'extrême sensibilité, si vive et retentissante, de leur fonction spéciale : l'éjaculation, dont le moindre trouble devrait être l'avertissement et le signal rapide de leurs maladies, celles-ci restent ordinairement obscures. Des individus dont rien pendant la vie n'indiquait une altération locale, ni douleur, ni pertes séminales, ont présenté après leur mort des vésicules tuberculeuses, cancéreuses, purulentes. Ces organes sont si petits et difficiles à explorer, malgré le secours du toucher rectal avec le doigt pour en apprécier le volume, la consistance et la température, que cette recherche indique seulement des altérations très accusées et se décelant d'avance par les troubles ou l'absence même de leur fonction. Heureusement cette voie indirecte de l'anus sert aussi efficacement à les traiter par des applications topiques nécessaires à leur guérison.

Placés immédiatement entre le bas-fond de la vessie et le rectum, ces organes contigus en reçoivent directement toutes les impressions. La diarrhée et la constipation habituelle, les hémorrhoïdes et la fissure à l'anus, en retentissant sur les vésicules séminales, sont très défavorables à la conservation et l'intégrité du sperme qui y séjourne. En les comprimant, le bol fécal durci ou les scybales en expriment presque mécaniquement le trop-plein en passant, et du sperme s'échappe ainsi spontanément, par la défécation. La sensation de brûlure de l'éjaculation est le signe de leur inflammation, sinon celle du rectum ou de la vessie. Toutes les affections de ce réservoir, comme la rétention d'urine, la pierre ou les calculs, l'hypertrophie, le ramollissement et le catarrhe sont des causes de spermatorrhée. C'est leur principale maladie, dont l'étiologie est ainsi plus souvent en dehors d'eux qu'au dedans.

Leur rôle physiologique étant de conserver et d'expulser le sperme, la contractilité doit être évidemment la force organique essentielle de ces organes. Si les parties contiguës, circonvoisines et adjacentes leur prêtent un concours efficace pour l'éjaculation, ils n'en sont pas moins l'agent principal. Dès que cette faculté prédominante de la contractilité, placée sous l'influence du système nerveux, est exagérée, il y a spasme de ces canaux : les parois s'en rapprochent et se resserrent au point d'en effacer le calibre et fermer le passage au liquide qui doit s'en échapper subitement. Le rythme régulier de l'éjaculation est ainsi suspendu, arrêté dans le cas d'érection trop violente et prolongée; d'où l'aspermatisme en résultant, comme nous l'avons indiqué précédemment.

Le cas contraire, opposé, est beaucoup plus fréquent, comme la conséquence directe de toutes les perturbations portées à cette contractilité. L'excès et l'abus l'altèrent, la diminuent, l'affaiblissent, et l'on comprend aisément combien l'éjaculation, répétée coup sur coup, lui est préjudiciable en la mettant à contribution à vide. Les vésicules séminales ne peuvent se remplir aussi subitement, et s'il est vrai que les désirs, les excitations vénériennes favorisent la sécrétion du sperme, il faut au moins lui laisser le temps d'arriver dans ses réservoirs. De là vient que le coït répété reste le plus souvent frustre. C'est surtout en altérant la contractilité des organes éjaculateurs que cette pratique est si préjudiciable.

La masturbation, par sa facile répétition et l'âge où elle commence, est la cause la plus fréquente et fatale de cet affaiblissement contractile. N'ayant souvent d'autre incitation que le mauvais exemple, elle s'exerce avant le développement complet des organes et de leurs fonctions. Ils n'opposent dès lors qu'une faible résistance à l'excitation et la fatigue qui leur sont imposées par les frottements prolongés, nécessaires pour arriver à l'éjaculation. En forçant prématurément l'accomplissement de cette fonction, cet acte purement physique, manuel, est d'autant plus nuisible qu'il s'exerce en l'absence des conditions naturelles qui en font le stimulant et la volupté, et en dehors même de l'imagination, des souvenirs et des images si propres à le provoquer.

C'est de la sorte que ces membranes minces et délicates perdent à la longue leur ressort et leur élasticité quand les excès vénériens surtout succèdent aux abus de l'onanisme, comme c'est fréquemment le cas chez les hommes nerveux. On doit y ajouter les maladies vénériennes, les échauffements à la suite de libations copieuses, répétées, et les dérangements du ventre par l'irrégularité de la nourriture, accompagnement ordinaire de la vie de garçon. Pour peu que ces troubles réagissent sur la vessie et le gros intestin, on aura le bilan de cette *faiblesse des organes* dont tant d'hommes encore jeunes se plaignent si amèrement. Le siège spécial en est ici, par l'atonie de ces organes, résultant ordinairement de leur excès d'action et parfois de leur inflammation. Ne pouvant plus conserver ni perfectionner le liquide précieux qu'ils sont chargés d'entretenir, ils le laissent échapper, couler sans résistance à la moindre excitation. De là des pollutions, des pertes séminales abondantes, excessives, débilitantes, la spermatorrhée en un mot, qui entraîne fatalement la stérilité tout d'abord et ensuite l'impuissance, complément de la faiblesse génitale.

Les pertes séminales involontaires, étant le signe le plus sensible de l'altération de ces organes et de la stérilité qui en résulte, doivent donc être distinguées séparément dans leurs manifestations, selon la gravité qu'elles comportent.

Pollutions. C'est l'émission spontanée et involontaire du sperme, provoquée ou non, de ses réservoirs naturels. Leur caractère essentiel, établi par Wichmann le premier en 1782, pour les distinguer de l'éjaculation volontaire et de tous les écoulements passifs, c'est de s'effectuer en un seul temps, par une contraction spasmodique, involontaire, d'autant moins appréciable qu'elle se prolonge davantage. Le sperme s'écoule tout à la fois et en une seule, toujours séparée par un intervalle de temps plus ou moins considérable avec la pollution suivante. De là leur nom.

A ce caractère précis et appréciable à tout homme, chacun peut distinguer, aussi sûrement que le médecin et le microscope, la pollution diurne ou nocturne, avec ou sans érection, de la spermatorrhée et de tous les écoulements muqueux, prostatiques, gonorrhéiques et purulents, confondus avec elle. Ceux-ci ont toujours lieu goutte à goutte, d'une manière continue, sans désir ni érection, ni aucune sensation voluptueuse. Il s'y joint plutôt de la souffrance ou de la douleur.

Deux formes distinctes, active et passive, caractérisent cette émission involontaire. La première se présente chez les jeunes gens et les hommes encore jeunes, célibataires surtout, dans le plus parfait état de santé. A la suite d'une continence prolongée et l'excès même des désirs vénériens, des pertes séminales s'effectuent involontairement la nuit, sous l'influence de rêves lascifs, avec ou sans érection ni volupté, suivant le degré plus ou moins profond du sommeil. En général, cette émission, provoquée par les désirs, les rêves ou les stimulants physiques, est toujours accompagnée d'orgasme vénérien et d'une certaine sensation voluptueuse. C'est ce qui la distingue essentiellement de la perte séminale passive.

Ces pollutions-là étant la manifestation même de la force organique, pour suppléer spontanément à une fonction non remplie, n'ont rien de dangereux et n'entraînent pas la stérilité. C'est un avertissement, un ordre impérieux d'y satisfaire. Un coït hygiénique et la liberté du ventre suffisent à les faire disparaître. C'est en n'y souscrivant pas que les hommes chastes, comme les religieux, en sont fréquemment les victimes. Provoquées par les excitants physiques du lit : la chaleur, le décubitus horizontal sur le dos, l'influence des rêves lascifs ou des souvenirs de l'esprit pendant le sommeil, elles se manifestent surtout la nuit. La volonté n'exerçant plus son empire comme durant le jour, les stimulations de toute sorte, internes et externes, physiques et morales, ont beau jeu en son absence pour se jouer des plus vertueux et avoir raison des plus chastes. Ceux-ci en sont même les victimes préférées, selon l'aphorisme italien : *Chi vive più castamente*, dit Maffei, *è più sotto-posto all' amore*. Si la continence abat les désirs de quelques-uns, elle les excite, les augmente chez d'autres, selon la constitution et le tempérament. Des rêves incessants, des élans irrésistibles de l'imagination, livrent de nouveaux excitants à l'œuvre de la chair par des visions, des hallucinations lubriques. Saint Jérôme et saint Antoine sont, d'après l'Iliade chrétienne, les types de ces tristes victimes de la continence et de la chasteté.

Des écoulements d'une nature toute différente ont été confondus avec ces pollutions. Tel est le mucus visqueux, inodore et transparent, sécrété par les glandes du canal de l'urèthre sous l'influence de désirs, de pensées ou de conversations libidineuses, d'attouchements ou de baisers lascifs et les érections qui s'ensuivent par cette espèce de priapisme commun à la jeunesse. En s'écoulant passivement ensuite, parfois en assez grande abondance, et marquant son passage par un chatouillement voluptueux, il est pris pour du sperme par les simples novices, ceux surtout qui ne le connaissent même pas. Les hypocondriaques se croient ainsi atteints de pertes séminales. Cette erreur n'est que de la naïveté.

Elles ont une autre signification et une portée plus grave dès qu'elles se manifestent dans le jour sous l'influence des mêmes excitations, en indiquant précisément la faiblesse de ces organes. Sans entraîner la stérilité, tant qu'elles ont lieu avec érection et une sensation voluptueuse plus ou moins vive, ces pollutions spontanées, involontaires, sont un mauvais signe en se répétant, sans excitation directe. Elles sont un effet presque invariable et certain de la masturbation ou d'abus vénériens précoces et prématurés, dont l'action nocive retentit principalement sur les organes éjaculateurs. Dès qu'ils ont été surmenés dans l'adolescence, atteints dans leur tonicité, affaiblis ou relâchés, ces organes en conservent presque toujours la marque indélébile par une éjaculation anormale, anticipée. L'heureuse influence de la puberté peut bien effacer les traces de ces abus dans le reste de l'organisme par toutes les apparences de la santé; une certaine faiblesse locale persistera toujours pour rappeler ces premiers excès.

Exemple, ce garçon de vingt ans, dont nous avons déjà cité l'histoire. S'étant livré à de tels excès de masturbation de quinze à dix-huit ans, il ne put en guérir malgré son renoncement absolu à cette fatale habitude et une continence exemplaire pendant deux ans. Sa constitution était raffermie, sa mémoire et ses autres facultés rétablies, lorsque, se méprenant sur les témoignages d'affection que la femme de son patron, ni jeune, ni jolie, lui donnait pour sa bonne conduite et ses services, il en devint amoureux. Il suffisait alors qu'il en reçût un regard, un coup d'œil pour entrer en érection et éjaculer aussitôt. Des pollutions fréquentes le tourmentaient la nuit, et il fut obligé de quitter sa position.

Un autre jeune homme, après des excès de masturbation qui avaient cessé depuis dix-huit mois, devint éperdument amoureux d'une demoiselle. Toutes les fois qu'il se trouvait en sa présence ou que son image se présentait à son esprit, il entrait en érection, et le moindre frottement du pantalon suffisait à déterminer une pollution. Cette perte séminale se produisait même en lui touchant la main.

Ce danger est augmenté par le tempérament et

l'état de santé individuel. Les individus nerveux et très impressionnables y sont surtout prédisposés. Il suffit de légers excès passagers pour que leur éjaculation soit rapide, précoce. Elle a lieu avant l'intromission ou immédiatement ensuite, et elle s'effectue, comme la pollution involontaire, sans cette volupté vive et profonde, cette impression générale qui la caractérise dans l'état normal

Ces coïts frustres ou manqués peuvent être le fait accidentel de la jeunesse, de désirs ardents, d'une passion violente et comprimée, d'attouchements et d'excitations amoureuses trop prolongées. La contraction tétanique résultant de ces causes chez les hommes continents, forts et vigoureux, en s'opposant à l'éjaculation, produit un effet diamétralement opposé chez ceux qui sont fatigués ou affaiblis. Un excès de fougue suffit souvent à les déterminer. Mais, en se renouvelant malgré la continence, ils sont toujours une menace et les prodromes ou avant-coureurs de la spermatorrhée. Elle est d'autant plus à craindre que ces pollutions ont lieu en marchant, en sautant, en montant à cheval, en allant à la selle ou même en s'asseyant sur un siège dur. La coïncidence de douleurs locales avec pesanteur ou chaleur au périnée, urines sanguinolentes, faiblesse et amaigrissement rend l'examen du médecin absolument indispensable en pareil cas. »

La gravité des pollutions dépend non seulement de la cause qui les produit et les entretient, mais surtout de leur fréquence et de leur progression. A un premier degré de faiblesse ou de relâchement du trépied éjaculateur, les voies séminales peuvent bien se libérer et expulser prématurément leur contenu, absolument comme sous l'influence de leur extrême irritabilité. Ce sera de la pollution dans les deux cas, et on la reconnaîtra à son caractère commun : l'élimination en un seul temps, par la conservation même d'une certaine force de contractilité. Mais celle-ci diminue graduellement par la persistance et le renouvellement des pollutions. Leur rapprochement et leur insensibilité marquent ainsi l'affaiblissement progressif ou la maladie des voies séminales, jusqu'à ce que l'écoulement, devenant insensible et continu, constitue la spermatorrhée.

Telle est la marche fatale des pollutions si elle n'est pas entravée par une sage et prudente hygiène, apportée de bonne heure dans ces fonctions. C'est le plus sûr moyen de rétablir leur exercice normal. La première condition à observer est de prévenir l'accumulation des matières dans le rectum par des lavements quotidiens d'eau froide. Après chaque selle, on prendra un quart de lavement avec une décoction froide de racine de grande consoude et une tête de pavot, en le gardant aussi longtemps que possible, afin de baigner les parties malades et leur rendre la tonicité voulue. Des topiques astringents, sous forme de suppositoires, peuvent même les remplacer la nuit. La continence, interrompue seulement quand le besoin s'en fait sentir par un coït régulier et sans excitation, en est le complément. La persistance des pollutions, après quelques mois de ces observances, est une indication de recourir au médecin.

Spermatorrhée. En exprimant la sortie involontaire du sperme de ses réservoirs et son écoulement passif, continu, sans érection ni contraction, — ce que l'absence même de sensation voluptueuse indique, — ce mot se distingue bien de la pollution qui a des caractères tout différents. Mais ils sont de moins en moins tranchés en se rapprochant par leurs degrés extrêmes et opposés jusqu'à se confondre sous le nom commun de *pertes séminales*. L'atonie, le relâchement des vésicules et la paralysie des canaux qui en émanent, pour conduire le sperme dans l'urèthre, peuvent seuls déterminer son écoulement passif et plus ou moins continu. Il s'écoule à mesure qu'il est formé, sans cette sensation aussi vive et profonde que voluptueuse provoquée par leur contraction dans l'état normal. L'absence même de cette sensation est donc le caractère essentiel de la spermatorrhée et la condition principale de la stérilité qu'elle entraîne.

A cette cause toute mécanique de stérilité de l'homme, par défaut de lancement normal et ordinaire du sperme, commune à la fois aux pollutions et à la spermatorrhée, celle-ci en joint une autre qui la rend bien plus radicale : c'est l'altération même de ce liquide. Son défaut de séjour dans les réservoirs où il se perfectionne et acquiert ses principales qualités fécondantes ou l'altération de ces réservoirs par inflammation, suppuration, tuberculose, lui enlèvent ses caractères et ses propriétés. L'écoulement spermatorrhéique se distingue ainsi facilement du sperme normal par son aspect. Il est plus liquide, laiteux, sans grumeaux distincts ni odeur sensible. Parfois, il a l'apparence d'une sérosité à peine filante. Répandu sur le linge, il n'y laisse que des taches à peine visibles sans l'empeser fortement. Après quelque temps de prolongation, il est absolument privé d'animalcules et ne contient plus que des granulations qui en sont comme les débris.

Son émission, toujours lente et insensible, se fait en bavant à l'extérieur et s'accompagne parfois d'une sensation douloureuse, profonde et sourde, comme une contraction, un spasme. Elle a lieu dans le jour à la fin de la miction, en se confondant avec le dernier coup de piston, ou à la suite des efforts de la défécation, sinon en montant à cheval, en sautant et par l'effet de tout autre exercice. La pression même du siège sur une chaise ou un tabouret dur suffit à la provoquer. Mais elle a lieu toujours plus souvent la nuit que le jour, en raison des mêmes causes excitantes qui provoquent les pollutions.

On l'a confondue ainsi avec l'écoulement blanchâtre et contagieux, plus ou moins opaque et abondant de la gonorrhée ou blennorrhée, produit par l'irritation chronique et localisée du canal de l'urèthre. Celui de la goutte militaire, plus rare et opaque, simule assez bien la spermatorrhée pour qu'on les ait assimilées autrefois, parce qu'elles résultent également d'exercices vénériens, sinon d'excès. La suppuration de la prostate ou des autres glandes du canal de l'urèthre la simule aussi d'autant mieux qu'il y a, dans les deux cas, faiblesse et débilité générale, avec épuisement et émaciation de tout le corps. Il faut les distinguer avec soin au contraire, car si ces divers écoulements peuvent coexister simultanément en provenant de la même source, ce sont des maladies aussi différentes par leur siège et leur gravité que par le traitement qu'elles réclament.

C'est en surexcitant, en exaltant tout le système nerveux que la masturbation, l'onanisme à deux et tous les excès vénériens, produisent fatalement la spermatorrhée. L'éjaculation en particulier, qui offre le summum de cette excitation, en est spécialement frappée, altérée par le contre-coup direct qu'en reçoivent les organes chargés de l'exécuter. La stérilité en est dès lors le premier effet et l'impuissance ne s'ensuit que secondairement.

Elle coïncide le plus souvent avec une inflammation chronique du fond de l'urèthre correspondant à la prostate. Les deux tiers des malades observés par le docteur W. Gross aux États-Unis étaient affectés de gonorrhée, conformément aux observations de Lallemand de Montpellier. La masturbation en était la cause chez les autres. Mais le docteur Bartholow de New-York contredit ce fait, en faisant de la spermatorrhée une simple maladie nerveuse, *une névrose*. C'est la doctrine dominant actuellement en Amérique.

Que cette contradiction soit l'effet du temps ou du pays, la vérité est que cette maladie atteint de préférence les hommes nerveux, en raison même des excès vénériens auxquels ils sont plus enclins et disposés que les autres par leur tempérament. L'abus de cette fonction la produit-elle en provoquant une inflammation locale ou en altérant directement le système nerveux? Poser la question, c'est la résoudre, puisqu'une sensibilité spéciale est constatée dans les deux tiers des cas par l'exploration directe du canal de l'urèthre avec la sonde. Dès que l'uréthrite, la blennorrhagie ont existé antérieurement, on est fondé à l'attribuer à cette cause et à la traiter en conséquence. Il n'y a rien de surprenant que l'on rencontre alors, comme les faits le démontrent, des troubles nerveux, des névroses locales, directes et réflexes, alors que les malades sont restés pendant des années sous l'influence de cette irritation chronique. L'hypersécrétion qu'elle détermine explique seule la quantité souvent énorme de liquide purulent que perdent ces malades. Si Lallemand a généralisé cette influence à l'excès, sous le règne de la doctrine physiologique, ce n'est pas une raison pour l'exclure par esprit de réaction. L'erreur serait bien plus grave de n'admettre qu'une influence nerveuse directe et la traiter exclusivement par l'application topique du tannin glycériné, comme le propose le docteur Bartholow. (*Spermatorrhæa*, 1880.)

Tout en procédant des mêmes causes, la spermatorrhée apparaît sous des traits différents qui en ont fait distinguer deux formes : inflammatoire et atonique. Souvent même elles se confondent sous une forme mixte. La première suit ordinairement des accidents vénériens aigus et se distingue par les douleurs locales en résultant. Une sensation de chaleur et de cuisson au fond du canal correspondant à l'anus, augmente par le coït et rend l'éjaculation brûlante, rapide et anticipée. Le sperme peut même présenter des stries sanguinolentes en indiquant des lésions graves de l'une des parties du trépied éjaculateur.

Des sangsues, des bains de siège et des quarts de lavements émollients avec eau de son ou de guimauve, le repos au lit et un régime doux, lacté, sans nulle excitation, sont les premières précautions à prendre. Il faut ensuite tarir l'écoulement et c'est dans ce cas que la cautérisation argentique, découverte par Lallemand, fait merveille, quelle que soit la lésion, irritation ou ulcération qui l'entretienne. Avant son emploi, cette spermatorrhée inflammatoire restait incurable et ses victimes s'acheminaient lentement vers la tombe à travers les souffrances et une faiblesse croissante. Aujourd'hui, c'est elle que l'on guérit le plus souvent.

Devant l'effroi insurmontable que cette opération inspire à certains malades, on peut essayer d'un vésicatoire au périnée, entretenu pendant quelque temps comme dérivatif. Des vessies remplies de glace et des lavements froids ont donné le même succès. L'usage de l'opium à petite dose, en calmant l'éréthisme, est aussi avantageux dans certains cas. Mais la cautérisation au nitrate d'argent en est le remède par excellence, et quand la perte séminale y résiste, on peut encore essayer les injections sous-cutanées ou piqûres au périnée avec une solution d'atropine au millième. Deux guérisons en ont été obtenues récemment.

La *spermatorrhée atonique*, de beaucoup la plus fréquente, se distingue par la langueur dont tout l'appareil génital est frappé. L'impuissance en est l'accompagnement ordinaire, et elle se décèle par l'affaiblissement progressif de l'énergie virile, en l'absence de toute douleur.

Le traitement en est tout différent, opposé. Des topiques astringents et excitants peuvent être introduits dans le rectum en suppositoires et en lavements. Des injections locales avec des solutions de strychnine ou d'atropine peuvent être tentées. Mais le remède par excellence est l'électricité avec des courants localisés sur la colonne lombaire, le périnée et même en applications directes par le rectum. Les perfectionnements de cette médication facilitent le plus sûrement une guérison rapide, en faisant disparaître à la fois la stérilité et l'impuissance, par la force et la tonicité qu'elle rend promptement aux organes, tant qu'ils ne sont pas complètement paralysés.

Coliques spermatiques. Elles sont l'expression de l'embarras des voies séminales. Très rare et peu connue, cette maladie, en se confondant avec celles de la prostate, doit être signalée ici comme en formant l'intermédiaire. Elle est déterminée par la rétention du sperme épaissi, concrété dans les canaux éjaculateurs et s'annonce par une excitation douloureuse au périnée, avec envies fréquentes d'uriner pendant les voyages en voiture. Il s'y joint divers troubles de la miction, soit que l'urine cesse de couler tout à coup, soit que la vessie se vide incomplètement. Il s'ensuit parfois une émission brusque de sperme concret, caillé avec l'urine.

Ces coliques spéciales sont particulières aux continents. Le coït, qui en est le remède, est souvent douloureux au début, mais il soulage ensuite pour quelque temps. C'est en ne le répétant pas assez fréquemment que ces hommes s'exposent à l'oblitération complète des canaux éjaculateurs par la formation de sympexions. (*V. page* 402.)

Dès que la sonde introduite dans le canal n'explique pas ces accidents par un obstacle quelconque de la vessie ou de l'urèthre, l'exploration des voies séminales par le rectum doit être faite. Elle en rendra compte par leur engorgement, leur dureté ou leur douleur à la pression. Il ne s'agit alors que de les débarrasser.

Maladies de la prostate. Malgré leur fréquence et leur nombre, les maladies de cette glande unique entraînent rarement la stérilité. Son inflammation aiguë ou chronique, assez rare, y contribue presque seule directement en altérant sa sécrétion dont le produit est indispensable au sperme pour le rendre fécondant. Un traitement énergique par les sangsues, les cataplasmes, les bains et les lavements émollients locaux est ainsi de rigueur, dès que cette glande est enflammée. On s'en aperçoit facilement par les vives douleurs, les élancements dont elle est le siège ; la difficulté de la miction et de la défécation en est la conséquence presque immédiate.

Si le mal n'est pas rapidement jugulé, en effet, des abcès sont à craindre, sinon des noyaux d'induration, profondément cachés et inappréciables dans le tissu de la glande ; comme une épine cachée, ils sont souvent l'origine d'accidents ultérieurs. L'engorgement, les tumeurs de cet organe en sont souvent des reliquats ; ses dégénérescences, comme la tuberculisation, dont la fréquence est notoire, peuvent même en dépendre dans certains cas.

Mais toutes ces maladies chroniques ne se manifestent d'ordinaire que dans l'âge mûr, alors que l'homme a donné la meilleure et la plus grande partie de sa fécondité. Le rôle obscur et passif de cet organe et sa division en trois lobes, en en ménageant toujours un aux dépens des autres, rend le développement de ses altérations très lent, insensible. Elles sont ainsi l'apanage de la vieillesse. Elles agissent alors comme obstacles et sont bien moins des causes de stérilité, à cette période extrême de la vie, que de souffrances et de troubles des émonctoires naturels, la miction et la défécation.

Provoquées par les excès vénériens de la jeunesse, ces maladies, en se propageant aux voies urinaires circonvoisines, sont les plus cruelles punitions du vieillard. L'engorgement, l'hypertrophie de la prostate entraînent la rétention de l'urine, des fistules, le catarrhe de vessie, la gravelle, la pierre ou d'autres infirmités, et lorsque l'homme possède encore des germes de fécondité, il reste stérile par l'impuissance qui en résulte. Pour avoir abusé d'une fonction si délicate, il en est privé avant terme. L'accomplissement de la fonction qui perpétue l'espèce tue l'individu et l'abus des organes qui donnent la vie souvent aussi la détruit.

Cette pensée philosophique doit clore ce livre. Elle renferme toute la morale de la stérilité humaine, celle de l'homme en particulier. On a vu que par un privilège spécial sur la femme, il conserve, dans l'état normal, des germes de vie jusqu'à la période extrême de son existence. S'il en est si souvent et sitôt privé, c'est donc par sa faute, en ne se conformant pas aussi rigoureusement aux incitations intimes, aux ordres secrets de cette fonction qu'il obéit aux autres. Sans être aussi pressante et impérieuse que les plus matérielles, son rôle élevé, moral autant que physique, la rend encore plus nécessaire, inéluctable pour satisfaire à ce double besoin de la nature humaine. Inséparable du corps, de l'organisme, elle est encore plus indispensable à l'esprit et au cœur. Le témoignage s'en trouve dans ces douces émotions de l'âme de la jeunesse, ces tendres élans des sexes l'un vers l'autre et les accents passionnés des plus simples et ignorants. Telles sont les manifestations de ses lois.

C'est en ne souscrivant pas docilement à ces sentiments, ces désirs secrets de l'amour, qui sont les ordres moraux et physiques de cette fonction pour l'homme, qu'il est si souvent frappé de stérilité. Dès qu'il y contrevient en les réfrénant par le célibat, en les détournant de leur but ou en les matérialisant par des pratiques honteuses et toujours malfaisantes, il encourt cette peine de la stérilité du corps et de l'esprit à la fois. En s'assimilant aux animaux, il perd ses droits à procréer son semblable, car l'idéal de ce privilège est l'amour et quiconque refuse d'y sacrifier volontairement, sous un prétexte quelconque, devient passible de toutes les maladies qui entraînent la déchéance physique et morale. Il perd sa vie en voulant mieux la conserver et en jouir ; car la vie de l'homme consiste essentiellement dans la reproduction.

HERMAPHRODISME

Par son étymologie grecque, le titre mythologique 'hermaphrodisme, — formé de Hermès ou Mercure d'Aphrodite ou Vénus, — peut sembler choquant ici, en signifiant la réunion des deux sexes en un seul. Synonyme d'androgynie, mâle et femelle à la fois, il en forme l'emblème et le mode de génération qu'il exprime est, en effet, la première manifestation apparente de la sexualité, obscure ou latente ailleurs. En s'appliquant au règne végétal en particulier, il est en outre le plus répandu et le plus fécond à la surface du globe, puisqu'il forme le monde si brillant et parfumé des fleurs. Partout les plantes en offrent le plus parfait modèle, soit que ces organes doubles se trouvent dans la même fleur, soit que des fleurs différentes existent sur la même plante, comme nous l'avons démontré dans la *Génération universelle*. Littéralement, ce titre a donc un sens diamétralement opposé à l'impuissance et la stérilité et hurlerait avec eux, s'il n'était justifié par quelques considérations préliminaires.

Appliqué à l'espèce humaine, offrant le type achevé

de la sexualité distincte et séparée, aussi bien par le corps que par l'esprit, l'hermaphrodisme serait la négation même de la génération. Comment imaginer qu'un individu puisse réaliser à lui seul l'œuvre que deux sont indispensables à faire, et ne peuvent même souvent accomplir ensemble? Ce phénomène serait aussi impossible et merveilleux qu'il est simple et naturel chez la plupart des plantes, fixées au sol, incapables de mouvement pour se rapprocher et se mettre en rapport, comme chez certains animaux sans tête pour se chercher, les acéphalopodes, ou sans appendices pour se réunir. Tout le mystère est là, et il n'y en a pas d'autre. Les lois de la nature sont immuables comme Dieu même, leur souverain auteur, et c'est montrer son ignorance ou son peu de foi en la sagesse suprême que d'en chercher et d'en admettre de surnaturelles.

Tout en existant un moment à l'origine même de la vie de l'homme, comme à celle de tous les êtres organisés, végétaux et animaux, l'hermaphrodisme, dès qu'il se manifeste à sa naissance, est donc une dérogation flagrante aux lois de l'embryogénie humaine. Comme les autres difformités, anomalies ou malformations, qui se rencontrent dans l'appareil génital, en déterminant l'impuissance ou la stérilité chez les deux sexes, on en observe quelques exemples authentiques. Leur extrême rareté est en raison même de ce qu'il entraîne ces deux infirmités à la fois d'une manière radicale et absolue, au point d'annihiler entièrement l'individu qui en est frappé.

L'hermaphrodite n'est en réalité ni homme ni

femme : il est neutre. C'est la définition la plus précise à en donner. Il est sans sexe en les possédant tous les deux, car ses organes, simples et doubles à la fois, s'annihilent, se neutralisent réciproquement. Il n'est séparément ni impuissant ni stérile, et les malformations qui simulent cette monstruosité le plus souvent, s'en distinguent même en n'entraînant que l'une ou l'autre de ces deux infirmités.

Chacun peut se reconnaître à ces caractères différentiels. Dès que les incitations d'un sexe distinct se manifestent, il n'y a pas hermaphrodisme, malgré les apparences. Il y a donc deux formes d'hermaphrodisme, selon qu'il est réel ou seulement apparent, c'est-à-dire vrai ou faux. La distinction de ses caractères et de leurs effets différents suffit ainsi à justifier cette troisième partie, formant le complément indispensable des deux autres et leur conclusion naturelle.

La mythologie a divinisé Hermaphrodite sous les apparences séduisantes des deux vices les plus honteux des civilisations antiques. Ovide demande ainsi l'explication de l'ambiguïté sexuelle à l'intervention des dieux dans ses diverses métamorphoses du fils d'Hermès et d'Aphrodite. Au moyen âge, les dieux cèdent la place aux démons, sous l'influence des pratiques de la sorcellerie, et l'hermaphrodisme est attribué ensuite successivement aux rapports contre nature, aux désirs inassouvis, à la frayeur et enfin à l'imagination.

En succédant à ces préjugés et ces superstitions, la science les a détruits et remplacés par une doctrine naturelle, aussi simple que positive. Les caractères primitifs de la sexualité étant identiques à l'origine de la vie, l'hermaphrodisme ne peut résulter que d'une erreur ou un arrêt du développement normal de l'individu. L'analogie de conformation des organes génitaux chez les deux sexes est la confirmation même de cette vérité, comme on peut s'en convaincre.

Hermaphrodisme embryonnaire. Il existe au début de la vie intra-utérine, c'est-à-dire durant les deux à trois premières semaines qui suivent la conception, une telle confusion entre les parties apparentes de l'embryon, vues au microscope, que la distinction du sexe est impossible. L'indifférence de forme est si complète entre les parties destinées à l'appareil génital externe que l'on ne peut rien en distinguer. Pour l'appareil interne, au contraire, la coexistence du corps de Wolff et du conduit de Müller — formant les éléments constitutifs dont le développement ultérieur caractérise le sexe — ne permet pas de dire encore quel il sera.

Si le canal excréteur du corps de Wolff se développe pendant que le conduit de Müller s'atrophie, il se forme un spermiducte ; si c'est le contraire, il naît un oviducte. Quant à l'organe germinateur, suivant qu'il s'unit au canal excréteur du corps de Wolff, par des tubes transformés en vaisseaux efférents, ou qu'il reste isolé du conduit de Müller, il devient testicule ou ovaire.

En d'autres termes, chez le mâle, le corps de

Wolff ne disparaît jamais entièrement : ses tubes moyens forment les vaisseaux efférents, allant du testicule à l'épididyme ; les extrêmes disparaissent ou s'atrophient, les supérieurs devenant souvent de petits kystes épididymiens, les inférieurs formant probablement les *vasa aberrantia* de Haller ; le conduit excréteur devient canal déférent et épididyme. Quant au conduit de Müller, il s'atrophie et disparaît.

Chez la femelle, le corps de Wolff devient l'organe de Rosenmüller, ses tubes moyens aboutissent au hile de l'ovaire, et représentent les vaisseaux efférents du testicule ; les extrêmes disparaissent ou s'atrophient et restent les analogues des *vasa aberrantia*. Le conduit excréteur du corps de Wolff disparaît par atrophie, on le retrouve en cet état chez la vache, par exemple, de chaque côté de l'utérus jusqu'au vagin où il se termine sous le nom de canal de Gaertner. Quant au conduit de Müller, il se creuse en un canal, se développe en oviducte et devient plus tard l'utérus et la trompe. Un exemple de sa persistance, chez un garçon de six ans, était la démonstration que l'utricule prostatique constitue bien l'utérus mâle où il aboutit, comme Weber, le premier, l'a suggéré. (*Journal de l'anatomie et la phys.*, n° 2, 1879).

Suivant qu'il y a atrophie ou développement de l'un ou de l'autre des deux canaux situés sur le bord externe du corps de Wolff, il se forme ainsi un oviducte ou un spermiducte et concurremment un ovaire ou un testicule. L'un de ces développements peut se produire d'un côté, tandis que l'autre a lieu du côté opposé, d'où résulte l'hermaphrodisme latéral.

Ces deux développements ont aussi lieu du même côté, sauf pour l'organe germinateur. Jamais on n'a rencontré simultanément un ovaire et un testicule du même côté, et il semble que le blastème servant à la formation de ces organes soit unique. Dès que l'un se produit, l'autre ne peut se développer sur le même point. L'hermaphrodisme vertical ou double, dont on connaît plusieurs exemples authentiques, est ainsi toujours incomplet, d'un côté ou de l'autre, comme on le verra plus loin.

Quant à l'hermaphrodisme transverse, l'indépendance du développement de l'appareil génital externe et de l'appareil génital interne — croissant sur deux champs de formation tout différents l'un de l'autre — permet de prévoir qu'il doit être relativement assez fréquent. (Geoffroy Saint-Hilaire, *Traité de tératologie*, Paris, 1836).

Ces trois formes d'hermaphrodisme, à l'origine de la vie, ont été confirmées depuis leur découverte par des recherches histologiques, comme nous l'avons déjà indiqué en commençant. Dans sa partie médullaire, l'ovaire est composé de cordons d'une analogie frappante avec les vaisseaux séminifères du testicule; la similitude des cellules interstitielles de la trame de l'ovaire avec celles des canalicules séminifères chez la plupart des embryons mammifères, figurées par M. Tourneux, ne laissent aucun doute à cet égard. En se confondant par leur uniformité, ces cellules seraient l'explication même qu'un seul organe séminal puisse se rencontrer du même côté dans l'hermaphrodisme vertical.

Un hermaphrodisme primordial existerait donc à l'origine des espèces comme des individus. Ainsi se trouve annihilée l'influence des causes occultes par le progrès des sciences. En montrant que toutes les malformations, les monstruosités génitales sont un résultat accidentel, fortuit de l'embryogénie, la tératologie a tué l'imagination. La coexistence d'organes mâle et femelle chez le même individu n'est pas plus étrange que la superfétation monstrueuse des frères Siamois ni celle des sœurs Millie Christine qui se sont montrées à Paris en 1874. Certains monstres naissent sans tête, comme d'autres sans membres. Toutes les malformations sont possibles et voici, d'autre part, la photographie d'un Portugais de vingt-deux ans, muni de deux pénis bien conformés et virils, avec un troisième membre inférieur rudimentaire placé en arrière.

Il nous reste à justifier la manifestation de ces trois sortes d'hermaphrodisme vrai, par quelques exemples authentiques, pour le différencier du faux hermaphrodisme n'existant qu'en apparence.

L'*hermaphrodisme latéral* résulte du développement, en sens inverse, des organes génitaux. Avec la prédominance du corps de Wolff, se développant normalement d'un côté, coïncide de l'autre le développement du conduit de Müller. Ainsi apparaissent simultanément l'ovaire ici et le testicule là, à droite

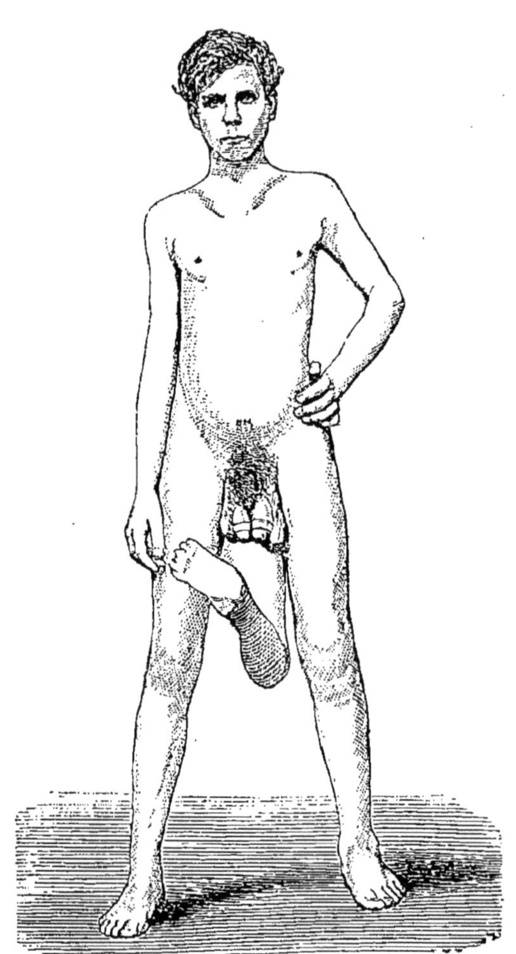

ou à gauche indistinctement, avec leurs dépendances ; tandis que les parties externes, se développant isolément, ne représentent souvent qu'un sexe unique, mâle ou femelle, comme à l'état normal. D'où l'impuissance de l'organe existant et la stérilité réciproque des deux autres sur le même individu.

On pourrait admettre cependant que celui des organes séminifères qui correspond avec la marque extérieure du sexe, puisse remplir normalement ses fonctions : soit le testicule si le pénis existe, soit l'ovaire, se manifestant par la menstruation, si c'est la vulve. Mais l'organe intermédiaire unique, la prostate ou la matrice, s'y oppose toujours. Leur développement étant lié, subordonné à celui des organes internes, participe toujours plus ou moins à leur malformation. L'un ou l'autre manque, sinon il n'existe qu'à l'état rudimentaire et se trouve oblitéré. La correspondance ou communication de l'intérieur à l'extérieur est ainsi rendue impossible ; d'où résulte la neutralité absolue, aussi bien des organes que des désirs et des sentiments entre eux.

L'*hermaphrodisme vertical* ou double étant la superposition des organes mâles et femelles, s'explique d'autant moins que les cellules interstitielles ou le blastème de ces deux organes paraissent identiques. La dualité des éléments et leur spécificité semblent donc indispensables à cette réalisation, ce qui est contraire aux recherches histologiques. De là l'insuffisance des faits observés jusqu'ici pour en démontrer la réalité.

L'exemple cité partout, comme un fait à l'appui, de la fameuse Dorothée Perrier, née en Russie le 17 août 1790, et qui parcourut l'Europe, manque de détails. A son autopsie, dit-on, des organes doubles complets, mâles et femelles, furent trouvés superposés, l'un au-dessus de l'autre, intérieurement et extérieurement, les premiers en haut, les seconds au-dessous. Il eût été indispensable de signaler au moins explicitement l'apparence et le volume de ces organes différents, leur siège et leur usage, pour déterminer la conviction sur un fait si rare, que sa doublure est introuvable. Les faits analogues, observés par Petit de Namur, Bouillaud, Vrolick et d'autres sont, en effet, loin de confirmer cette parfaite superposition symétrique.

L'observation envoyée du Collège médical de l'Ohio en 1853, avec moule et planches à l'appui, l'infirme plutôt. Le sujet était un individu de trente-six ans, ancien domestique chez le docteur Mills de Cleveland. Il était grand, d'une apparence masculine, sauf celle des hanches, avec une barbe rare, un pénis volumineux et un scrotum vide. Ses habitudes étaient solitaires par répugnance des femmes. Du sang s'écoulait tous les mois par le canal de l'urèthre avec de vives souffrances qui déterminèrent une congestion cérébrale dont il mourut.

Son autopsie, faite par le docteur Ackley, montra un conduit vaginal oblitéré, sans ouverture à l'extérieur. Il formait une impasse communiquant directement avec la vessie et le canal de l'urèthre. La matrice s'étendait latéralement de chaque côté par un volumineux prolongement unique comprenant à la fois toutes ses dépendances. Deux éminences correspondant aux testicules s'y distinguaient d'abord. Une saillie placée ensuite dans le sens opposé simulait les ovaires et le prolongement se terminait aussitôt par un rudiment de trompe avec son pavillon ; tout cela ne formant qu'une suite continue et informe de renflements monstrueux. Les trompes étaient perforées, mais leur pavillon frangé ne pouvait communiquer avec l'ovaire correspondant, à défaut de pédicule; l'usage en était donc annihilé. La prostate avait un volume et une apparence normale, avec des conduits excréteurs du sperme parfaitement disposés. Le cloaque, où s'ouvraient la matrice et la vessie à la fois, confondait donc tous les éléments générateurs ensemble.... s'il y en avait. (*Journ. des connaiss. méd.-chir.*, 1853.)

Le caractère essentiel de l'hermaphrodisme vertical, étant la superposition indépendante des organes différents, n'existait donc pas ici. L'extrémité du prolongement, formée des ovaires et des trompes rudimentaires, était à peu près hors d'usage et, si les prétendus testicules eussent été susceptibles de fonctionner, le sperme fût parvenu bien plus vite et directement à l'ovaire correspondant, placé presque immédiatement au-dessous, que de suivre son long trajet ordinaire. Ce n'était là évidemment qu'une affreuse monstruosité laissant l'individu absolument sans sexe, parce qu'il possédait les rudiments des deux.

De nombreuses histoires de l'antiquité, taxées de

merveilleuses, n'étaient que des exemples de cet hermaphrodisme. Zacutus Lusitanus raconte qu'un homme, privé de barbe, éprouvait tous les mois, durant quatre ou cinq jours, une hémorrhagie assez considérable « par une partie point du tout faite pour donner passage au sang ». S'il arrivait que cet écoulement se fît avec difficulté, des coliques et des maux de reins, une pesanteur extraordinaire l'avertissaient de recourir à une saignée du pied qui, rappelant ce cours étrange, dissipait tous les accidents. (*Anecdotes de médecine.*)

Un berger était positivement dans le même cas, dit Descourtilz, et se rapprochait encore davantage de la nature du sexe par un sein aussi beau et aussi bien formé que celui d'une fille de vingt ans. Il n'était pas le seul de sa famille offrant un écoulement aussi singulier. Son père et ses frères participaient de ce merveilleux phénomène.

De tels hommes sont évidemment de véritables hermaphrodites. L'examen seul a manqué pour les en convaincre. Une menstruation régulière et persistante suppose toujours un appareil féminin. La démonstration en a été faite bien authentiquement par l'illustre Rokitanski, en 1869, à l'autopsie d'un nommé Hoffmann : il existait deux ovaires avec leurs trompes et une matrice rudimentaire donnant issue à une menstruation régulière. Il y avait, en outre, un testicule et un canal déférent contenant des spermatozoïdes. Un pénis imperforé et un scrotum bifide existaient extérieurement. Aucun désir sexuel ne s'était jamais produit, non plus que dans le cas précédent, malgré leurs différences. Il est évident que l'élément féminin prédominait autant dans celui-ci que l'élément masculin dans l'autre.

L'*hermaphrodisme transverse* est le plus fréquent par le développement indépendant des organes internes et externes. Son extrême variabilité l'a fait subdiviser comme les autres en variétés infinies inutiles à énumérer ici. Les principales se retrouveront dans les anomalies et les malformations qui constituent l'apparence même de l'hermaphrodisme faux. Il serait d'autant plus superflu de s'occuper de cet hermaphrodisme vrai qu'il est absolument incurable, sans guérison ni modification possible, malgré tous les troubles et les aberrations physiques et morales qu'il entraîne dans la plupart des cas. Heureusement, ils sont aussi rares que l'hermaphrodisme curable est fréquent.

Hermaphrodisme faux ou apparent. Les apparences sont trompeuses, dit-on, et rien n'est plus vrai dans certains cas pour déterminer le sexe à la naissance. Tandis que l'hermaphrodisme vrai n'entraîne souvent pas le moindre doute par le défaut d'apparences contradictoires, comme chez le précédent hermaphrodite américain, ce doute existe toujours dans le faux hermaphrodisme. Des enfants présentent à leur naissance de telles malformations ou difformités des parties génitales externes qu'il est difficile, impossible même, de préciser ni d'affirmer leur vrai sexe, comme des exemples en sont relatés.

La loi n'a pas prévu ce cas; elle soumet à l'obligation commune et sans exception de fixer le sexe aussitôt la naissance, dans la déclaration de l'état civil. Elle ne tient pas plus compte de l'hermaphrodisme vrai que de l'hermaphrodisme simulé et semble méconnaître implicitement par là les erreurs de la nature et les constatations de la science ou refuser de les admettre. De nombreuses et graves méprises sont résultées de cette règle invariable, absolue. Des filles ont été enregistrées garçons, et réciproquement des garçons ont été pris pour des filles encore plus souvent, sans que la rectification ait pu être faite ensuite.

L'erreur a subsisté fréquemment jusqu'à la puberté, les manifestations opposées qu'elle provoque ayant suffi à la faire reconnaître. Mais cette distinction n'étant pas d'une certitude absolue, la confusion a persisté d'autres fois jusqu'au mariage. Son épreuve n'a pas même toujours suffi à la démontrer par l'insouciance et l'ignorance des époux, aussi bien que le secret gardé à cet égard. Elle s'est ainsi prolongée jusqu'à la mort dans plusieurs cas, l'autopsie ayant seule pu déceler le vrai sexe ou son absence, c'est-à-dire l'hermaphrodisme vrai, comme dans les exemples précédents.

L'hermaphrodisme apparent, par sa fréquence, a donc le grave danger, en entraînant cette erreur, d'enlever à l'individu son vrai sexe. Comment un hypospade, enregistré fille par suite de ce simple vice de conformation, pourra-t-il se marier ensuite comme homme? L'exemple de Joséphine Badré, enregistrée et élevée comme fille et reconnue scientifiquement homme à vingt-deux ans, mort soldat à vingt-neuf sous le nom de Joseph Badré, suffirait à justifier une modification à la déclaration de naissance, quand il y a doute reconnu, avéré scientifiquement sur le sexe. Étant démontré par un certain nombre de faits authentiques qu'il peut rester absolument indéterminé, ce serait un simple hommage à rendre à la vérité que de reconnaître et constater ces exceptions.

La récente observation d'Ernestine Guériot, proclamée homme à l'âge de quarante ans, par la Société de chirurgie, l'année dernière, après avoir été enregistrée, élevée et mariée comme femme, démontre péremptoirement l'urgence d'apporter cette restriction à l'article 57 du Code civil concernant les naissances. Si cette mention explicite : *sexe indéterminé* ou *douteux*, eût été faite dans l'acte de déclaration de cette prétendue fille, elle n'eût pu se marier sans subir un examen contradictoire. Son sexe réel eût alors pu être constaté définitivement, malgré l'apparence de la menstruation et ses instincts féminins. La formalité régulatrice de l'article 49 eût reçu son exécution protectrice en inscrivant immédiatement le vrai sexe en marge, et ce mariage monstrueux de deux hommes ensemble n'eût pas eu lieu.

Le danger est d'autant plus grave que ces êtres difformes, incomplets, ne présentent pas ordinairement les caractères de leur vrai sexe. Les hommes sont efféminés avec les formes arrondies, délicates, aux chairs molles, voix grêle, aiguë, caractère timide, barbe rare, organes génitaux peu développés ou imparfaits. Les femmes, au contraire, sont hommasses, aux formes masculines, voix grave, rauque, ayant barbe et moustaches, le corps velu comme leurs seins, avec l'audace et la désinvolture de l'homme. Ces perversions physiques correspondant avec des aberrations morales identiques entraînent souvent ainsi l'erreur persistante du vrai sexe de ces faux hermaphrodites.

Ces méprises exposent à bien d'autres désordres en dehors du mariage. Que l'un ou l'autre de ces individus mal sexués entre dans les ordres religieux ou enseignants, et la morale sera gravement compromise. Si c'est un homme-femme admis au séminaire, que deviendront les jeunes lévites à son contact, comme dans toute autre congrégation ou monastère? Ce sera bien plus dangereux si c'est une femme-homme, comme Badré; voilà aussitôt le feu au couvent, consumant toutes les nonnes! Ce sera bien pis encore si c'est à l'école. Que serait-ce à la caserne, si l'examen préalable du recrutement n'assurait heureusement contre une semblable erreur!

De grands avantages seraient la conséquence de cette simple mention restrictive. L'examen des parties externes, toujours gonflées, infiltrées confusément au moment de la naissance, en serait d'abord rendu plus rigoureux. Bien des inculpations de rapports contre nature, d'outrages aux mœurs et à la morale publique, encourues fréquemment par ces individus indûment sexués, vêtus contrairement à leur vrai sexe et qui se livrent ou s'attaquent indifféremment à tous les deux, seraient ainsi prévenues, empêchées. Maris et femmes ne courraient plus le risque d'être trompés sur le vrai sexe de leur conjoint, sous la garantie même de la loi, et celle-ci n'aurait plus à redouter l'erreur de consacrer publiquement l'union monstrueuse de deux hommes ou de deux femmes ensemble.

Un fait bien constaté aujourd'hui, c'est que les difformités apparentes des organes génitaux chez les deux sexes, qui simulent ordinairement l'hermaphrodisme, coïncident le plus souvent avec d'autres anomalies cachées qui peuvent rendre le sexe neutre ou nul. Des exemples le démontrent plus loin. De là les divers troubles, les perversions ou aberrations génitales en résultant. Ces individus sont souvent anaphrodites, c'est-à-dire ni hommes ni femmes, sinon tous les deux alternativement. Le sentiment amoureux, l'amour charnel peut exister chez ces disgraciés de la nature aussi bien que chez les hommes... complets. Dès qu'ils existent, les organes réagissent sur le cerveau comme celui-ci à son tour sur eux. Dans la réalisation imparfaite de leurs désirs, par les déboires et les affronts qu'ils subissent de leur impuissance même, résultant de leurs difformités, ces infortunés sont atteints dans leurs facultés intellectuelles. Frappé ainsi dans son orgueil, l'homme se trouve dégradé et son intelligence, son moral s'altèrent, des perversions génésiaques de l'ordre le plus inattendu s'observent fréquemment avec ces anomalies des organes génitaux, même chez des personnes raisonnables.

Invoquera-t-on la rareté de ces exemples exceptionnels pour se refuser de faire droit à notre proposition? Nouvelle erreur, car le nombre exact en est inconnu par l'imprévoyance même de la loi et son silence. Comment revenir sur ces unions mal assorties, sans des épreuves aussi humiliantes que le congrès d'autrefois et des débats scandaleux? Les intéressés, souvent peu soucieux de leurs prérogatives sexuelles et conjugales par les faibles besoins qu'ils en ressentent et les insuccès qu'ils en éprouvent, préfèrent cacher, ensevelir le secret intime de leur infortune, malgré la stérilité absolue qui en résulte fatalement, sinon l'impuissance. La plupart de ces faits n'ont été connus ainsi qu'après la mort et par le double hasard de l'autopsie, ce qui suffit à faire préjuger qu'un bien plus grand nombre passent inaperçus. La prévoyance de la loi, en en faisant mieux connaître la fréquence par la constatation du sexe douteux à la naissance, préviendrait d'autant plus sûrement ces tristes et déplorables effets.

L'intérêt de cette modification s'applique spécialement à l'hermaphrodisme faux, simulé, dont l'erreur repose ordinairement entre la confusion des deux organes externes les plus apparents : le pénis et le clitoris. Les victimes conservent ainsi un véritable sexe avec ses prérogatives, moyennant quelques légères réparations autoplastiques. D'où la division en masculin et féminin pour en indiquer plus distinctement les caractères particuliers et le traitement applicable à ces divers cas.

L'hermaphrodisme masculin, par sa fréquence, montre l'attention exclusive attribuée, par les matrones ou commères, aux apparences extérieures pour reconnaître et fixer le sexe. Dès que le pénis rudimentaire ne donne pas issue à l'urine, des soupçons s'élèvent et si les bourses sont vides ou absentes et qu'une ouverture se rencontre à leur place, on affirme que c'est une fille. De là tant de vrais garçons pris pour des filles, à raison de ce vice de conformation, et déclarés comme tels.

La simple déviation de l'ouverture du canal de l'urèthre, assez fréquente chez l'homme, détermine le plus souvent ces graves erreurs. Elle se rencontre communément sous le gland et constitue l'hypospadias simple. Que l'arrêt de formation ou de développement ait lieu à la racine même de la verge, et l'ouverture en résultant donnera lieu à l'écoulement de l'urine soit au devant du scrotum, soit au milieu même. La méprise est surtout inévitable quand la rétraction le divise en deux bourses distinctes, séparées, correspondant aux deux grandes lèvres de la femme et les simulant d'autant mieux à la naissance qu'elles sont gonflées, infiltrées ou œdématiées.

De là l'apparence d'une vulve anormale, surmontée d'un clitoris volumineux, d'autant plus facile à confondre avec le pénis, que celui-ci — en participant surtout à cet arrêt de formation de l'appareil génital externe, dont il est le principal représentant — est d'ordinaire très exigu, rudimentaire par l'atrophie des corps caverneux et du gland, sans méat ni prépuce, et privé ou dépourvu du canal de l'urèthre en dessous. Sa courbure en bas par un filet membraneux ajoute encore à cette confusion.

Tel est l'hypospadias scrotal, cause de si graves méprises et qui a fait prendre faussement tant de garçons pour des filles en n'examinant pas minutieusement ces parties et surtout en ne les comparant pas. Jamais l'ouverture de l'urèthre chez la fille ne se rencontre placée aussi bas ni aussi béante que l'affreux petit trou, rapproché de l'anus, qui le constitue chez les hypospades. Ce rapprochement des deux émonctoires naturels suffit à faire différencier le sexe; si l'absence des testicules, retenus dans le ventre, ne vient pas éclairer cette différence, on trouvera au moins dans la forme de ces deux appendices boursouflés, œdématiés, durs, surtout en bas, des caractères suffisants pour les distinguer des grandes lèvres.

Les difficultés sont pourtant si grandes, dans certains cas, que le docteur Lannelongue, chirurgien de l'hôpital Trousseau, mis récemment en présence de deux jeunes enfants, déclarés comme filles, pour s'assurer de leur vrai sexe, n'a pu se prononcer. Après une année d'observation seulement, la descente d'un testicule dans l'une des grandes lèvres apparentes est venue lever tous les doutes en décelant le véritable sexe. Le second restait en observation en juillet 1881 (*Soc. de chirurgie*). Exemple démonstratif de la nécessité d'ajouter une clause restrictive, quant à l'affirmation du sexe, lors de la déclaration de naissance.

La puberté, en provoquant des manifestations

sexuelles différentes, ne suffit pas toujours à dissiper tous les doutes et à dévoiler le mystère. Au contraire, elle y ajoute parfois de nouveaux nuages, par suite de l'éducation de ces fausses jeunes filles et des habitudes qu'elles ont prises, comme celle de s'accroupir pour uriner. Le faux hermaphrodite, après avoir manifesté tout d'abord un goût très vif et prononcé pour le commerce des femmes, peut être ramené ensuite, par le développement tardif ou la descente des testicules, à des instincts, des penchants tout opposés et en rapport avec son véritable sexe. De là l'idée admise et fondée en apparence qu'ils étaient à la fois hommes et femmes. Telle fut Marie Gœtlich, citée par Landouzy. M. Moreau (de Tours) père a observé un individu enregistré comme fille et vêtu comme telle, dont les goûts féminins prédominaient parce qu'elle y avait été habituée ; mais dont les penchants masculins n'étaient pas moins énergiques. L'histoire authentique et détaillée de Badré, observé à l'Hôtel-Dieu de Paris en 1830, montre cette double influence par son extrême lasciveté.

Né à Mézières (Ardennes) en 1801 et enregistré comme fille sous le prénom de Joséphine, cet individu s'aperçut de bonne heure qu'il était conformé autrement que les jeunes compagnes dont il partageait les jeux et le lit. Il se fit bientôt un jeu de sa conformation et devint la curiosité du pays par sa double qualité d'homme et de femme. Garçons et filles cherchaient tour à tour à s'en convaincre, et c'est par la comparaison de ses exploits avec les unes et les autres, d'après les nombreux assauts qu'il eut à soutenir, que le plaisir d'un côté et la douleur de l'autre lui démontrèrent son véritable sexe. Des signes croissants de virilité s'étant manifestés par le développement des organes sexuels, l'apparition de la barbe au menton, autant que ses penchants et ses goûts pour les femmes, il revêtit l'habit d'homme à vingt-deux ans et se fit appeler Joseph.

Entré le 20 novembre à l'hôpital pour un rhumatisme du genou gauche, il avait alors 29 ans, une taille moyenne de cinq pieds deux pouces, avec l'apparence d'un homme ordinaire, embonpoint médiocre, peu robuste, cheveux châtains, figure imberbe, sauf une fine et claire moustache brune sans favoris. Peau glabre, parties génitales bien garnies de poils noirs foncés, et offrant les malformations suivantes :

Pénis de volume ordinaire, avec un gland sans ouverture, recouvert d'un prépuce court et mobile n'en faisant pas entièrement le tour, à cause de l'absence du canal de l'urèthre, sur lequel il s'insère normalement. Un sillon creux existe à la place jusqu'à la racine des bourses, sans testicules, et divisées en deux portions égales, simulant les grandes lèvres. Superficielle jusque-là, cette fente pénètre à un pouce environ en ressemblant à la vulve, surtout par derrière, au point d'admettre la première phalange du pouce. Une ouverture étroite, se trouvant au fond, conduisait directement dans la vessie. D'où la nécessité pour cet hypospade de s'accroupir, comme les femmes, pour uriner. C'est par cette ouverture qu'il prétendait aussi répandre du sperme ; mais ce n'était qu'une fausse impression, comme sa mort le prouva bientôt.

Engagé volontaire pour l'Algérie, ce garçon fut atteint à Toulon d'une affection de poitrine dont il mourut à l'hôpital. Son autopsie, faite par le docteur Dany, découvrit un seul testicule rudimentaire fixé près du rein droit. Son développement et son volume correspondaient à celui d'un fœtus de six mois. Il était dépourvu d'épididyme et de cordon. Une seule vésicule séminale, intimement adhérente à la vessie, était l'unique annexe de ce testicule. (*Journ. des conn. méd.-chirurg.* 1835.) Cet homme incomplet et difforme était donc absolument incapable d'éjaculation, ni vraie ni fausse, puisque son unique testicule ne communiquait pas avec l'extérieur, et qu'il était privé de prostate et d'urèthre. Son extrême lasciveté, sa salacité lui tenaient lieu de ces jouissances dont il affirmait et témoignait la réalité. Preuve que les organes ne sont pas l'unique source de ces sensations.

La simple division des bourses a suffi pour donner lieu à ces erreurs de sexe, sans que la puberté ait réussi à les redresser. Au contraire, elle peut servir à les confirmer en apparence par des signes positifs, comme le développement des seins, des goûts et des penchants féminins et jusqu'à l'apparition des règles. Dès lors, aucun doute ne semble plus possible et l'on procède en toute sécurité à la célébration du mariage. Double et triple erreur dont le docteur Magitot a soumis un exemple vivant à la Société de chirurgie le 8 juin 1881, et dont voici l'histoire curieuse, déjà relatée dans *l'Impuissance physique et morale.*

Agée de quarante ans, Ernestine Guériot est l'enfant unique de parents bien constitués. Déclarée fille à la mairie, elle fut élevée comme telle et envoyée à l'école avec les autres fillettes du pays. A treize ans apparurent les règles ; elle eut trois hémorrhagies successives, assez régulières, puis ses seins se développèrent. Enfin elle devint amoureuse d'un jeune villageois avec lequel elle n'eut cependant jamais de rapports sexuels. A dix-sept ans et demi, elle se maria avec un autre, et quoique les rapprochements fussent assez difficiles, elle n'en vécut pas moins en bonne intelligence avec son mari. Faute de mieux, il faut bien se contenter de ce que l'on a ; excepté la femme.

En effet, devenue veuve, elle s'éprend passionnément des femmes, a plusieurs maîtresses, et avoue avoir eu des rapports sexuels avec elles, même pendant son mariage, en éprouvant les mêmes sensations et la même éjaculation qu'avec son mari.

Cette femme, qui en porte encore les habits, est réellement un homme, malgré sa voix féminine et ses seins volumineux avec mamelon et aréole. Mais ils sont mous et couverts de poils comme tout le reste du corps, notamment les parties génitales. Ses cheveux sont noirs et sa barbe fournie l'oblige à se raser tous les deux jours. Sa taille est de un mètre soixante-dix-huit centimètres.

L'examen montre un pénis du volume de celui d'un enfant de douze ans, presque dépourvu de prépuce et entrant en érection. Il reste alors courbé comme le clitoris et présente une concavité inférieure; mais une ouverture servant à l'émission de l'urine le distingue parfaitement.

Au-dessous se trouve une fente vulvaire mesurant cinq à six centimètres de profondeur et probablement rendue telle par l'usage anormal qui en a été fait, car ce canal est sans issue; il est absolument oblitéré et ne conduit à rien; c'est un vrai cul-de-sac sans matrice appréciable. Il est formé par la division du scrotum en deux, constituant deux grandes lèvres d'apparence normale. La gauche, plus volumineuse que la droite, contrairement à l'état normal, contient un testicule muni de son épididyme, tandis que le droit est arrêté en haut. De là l'éjaculation réelle de cette prétendue femme dont le sperme examiné ne contenait pas d'animalcules, en raison du défaut de développement des testicules et de leur atrophie.

De l'avis des plus doctes chirurgiens, c'est donc là un simple arrêt de développement de l'appareil génital mâle, interne et externe, sans aucune trace d'organes féminins. La division seule du scrotum a pu donner lieu à cette grave méprise, entretenue par l'apparition accidentelle de trois hémorrhagies successives simulant des règles normales. Or, il n'est pas rare d'observer des fluxions passagères des organes génitaux chez l'homme au moment de la puberté. Les épistaxis ou saignements de nez qui apparaissent si fréquemment à cette période n'ont souvent pas d'autre cause. L'exsudation du sang, déterminée ici par la fente des bourses tenait peut-être simplement à son avivement. Hermann, qui fut marié à une femme durant huit à dix ans, était ainsi menstrué. Le développement des seins comme la voix féminine peuvent dépendre de l'atrophie des testicules, car il n'est pas rare que les eunuques châtrés jeunes présentent ces caractères féminins. Il n'y a donc pas une grande importance à leur accorder pour la détermination du sexe.

Le caractère fondamental, dans ce cas particulier, est la perforation du méat urinaire qui distingue toujours le pénis mâle du clitoris hypertrophié. Chez un enfant de trois ans dont les organes génitaux externes offraient l'aspect d'une petite fille bien conformée, le docteur Porter, en écartant les grandes lèvres, ayant rencontré à la place du clitoris un pénis d'un pouce de long, perforé à son extrémité et donnant issue à l'urine, réforma aussitôt le sexe apparent à ce seul signe. Un examen attentif fit découvrir un testicule, à peine sensible sous la peau, de chaque côté de l'infundibulum formé par la division du scrotum, comme dans l'exemple précédent.

Il est à prévoir, d'après ces faits faciles à multiplier, que beaucoup d'hommes difformes, incomplets, restent cachés, déguisés sous les habits de femme, en en remplissant toutes les fonctions. Il en est même qui profitent de leur stérilité pour se livrer au libertinage, à la prostitution et à la dépravation la plus audacieuse. Exemple cette courtisane, chassée de Marseille pour ses débordements. Poursuivie à Paris pour les mêmes causes, elle vint se réfugier à l'hôpital, où le professeur Richet constata que c'était un homme. La femme à barbe devenue si célèbre, autopsiée en 1861 par M. Th. Anger, était aussi un homme dont les testicules étaient restés dans le ventre.

La rétention des testicules dans le ventre ou les aines entraîne aussi cette erreur. Elle n'est souvent reconnue, constatée que longtemps ensuite par les douleurs de l'étranglement herniaire en résultant. On croit opérer des femmes et l'opération même démontre que ce sont des hommes. Des exemples en sont cités précédemment à la stérilité féminine par obstacles, page 276. L'observation toute récente du docteur Chambers est surtout démonstrative à cet égard.

A juger du nombre des cas inconnus par ceux qui ont été rendus publics fortuitement, il est certain que ces exemples ne sont pas très rares. Il a suffi que cette question fût agitée à la Société de chirurgie, par l'exhibition de Guériot, pour que diverses révélations montrent que ce phénomène est loin d'être exceptionnel. En essayant un bandage herniaire, lors de l'Exposition, à une belle petite fille de douze ans, élevée comme telle par ses parents, M. Tillaux découvrit que c'était un vrai garçon. La nécessité d'uriner à croupetons a conduit aussi un jeune hypospade, inscrit comme fille, à se faire opérer récemment par M. Monod, en reconnaissant qu'il était homme. L'enfant d'un employé de l'État, âgé de dix-sept ans, inscrit comme fille et ayant des seins volumineux, a aussi été reconnu garçon par M. Ledentu, car il a ses deux testicules avec des érections très franches. Il ne peut le revoir à cause du mystère dont ce sujet s'entoure. On se demande ce que deviendront tous ces garçons enregistrés filles. Ces prétendus hermaphrodites courent presque les rues, puisque les chirurgiens sont si fréquemment consultés à ce sujet. On ne saurait donc trop s'en prémunir, surtout les vrais garçons en quête d'une compagne.

Un exemple frappant s'en est offert à Londres, il y un an, sur un Parisien de 20 ans. Déclaré fille et élevé comme telle, il fut placé dans une pension de demoiselles jusqu'à seize ans et n'a cessé depuis de s'habiller en femme, sans que sa figure douce et imberbe, une chevelure luxuriante, ses seins bien marqués, un cou sans saillie ni sa voix aient pu éveiller les soupçons. Le pubis est cependant abondamment garni de poils, s'étendant jusqu'à l'ombilic, avec un pénis de deux pouces de long, recouvert du prépuce au-dessus. Le méat urinaire est marqué par une simple fossette et l'urine s'écoule par une ouverture située à la racine des bourses, divisées en deux. Large et béante, cette ouverture admet facilement le petit doigt et simule d'autant la vulve qu'un repli muqueux forme comme des nymphes à l'intérieur; mais elle conduit directement dans la vessie. C'est donc un hypospadias scrotal.

La confirmation du sexe est la présence d'un testicule normal, muni de son épididyme et son cordon, dans chaque bourse. Le périnée est étendu et la prostate très sensible. Cuisses et jambes ont l'aspect masculin comme la démarche. Malgré ses traits féminins, ce garçon n'a de préférence pour aucun sexe; ses amourettes ont été pour l'un et l'autre également, bien que l'activité fonctionnelle des testicules soit évidente. (*Lancet*, août 1881.)

Ces infirmes doivent en effet s'adresser exclusivement aux chirurgiens, non seulement pour vérifier leur vrai sexe, mais pour se le faire rendre, autant que cela est possible. M. Duplay est parvenu, par des opérations délicates, mais sans danger, à corriger ces difformités apparentes. Après le redressement de la verge par des sections simples et multiples, il établit artificiellement, avec la peau avoisinante, un canal de l'urèthre permettant d'uriner comme tout le monde. Ces opérations étant surtout dirigées contre l'*impuissance physique*, le manuel opératoire et les succès obtenus y sont relatés en détail. Les fonctions génitales s'exécutent ensuite presque normalement. L'érection, qui pliait la verge en portant l'extrémité du gland en bas, est devenue à peu près rectiligne en permettant aisément l'intromission et la copulation. Deux de ces opérés, s'étant mariés, ont pu remplir leurs devoirs à la satisfaction commune, et l'un d'eux est même devenu père peu de temps après son mariage.

Deux conditions sont absolument indispensables à ce résultat satisfaisant : c'est de recourir au chirurgien avant la puberté, et la présence d'un testicule intact ou mieux encore des deux, soit dans le scrotum, soit dans les grandes lèvres qui le représentent. Sans cette dernière condition surtout, la restauration du pénis, si parfaite qu'elle soit, ne peut rien contre la stérilité chez les individus, hypospades ou non, n'ayant que des testicules cachés, retenus dans le ventre, rudimentaires ou atrophiés, incapables de remplir leur rôle et souvent même sans communication avec l'extérieur, comme chez Badré. Tout en étant des hommes, dans l'acception sexuelle, ces individus-là resteront toujours neutres et sans fécondation possible, malgré toute leur lasciveté.

Les plus grands dangers à redouter des difformités apparentes simulant l'hermaphrodisme chez l'homme sont précisément les méprises auxquelles l'état de ses organes l'entraîne pour s'en servir et toutes les perversions, les aberrations morales pouvant en résulter. Ce danger est si grand que le médecin, interrogé sur ce qu'il y a à faire en pareil cas, est parfois fort embarrassé; car laisser les choses en l'état, dans le *statu quo*, est impossible. Considérant la question à un point de vue radical, une mère, dit-on, l'a résolue catégoriquement. Son enfant avait un hypospadias scrotal avec division du scrotum, formant deux grandes lèvres pourvues de leurs testicules, et un pénis rudimentaire et imperforé au-dessus. Elle proposa résolument à son chirurgien de le châtrer, d'après les raisons suivantes.

« Cet enfant, dit-elle, ne sera jamais ni un homme ni une femme, mais il pourra avoir les passions d'un homme sans être capable de les satisfaire. En le châtrant, il ne pensera à rien plus tard, et la privation des testicules empêchant la barbe et les moustaches de pousser, l'enfant pourrait être élevé comme une fille, sans que personne pût se douter de sa difformité. Il en sera autrement si je l'élève en garçon, car obligé de s'accroupir pour uriner, tous ses camarades, en s'en apercevant, ne manqueront pas de remarquer qu'il lui manque quelque chose et l'appelleront hermaphrodite à son grand chagrin. » (*Gaz. hebdomad.*, nº 17.)

Réelle ou imaginée, cette chronique a un grand défaut : c'est de ne pas tenir compte des progrès acquis de la science. Un canal de l'urèthre serait très facile à confectionner, en pareil cas. En détachant une partie des lambeaux à la fente du scrotum, on pourrait obtenir la réunion de celui-ci et toute difformité serait dès lors effacée. Il ne s'agit donc pas de recourir à un moyen aussi radical que la castration pour ne plus voir de jeunes mariées demander aux tribunaux l'annulation d'un mariage accompli entre époux non assortis. La restriction du sexe mise à la déclaration de l'état civil préviendrait bien plus sûrement les graves méprises d'un sexe pour l'autre.

Hermaphrodisme féminin. Il paraît aussi rare que le premier est fréquent en ne provoquant presque jamais les éclatantes démonstrations ou aberrations génitales qui sont l'expression ordinaire de l'hermaphrodisme masculin. La pudeur innée de la femme le fait en général passer inaperçu chez ses victimes. Elles restent filles sous le nom d'homme qui leur a été imposé par mégarde à la naissance et passent leur vie sous cette fausse apparence dans le célibat, sinon dans la chasteté. Il est assez probable, par cette cause, que la plupart des cas restent ignorés et que beaucoup de ces femmes imparfaites vivent sous le nom d'homme. Mais il suffit que ces prétendus hommes se soumettent à la fécondation pour que l'erreur se découvre. Tel fut ce moine d'Issoire, qui, au rapport de Montaigne, accoucha dans sa cellule, et ce soldat hongrois mettant un enfant au monde en plein champ.

Une hernie des ovaires, par la saillie qu'ils forment dans les aines, peut entraîner cette méprise, en coïncidant avec d'autres difformités. A la douleur dont ils sont ordinairement le siège au toucher, à la pression et à leur forme, on peut les prendre pour des testicules et taxer ainsi une vraie fille d'être un garçon. Les exemples relatés à ce vice de conformation suffiront à faire éviter cette grossière et dangereuse méprise.

La principale cause et aussi la plus fréquente de cette erreur est le développement démesuré du clitoris. Invisible ordinairement à la naissance, cet organe frappe les yeux dès qu'il est apparent, et par son siège, en cachant l'ouverture même de la vulve qu'il recouvre, on proclame aussitôt, et sans y regarder de plus près, l'existence d'un garçon. D'autant plus qu'avec ce vice de conformation externe la vulve est souvent rendue inappréciable. Elle peut même être fermée comme chez cette fille de 20 ans, opérée en 1859 à l'hôpital Beaujon. Son clitoris, du volume du petit doigt et long de quatre à cinq centimètres, se terminait par un gland avec une ouverture dessous, donnant issue à l'urine et au sang des règles. Il entrait même en érection et s'érigeait à la moindre idée lascive. Une opération très habile, faite par le professeur L. Le Fort, rendit néanmoins le vrai sexe à cette fille qui put dès lors en remplir toutes les fonctions.

Une opération semblable eût rendu le même service à Marie-Madeleine Lefort lorsquelle se présenta à Béclard en 1815, âgée de 16 ans. Elle demandait l'agrandissement d'une petite ouverture arrondie qu'elle portait au-dessous d'un clitoris péniforme de sept centimètres de long, s'allongeant davantage par l'érection, terminé par un gland sans ouverture et recouvert d'un prépuce mobile dans les trois quarts de sa circonférence. Au-dessous, cinq trous filiformes, placés régulièrement au milieu comme chez les hypospades, existaient à la place de l'urèthre. Ce pénis apparent était en outre entouré de poils très longs et abondants, bruns et rudes, ainsi que toute la surface des membres inférieurs. D'une taille de un mètre et demi seulement, cette jeune fille, réglée depuis huit ans, avait une barbe brune naissante comme un adolescent.

Devenue saltimbanque, cette femme vint mourir à l'Hôtel-Dieu de Paris, le 10 novembre 1864, âgée de 65 ans. Sa tête chauve et sa barbe grise très développée, de 35 centimètres de long, lui donnaient toute l'apparence d'un homme ainsi que les poils abondants et grisonnants du devant de la poitrine. Mais l'autopsie montra, derrière l'ouverture que l'on avait refusé d'agrandir, un vagin normal de six centimètres de long avec une matrice très développée et un col virginal ; ce qui témoignait qu'elle n'en avait jamais fait usage, malgré ses désirs et sa difformité.

Des caractères presque identiques se rencontraient chez cette autre femme de 24 ans, dont les traits communs et un peu virils, les saillies musculaires, la voix grave, des cheveux rares et bruns représentaient, plutôt qu'une fille, un jeune adolescent, si elle en eût porté les habits. Ses seins rudimentaires, un bassin étroit, des hanches peu développées avec des poils sur les cuisses complétaient son apparence masculine. En la découvrant, le mont de Vénus était garni de poils noirs si abondants que l'on n'apercevait seulement une verge aussi volumineuse que chez l'homme adulte. C'était un clitoris énorme, placé au même siège, avec un gland découvert, sans aucune ouverture, quoique muni d'un prépuce plissé le recouvrant incomplètement.

C'est seulement en le soulevant que la vulve apparaissait dessous avec deux grandes lèvres, moins saillantes et épaisses qu'à l'ordinaire et aussi plus écartées par le fait même du clitoris les séparant. Démesurément volumineux, il entrait en érection par les excitations génésiques et se recourbait en bas, retenu par l'insertion des petites lèvres.

Réglée régulièrement depuis l'âge ordinaire, cette fille n'avait qu'un col petit et rudimentaire, mais régulier, de la matrice. Elle était donc peu apte à la fécondation, quoique n'ayant et ne pouvant avoir, par sa conformation, que des rapports avec les hommes. C'était le signe le plus réel de son faux hermaphrodisme. Chez la femme, l'hermaphrodisme apparent, limité au développement exagéré du clitoris, est donc, d'après les exemples précédents, une cause d'impuissance plutôt que de stérilité, contrairement à l'homme. Tous ces faits figurent ainsi à l'*impuissance*.

D'après quelques faits analogues à celui relaté page 112, l'absence complète du clitoris paraît une cause plus réelle de stérilité, par la frigidité en résultant, que son développement exagéré.

Autrement, que de femmes seraient stériles par la fréquence de cette difformité ! Tout en les entraînant à des habitudes onanistiques et contre nature, elle est compatible avec tous les attributs essentiels de leur sexe. Les malformations d'autres organes internes expliquent beaucoup mieux leur indifférence et leur stérilité. L'absence des seins et des règles sont des signes bien plus redoutables d'hermaphrodisme que le clitorisme. Exemple, cette prostituée de 23 ans, dont le clitoris offrait trois pouces ou huit centimètres de long avec la grosseur de l'index. L'absence de la menstruation et des mamelles expliquait mieux son indifférence pour les hommes et les femmes que cette difformité sexuelle. Aussi n'entraîne-t-elle que bien rarement l'erreur du sexe. En voici pourtant un exemple récent.

Un homme de 68 ans, petit, trapu, robuste, barbe grise assez épaisse, entra à l'hôpital de Lodi, le 12 août 1878, sous le nom de Pagetti. Pris subitement de graves accidents, il mourut dès le lendemain et l'autopsie montra qu'au lieu d'un homme c'était une femme. Malgré son extérieur tout viril et un pénis apparent, placé très haut, les docteurs Arigo et Fiorani constatèrent que c'était un clitoris très volumineux et imperforé, sans urèthre ni méat urinaire. Une ouverture vaginale existait au-dessous avec l'urèthre et conduisait dans un utérus vierge, parfaitement bien conformé avec ses dépendances, mais sans traces d'ovules ni de menstruation. C'était donc une vraie femme à barbe, sans mamelles.

Le meilleur critérium pour distinguer sûrement à la naissance le clitoris, c'est son imperforation. Si volumineux soit-il, dès que l'urine s'écoule au-dessous, à une distance assez éloignée de l'anus, quelle que soit la forme de l'ouverture, les probabilités sont en faveur d'une fille. On la reconnaîtra plus tard aux formes charmantes qui la distinguent, et notamment les seins. Toutes les apparences extérieures de masculisme sont des contradictions évidentes de son sexe. Les exceptions confirment la règle : que toutes les femmes ayant cet aspect sont aussi inaptes à être fécondées, par l'état rudimentaire de leurs organes générateurs, que les hommes atteints de féminisme le sont à les féconder. C'est la justification même de ce chapitre ajouté à la stérilité humaine pour en montrer toutes les variétés.

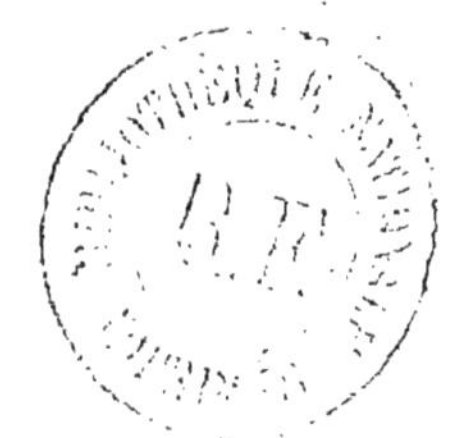

TABLE

ALPHABÉTIQUE ET ANALYTIQUE

DES MATIÈRES

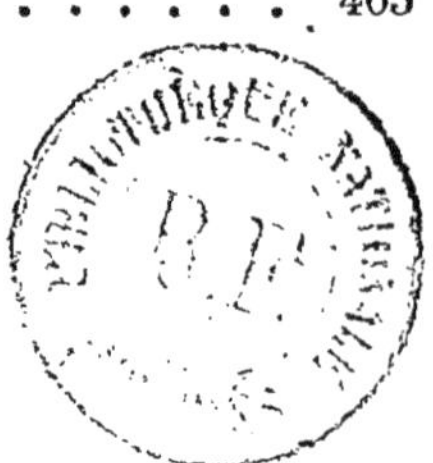

6616. — Typographie A. Lahure, rue de Fleurus, 9, à Paris.

A LA MÊME LIBRAIRIE

ENCYCLOPÉDIANA

Recueil d'anecdotes anciennes, modernes et contemporaines, etc., édition illustrée de 120 vignettes. 1 vol. in-8 de 840 pages. . . . . . . 4 fr. 50

ROMANS DE VOLTAIRE

Illustrés du portrait de Voltaire et de 110 grav. 1 vol. grand in-8. . 6 fr.

ŒUVRES COMPLÈTES D'ALFRED DE MUSSET

Édition ornée de 28 gravures, dessins de M. Bida, avec lettres inédites, et une notice biographique par son frère. 10 volumes in-8 cavalier. 80 fr.

ŒUVRES COMPLÈTES DE VICTOR HUGO

Édition de luxe, 20 vol. in-8, papier cavalier vélin, 100 grav. sur acier et sur bois, d'après Tony Johannot, Raffet, Gavarni, Gérard-Séguin. . . 120 fr.

ŒUVRES COMPLÈTES DE H. DE BALZAC

La comédie humaine. Nouv. édit. ill. de 121 vign. d'après Johannot, Meissonnier, Gavarni, Bertall, portrait de l'auteur sur acier. 20 v. in-8. 120 fr.

HISTOIRE DE LA RÉVOLUTION FRANÇAISE

Par M. Louis Blanc. 12 vol. in-8, imprimés sur beau papier satiné. . 60 fr.

HISTOIRE DE FRANCE

Depuis les temps les plus reculés jusqu'à la Révolution de 1789, par Anquetil, suivie de l'*Histoire de la Révolution française*, du *Directoire*, du *Consulat*, de *l'Empire* et de la *Restauration*, continuée jusqu'à la Constitution de 1875; illu, vign. sur acier, 14 vol. in-8, cav. à 7 fr. 50

HISTOIRE DE FRANCE

1830 à 1875. Époque contemporaine, par Louis Grégoire, professeur d'histoire et de géographie 4 vol. in-8 cavalier avec figures à 7 fr. 50

LE PLUTARQUE FRANÇAIS

Vies des hommes et des femmes de la France. Edition revue, corrigée et augmentée, publiée sous la direction de M. T. Hadot. Cent quatre-vingts biographies. et autant de portraits, dessins de Ingres, Horace Vernet, Ary Schæffer, Johannot, Meissonnier. 6 vol. grand in-8 . . . . 96 fr.

GÉOGRAPHIE UNIVERSELLE

Par Malte-Brun. 6e édit. 6 beaux v. gr. in-8, ornés de 41 gr. sur acier 60 fr. Atlas entièrement établi à neuf, 1 vol. in-folio, composé de 72 magnifiques cartes coloriées, dont 14 doubles. L'Atlas se vend séparément. . . 20 fr.

LAMARTINE

Histoire de la Révolution de 1848. Nouvelle édition, 2 vol. in-8. 15 fr.
Raphaël. Pages de la vingtième année. 2e édition. 1 vol. in-8.. . . . 5 fr.
Histoire de la Russie. Paris. Perrotin, 1856. 2 vol. in-8. . . . . 10 fr.

GALERIES HISTORIQUES DE VERSAILLES (Édition unique)

Ce grand et important ouvrage a été entrepris aux frais de la liste civile du roi Louis-Philippe, et rédigé d'après ses instructions. Il renferme la description de 1,200 tableaux: notices historiques sur 676 écussons armoriés de la salle des Croisades. 10 vol. in-8, album de 100 gr. in-folio. 100 fr.
Album seul en portefeuille (formant un tout complet) de 100 gravures avec notice chronologique. Relié demi-chagrin, doré sur tranche. . . 60 fr.

ROBERTSON

Œuvres complètes, avec notice, par Buchon. 2 vol. grand in-8 jésus. 15 fr.

MACHIAVEL

Œuvres complètes, avec notice, par Buchon. 2 vol. grand in-8 jésus. 15 fr.

MARCO DE SAINT-HILAIRE (ÉMILE)

Histoire populaire de Napoléon Ier et de ses armées françaises. Campagnes de 1792 à 1814. 1 vol. grand in-8, illustré de 300 dessins. . . . . . 10 fr.

SOUVENIRS INTIMES DU TEMPS DE L'EMPIRE

Par Émile Marco de Saint-Hilaire. Édition illust. 57 grav., batailles, scènes, règne de Napoléon 1er. 3 vol en six parties, grand in-8 jésus. . 40 fr.

ŒUVRES COMPLÈTES DE VOLTAIRE

Nouvelle édition, avec notices, préfaces, variantes, table analytique, conforme pour le texte à l'édition de Beuchot. Enrichie des découvertes les plus récentes et mise au courant des travaux qui ont paru jusqu'à ce jour. Précédée de la vie de Voltaire par Condorcet, et d'autres études biographiques; publiée sous la direction de M. Louis Moland ; ornée d'un portrait en pied d'après la statue du foyer public de la Comédie-Française. Cette édition formera environ 45 volumes in-8 cavalier, 6 fr. le volume.

Aussitôt la publication terminée, le prix du volume sera porté à 7 fr. pour les non-souscripteurs. Il en sera tiré 150 exemplaires sur grand papier de Hollande au prix de 15 fr. le volume. Les 12 premiers volumes sont en vente, les autres paraîtront toutes les trois semaines.

ŒUVRES COMPLÈTES DE DIDEROT

Revues sur les éditions originales et complétées d'après les manuscrits de la bibliothèque de l'Hermitage, avec notices, notes par J. Assézat et M. Tourneux. 20 volumes in-8 cavalier, avec portraits et planches, à. . . . . 7 fr.

CORRESPONDANCE LITTÉRAIRE DE GRIMM ET DIDEROT, 1747-1790

Nouvelle édition collationnée sur les textes originaux, comprenant, outre ce qui a été publié à diverses époques et les fragments supprimés en 1813 par la censure, les parties inédites conservées à la Bibliothèque ducale de Gotha et à l'Arsenal de Paris : Notice, notes, table générale par Maurice Tourneux; 12 volumes in-8 cavalier ; semblables à ceux des *Œuvres complètes* de Diderot, 6 fr. le volume.

Il sera tiré 100 exemplaires sur papier de Hollande au prix de 15 fr. le volume. Les trois premiers volumes sont en vente, les suivants, de mois en mois.

ŒUVRES DE RABELAIS

Texte revu et collationné sur les éditions originales, accompagné d'une vie de l'auteur, de notes et d'un glossaire. 60 grandes compositions de nombreux dessins, 250 entêtes de chapitres, environ 240 culs-de-lampe, par Gustave Doré. 2 vol. in-4 colombier, imprimés sur papier vélin. . . . 200 fr.
200 exemplaires numérotés sur papier de Hollande . . . . . . 300 fr.

HISTOIRE DE LA GUERRE FRANCO-ALLEMANDE (1870-71)

Par M. Amédée le Faure. Édition illustrée de portraits historiques, combats et batailles. Nombreuses cartes avec les positions stratégiques des deux armées. 2 magnifiques vol. grand in-8 colombier. . . . . 15 fr.

HISTOIRE DE LA GUERRE D'ORIENT

Avec cartes, plans, illustrations, portraits, vues, batailles, etc., par le même. 1 fort vol. gr. in-8, 7 fr. 50. Relié, doré sur tranches . . . . . 11 fr.

NOBILIAIRE DE NORMANDIE

Publié par une société de généalogistes, avec le concours des principales familles nobles de la Province, sous la direction de E. de Magny. 2 vol. grand in-8. . . . . 40 fr.

NOUVEAU TRAITÉ DE BLASON

Science des armoiries à la portée des gens du monde et des artistes, d'après Ménétrier, d'Hozier, Palliot, par Bouton, peintre héraldique. 1 volume in-8. 460 blasons. 800 noms de familles. . . . . 10 fr.

CHEFS-D'ŒUVRE DU ROMAN FRANÇAIS

12 beaux volumes in-8 cavalier, papier des Vosges, illustrés de charmantes gravures sur acier, à 7 fr. 50

GRAVÉES PAR LES PREMIERS ARTISTES D'APRÈS LES DESSINS DE STAAL.

Œuvres de madame de la Fayette, 1 vol.
Œuvres de mesdames de Fontaines et de Tencin. 1 vol.
Histoire de Gil Blas de Santillane, par LE SAGE. 2 vol.
Le Diable boiteux, suivi de *Estévanille Gonzalès*, par LE SAGE. 1 vol.
Histoire de Guzman d'Alfarache, par LE SAGE. 1 vol.
La Vie de Marianne, suivie du *Paysan parvenu*, par MARIVAUX. 2 vol.
Œuvres de Mme Riccoboni. 1 vol.
Œuvres de Mme Élie de Beaumont, de Mme de Genlis, de Fiévée et de Mme de Duras. 1 vol.
Œuvres de Mme de Souza. 1 vol.
Corinne, ou l'Italie, par Mme DE STAEL. 1 vol.

ŒUVRES DE WALTER SCOTT

Traduction de M. DEFAUCONPRET, édition de luxe entièrement terminée, revue et corrigée avec le plus grand soin, illustr. de 59 magnifiq. vignet. et portr. sur acier d'après RAFFET. 30 v. in-8, caval., papier glacé et satiné. 150 fr.
Prix de chaque volume. 5 fr.

1. Waverley.
2. Guy Mannering.
3. L'Antiquaire.
4. Rob-Roy.
5. Le Nain noir. Les Puritains d'Écosse.
6. La Prison d'Edimbourg.
7. La Fiancée de Lammermoor. L'Officier de fortune.
8. Ivanhoë.
9. Le Monastère.
10. L'Abbé.
11. Kenilworth.
12. Le Pirate.
13. Les Aventures de Nigel.
14. Peveril du Pic.
15. Quentin Durward.
16. Eaux de Saint-Ronan.
17. Redgauntlet.
18. Connétable de Chester.
19. Richard en Palestine.
20. Woodstock.
21. Chronique de la Canongate.
22. La Jolie fille de Perth.
23. Charles le Téméraire.
24. Robert de Paris.
25. Le Château périlleux. La Démonologie.
26.–28. Histoire d'Écosse.
29.–30. Romans poétiques.

LE MÊME OUVRAGE, nouvelle édition, publiée en 30 vol. in-8 carré avec gravures sur acier. Chaque volume contient au moins un roman complet et se vend : 3 fr.

ŒUVRES DE J. FENIMORE COOPER

Traduction de M. DEFAUCONPRET, ornées de 90 vignettes d'après les dessins de MM. Alfred et Tony JOHANNOT. 30 vol. in-8. . . . . 120 fr.
On vend séparément chaque volume. . . . . 4 fr.

1. Précaution.
2. L'Espion.
3. Le Pilote.
4. Lionel Lincoln.
5. Les Mohicans.
6. Les Pionniers.
7. La Prairie.
8. Le Corsaire rouge.
9. Les Puritains.
10. L'Écumeur de mer.
11. Le Bravo.
12. L'Heidenmauer.
13. Le Bourreau de Berne.
14. Les Monikins.
15. Le Paquebot.
16. Eve Effingham.
17. Le Lac Ontario.
18. Mercédès de Castille.
19. Le Tueur de daims.
20. Les Deux amiraux.
21. Le Feu follet.
22. A bord et à terre.
23. Lucie Hardinge.
24. Wyandotté.
25. Satanstoë.
26. Le Porte-Chaîne.
27. Ravensnest.
28. Les Lions de mer.
29. Le Cratère.
30. Les Mœurs du jour.

LE MÊME OUVRAGE, nouvelle édition, publiée en 30 vol. in-8 carré avec gravures sur acier. Chaque volume contient au moins un roman complet et se vend: 3 fr. 50

ŒUVRES COMPLÈTES DE CHATEAUBRIAND

Nouvelle édition, précédée d'une Etude littéraire sur Chateaubriand, par M. SAINTE-BEUVE. 12 très-forts vol. in-8, sur papier cavalier vélin, ornés d'un beau portrait de Chateaubriand et de 42 grav., le vol. . . . . . . 6 fr.

ON VEND SÉPARÉMENT AVEC UN TITRE SPÉCIAL

Le Génie du christianisme. 1 vol.
Les Martyrs. 1 vol.
Itinéraire de Paris à Jérusalem. 1 v.
Atala, René, le dernier Abencerage, les Natchez, Poésies. 1 vol.
Voyages en Amérique, en Italie et en Suisse. 1 vol.
Le Paradis perdu. 1 vol.
Histoire de France. 1 vol.
Études historiques. 1 vol.

Le prix de chaque volume, avec 3, 4 ou 5 gravures : 6 fr. — Sans gravures : 5 fr.

...

ŒUVRES COMPLÈTES DE BÉRANGER

9 volumes in-8, format cavalier, magnifiquement imprimés, papier vélin, satiné, contenant :

Les Œuvres anciennes, illustrées de 53 gravures sur acier d'après CHARLET, JOHANNOT, RAFFET, etc. 2 vol. . 28 fr.

Les Œuvres posthumes. Dernières chansons (1834 à 1851), illustrées de 14 gravures sur acier, de A. DE LEMUD. 1 vol. . . . . 12 fr.

Ma Biographie, avec un appendice et ntəsoedsIlustrée de 9 gravures et d'une photographie. 1 vol.. . 12 fr.

Musique des chansons, airs notés anciens et modernes. Nouvelle édition revue par F. BÉRAT, illust. de 80 grav. sur bois, d'après GRANDVILLE et RAFFET. 1 vol. . . . . 10 fr.

MÊME OUVRAGE, sans gravures. . . 6 fr.

Correspondance de Béranger. Édition ornée d'un magnifique portrait sur grav. acier. 4 forts vol. contenant 1,200 lettres et un catalogue analytique de 150 au tres . . . . 24 fr.

Outre le portrait inédit qui orne cette édition, les éditeurs offrent aux Souscripteurs qui prendront l'ouvrage entier un exemplaire du **GRAND PORTRAIT DE BÉRANGER**, gravé sur acier par Lévy, et haut de 56 cent. sur 28 cent. de large. Ce portrait se vend séparément.

GRAND PORTRAIT DE BÉRANGER

DE 0^{m},56 DE HAUT SUR 0^{m},28 DE LARGE

Dessiné d'après nature par SANDOZ et gravé au burin par G. LÉVY.

Papier blanc, chaque épreuve. . 10 fr.
Papier de Chine. . . . . 15 fr.
Papier de Chine, épreuves avant la lettre tirées à 120 exemplaires. . . 50 fr.

COLLECTIONS DE GRAVURES POUR LES ŒUVRES DE BÉRANGER

Anciennes chansons, 53 grav. 18 fr. | Œuvres posthumes, 23 gravures. 12 fr.

NOTA. — On vient de publier 24 photographies sur les dessins de l'in-8 pour compléter l'édition parue en 1844 des anciennes chansons. 2 vol. in-18 illustrés de 44 gravures. Prix des photographies. . . . . 24 fr.

CHANSONS DE BÉRANGER

(ANCIENNES ET POSTHUMES)

Nouvelle édition populaire illustrée de 161 dessins inédits de MM. ANDRIEUX, BAYARD, DARJOU, GODEFROY DURAND, PAUQUET, etc., vignettes par M. GIACOMELLI, avec un beau portrait de l'auteur. 1 vol. grand in-8 jésus . . . . 9 fr.

ALBUM BÉRANGER

Par GRANDVILLE. 80 dessins gravés. Très beau papier. 1 volume grand in-8 cavalier . . . . 10 fr.

Ces bois ne font pas double emploi avec les aciers.

CHANTS ET CHANSONS POPULAIRES DE LA FRANCE

Nouvelle édition *avec musique*, illustrée de 339 belles gravures sur acier, d'après DAUBIGNY, E. GIRAUD, MEISSONNIER, STAAL, TRIMOLHET, gravées par les meilleurs artistes; notice par A. DE LAMARTINE. 3 vol. gr. in-8. . 48 fr.

CHANTS ET CHANSONS POPULAIRES DES PROVINCES DE FRANCE

Notice par CHAMPFLEURY. Accompagnement de piano par J. B. WEKERLIN. Illust. par BIDA, COURBET, JACQUE, etc. 1 vol. gr. in-8 . . . . 12 fr.

CHANSONS NATIONALES ET POPULAIRES DE LA FRANCE

Accompagnées de notes historiques et littéraires par DUMERSAN et NOËL SÉGUR avec des vignettes, grav. sur acier, tirées à part. 2 vol. gr. in-8. 20 fr

ŒUVRES COMPLÈTES DE BUFFON

Avec la nomenclature linnénne et la classification de Cuvier; édition nouvelle revue sur l'édition in-4 de l'Imprimerie Nationale; annotée par M. FLOURENS, membre de l'Académie française. Les *Œuvres complètes de Buffon* forment 12 vol. grand in-8 jésus illustrés de 163 planches, 800 sujets coloriés, d'après les dessins originaux de M. Victor Adam. 120 fr.

2° Série de 34 volumes, 27 à 60 inclusivement, contenant les *guerres de Crimée, des Indes, de la Chine, d'Italie, du Mexique*, etc., au lieu de 18 fr. le vol. . . . . 16 fr.

3° Les collections complètes dont il ne nous reste plus qu'un petit nombre d'exempl. restent fixées au même prix que précédemment, 70 vol. à 18 fr.

4° Volumes 55, 56, 57, 58, 59, 70 et 72. Prix de chaque tome. . . . 18 fr.
Reliure en percaline, fers et tranches dorées. . . . . 6 fr.

GALERIE DES GRANDS ÉCRIVAINS FRANÇAIS

Tirée des Causeries du lundi et des Portraits littéraires, par SAINTE-BEUVE. 1 vol. gr. in-8, illustré de portraits gravés au burin par GOUTIÈRE-DELANNOY, dessins de STAAL et PHILIPPOTEAUX. . . . . 20 fr.

GALERIE DES FEMMES CÉLÈBRES

Tirée des *Causeries du lundi*, par M. SAINTE-BEUVE, de l'Académie française. 1 beau vol. grand in-8 jésus, orné de 12 magnifiques portraits dessinés par STAAL et gravés sur acier par GOUTTIÈRE et GEOFFROY, etc.. . . 20 fr.

NOUVELLE GALERIE DES FEMMES CÉLÈBRES

Tirée des *Causeries du lundi*, des *Portraits littéraires*, des *Portraits de Femmes*, par M. SAINTE-BEUVE. 1 vol. grand in-8 jésus, semblable au volume précédent, et illustré de portraits inédits. . . . . 20 fr.

LETTRES CHOISIES DE MADAME DE SÉVIGNÉ

Avec une magnifique galerie de portraits sur acier, des personnages principaux qui figurent dans sa correspondance. 1 vol. in-8. , ... 20 fr.

LETTRES CHOISIES DE VOLTAIRE

Notice et notes explicatives, par M. L. MOLAND, galerie de portraits historiques. Dessins de PHILIPPOTEAUX et STAAL, gravés sur acier. 1 vol. in-8 jésus. . 20 fr.

HISTOIRE DE FRANCE

Depuis la fondation de la monarchie, par MENNECHET, illustrée de 20 gravures sur acier, d'après les grands maîtres. 1 vol. gr. in-8 jésus.. . . 20 fr.

DANTE ALIGHIERI

La *Divine Comédie*, traduite en français, par le chevalier ARTAUD DE MONTOR, avec une préface de M. Louis MOLAND. Nouvelle édition illustrée d'après les dessins de Yan' DARGENT. 1 fort vol. gr. in-8. . . . . 20 fr.

GALERIE D'HISTOIRE NATURELLE

Tirée des œuvres complètes de Buffon, gravures sur acier coloriées avec le plus grand soin. Dessins nouveaux de Ed. TRAVIÈS et Henri GOBIN. 1 vol. gr. in-8 jésus.. . . . . 20 fr.

LA FRANCE GUERRIÈRE

Récits historiques d'après les chroniques et les mémoires de chaque siècle, par CHARLES D'HÉRICAULT et LOUIS MOLAND. Ouvrage illustré de belles gravures sur acier. 1 vol. grand in-8 jésus.. . . . . 20 fr.

LA FEMME JUGÉE PAR LES GRANDS ÉCRIVAINS DES DEUX SEXES,

Ou la FEMME devant *Dieu*, devant la *nature*, devant la *loi* et devant la *société*, par L.-J. LARCHER, avec une introduction de M. BESCHERELLE aîné. 1 magnifique vol. in-8 jésus, vingt superbes gravures sur acier, dessins de STAAL. . . . . 20 fr

LES FEMMES D'APRÈS LES AUTEURS FRANÇAIS

Par E. MULLER. Ouvrage illustré de portraits des femmes les plus illustres, gravés au burin, d'après les dessins de STAAL. 1 vol. gr. in-8 jésus. 20 fr.

LES FIANCÉS, HISTOIRE MILANAISE DU XVIe SIÈCLE

Traduction nouvelle du marquis de MONTGRAND, avec des notes historiques par A. MANZONI, illustrée de dessins de G. STAAL. 1 fort vol, gr. in-8 jés. 15 fr.

LES FLEURS ANIMÉES

Par J.-J. GRANDVILLE. Ouvrage de luxe. Texte par ALPH. KARR, TAZILE DELORD. Nouvelle édition avec planches très-soigneusement retouchées pour la gravure et le coloris. 2 vol. gr. in-8 jésus. . . . . 25 fr.

FABLES DE LA FONTAINE

Illustrations de GRANDVILLE. 1 splendide vol. grand in-8 jésus, sur papier glacé, avec encadrement des pages et un sujet pour chaque fable. 18 fr.

GRANDVILLE

ALBUM de 120 sujets tirés des Fables de la Fontaine. 1 vol. gr. in-8. 6 fr.

LES MÉTAMORPHOSES DU JOUR

Par GRANDVILLE. 70 gravures coloriées, accompagnées d'un texte par MM. ALBÉRIC SECOND, TAXILE DELORD, LOUIS HUARD, précédées d'une Notice sur GRANDVILLE, par CHARLES BLANC. Nouvelle édition augmentée. 1 vol. . . . . . 18 fr.

LES PETITES MISÈRES DE LA VIE HUMAINE

Illustrées par GRANDVILLE, de nombreuses vignettes dans le texte et de 50 grands bois tirés à part. Texte par OLD-NICK. 1 fort vol. gr. in-8 jésus. . . 15 fr.

CENT PROVERBES

Illustrés par GRANDVILLE. Nouvelle édition augmentée d'un texte explicatif; charmantes gravures à part de GRANDVILLE. 50 sujets. 1 vol. gr. in-8 15 fr.

CORINNE

Par madame la baronne DE STAËL. Nouvelle édition illustrée de 250 vignettes par KARL GIRARDET et STAAL. 1 vol. gr. in-8 jésus. . . . . 10 fr.

ŒUVRES CHOISIES DE GAVARNI

Classées par l'auteur; notices par MM. DE BALZAC, TH. GAUTIER, **La Vie de jeune homme. — Les Débardeurs.** 1 vol. gr. in-8 renfermant 80 gravures . . . . 10 fr.

LES CONTES DROLATIQUES

Colligez es abbayes de Touraine et mis en lumière par le sieur DE BALZAC, pour l'esbastement des pantagruelistes et non aultres. Edition illustrée de 425 dessins par GUSTAVE DORÉ. 1 magnifique vol. in-8, papier vélin. 12 fr.

LES CONTES DE BOCCACE

(LE DÉCAMÉRON). Édition illustrée par MM. H. BARON, T. JOHANNOT. H. ÉMY, CÉLESTIN NANTEUIL, GRANDVILLE, K. GIRARDET, PAUQUET, etc., de 32 grandes gravures et dessins intercalés dans le texte. 1 vol. gr. in-8. . . 15 fr.

CONTES ET NOUVELLES DE LA FONTAINE

Edition illustrée d'environ 100 vignettes dans le texte et de 75 grands bois hors texte, par TONY JOHANNOT, C. BOULANGER, ROQUEPLAN, STAAL, FRAGONARD père, etc. 1 magnifique volume grand in-8 jésus. . . . . 20 fr.

JULIE OU LA NOUVELLE HÉLOISE

Par JEAN-JACQUES ROUSSEAU. 38 grandes gravures hors texte, vignettes dans le texte par MM. TONY JOHANNOT. C. WATTIER, H. BARON, KARL GIRARDET, etc. Formera 1 fort vol. gr. in-8 jésus. . . . . 15 fr.

LES CONFESSIONS DE J.-J. ROUSSEAU

Suivies des rêveries du promeneur solitaire. Nouvelle édition. Vignettes par MM. TONY JOHANNOT, BATAILLE, NANTEUIL, H. BARON, KARL GIRARDET, etc. 1 fort vol. gr. in-8 jés. 15 fr.

PERLES ET PARURES

Première partie. Les Joyaux. Fantaisie, — *Deuxième partie* Les Parures. Fantaisies. Dessins par GAVARNI, texte par MÉRY. 2 vol. gr. in-8 jésus. broch. . . . . 20 fr.

EUGÈNE SUE

Le Juif-Errant, édition illustrée par GAVARNI. 4 vol. gr. in-8. . . 40 fr.

HISTOIRE DE LA CARICATURE ET DU GROTESQUE

Dans la littérature et dans l'art, par THOMAS WRIGHT, membre correspondant de l'Institut de France, etc., etc. Traduite par OCTAVE SACHOT, notice par AMÉDÉE PICHOT et illustrée de 238 gravures dans le texte. Édition revue. 1 fort vol. in-8. . . . . 10 fr.

www.ingramcontent.com/pod-product-compliance
Ingram Content Group UK Ltd.
Pitfield, Milton Keynes, MK11 3LW, UK
UKHW020309200726
13857UKWH00001B/124

9 782012 889606